クリス・セグリン

# 対人プロセスと心理的諸問題

——臨床社会心理学の視座——

田中 健吾 監訳

丹波 秀夫・藤枝 静暁
田中さやか・武部 正明
鈴木 綾子
訳

晃 洋 書 房

INTERPERSONAL PROCESSES
IN PSYCHOLOGICAL PROBLEMS

by

Chris Segrin

Copyright © 2001 by The Guilford Press.
A Division of Guilford Publications, Inc.
Japanese translation published by arrangement with
Guilford Publications, Inc.
through The English Agency (Japan) Ltd.

# はしがき

いつの時代も、世界中の無数の人々が心理的問題で苦しんでいる。多くの人にとって、こうした問題は何年にもわたって持続し、人によっては一生に及ぶことさえある。例えば、最近の疫学的調査結果によれば、どの年度でもアメリカ合衆国における成人の二八パーセントが何らかの精神疾患を有しており [Rgier et al. 1993]、合衆国人口の四八パーセントが生涯に一度は精神疾患の診断を受けているといわれている [Kessler et al. 1994]。メンタルヘルス問題が社会に蔓延していることを踏まえると、ほとんどの人がメンタルヘルス問題を抱えている人と対人関係を持つ可能性があり、なおかつ（もしくは）自分自身がメンタルヘルス問題に陥る可能性があるといえよう。

研究者、セラピスト、学生、教員、医師、および専門家ではない一般大衆までもが、心理的問題の理解を深めようとするにつれて、そうした問題が、当人が置かれている対人的文脈（interpersonal context）に影響を与えたり与えられたりすることが実証されてきた。疾患は、生物的・認知的・行動的要因によって特異的に引き起こされると考えられているが、疾患を抱える人々の対人コミュニケーションや対人関係について注意深く考慮がなされなければ、こうした問題を十分に理解することはできないのである。この考え方は、心理学的問題についての援助を希求する当人について注目することのみならず、配偶者、親、子ども、同僚、友人およびデート相手といった、そうした人にとって重要な人々についても焦点を当てている。

人間は社会的な生物である。おそらくこのことが、なぜ心理的混乱がしばしば対人関係の崩壊や対人コミュニケーションの問題に続いて起こるのか、ということの理由である。精神的な安寧（ウェルビーイング）は本来、社会的ないし対人的安寧の問題と結びついたものである。本書で概観する研究知見は、多くのメンタルヘルス問題が、心理の問題であるのと同様に、対人関係の問題やコミュニケーションの問題であることを示している。これが、抑うつやアルコール依存、社交不安といった問題が「心理社会的」問題と考えられている所以である。実際、崩壊したあるいは苦痛に満ちた対人関係によって、メンタルヘルス問題が引き起こされた実証知見も報告されている。また、これはしばしば多くのメンタルヘルス問題と共存する対人コミュニケーションの結果として生じるものであるともいわれている。さらに言えば、メンタルヘルス問題と苦痛に満ちた対人関係は、一方が他方を持続させるという悪循環を構成していると考えられる。抑うつやアルコール依存、統合失調症を含むこのような実例において、その結末は心理的かつ社会的に悲惨なものである。

メンタルヘルス問題と対人的問題が深く絡み合っているので、他者への配慮や注目を適切に理解することが必要であるということが、本書の大前提である。例えば、生物学的な病因によって心理的問題が生じていることが明らかな場合でさえ、疾患に関連する対人的影響がしばしば認められ、これが疾患の原因と結果、またおそらく生物学的な側面にまでも重大な影響を及ぼしているのである。しかし、本書の論点は認知行動論、精神力動論、生物学といった他の有力なパラダイムと比較してメンタルヘルスにおける対人的パラダイムを述べることにあるではない。むしろ対人的観点は、研究者や実践家が「精神病理学」と呼んでいるパズルの、非常に重要なもう一つのピースとして述べられているのである。

『対人プロセスと心理的諸問題』は、様々に取り上げられる心理的問題と同等に、重要な研究知見と理論および仮説を多様に取り上げて読者に紹介するために構成されている。こうした研究はそもそも対人的問題と同様なものであり、それでも本書の読者は、多くの対人的テーマが、異なる問題の論議において何度も繰り返し現れるのに気づくことだろう。なぜなら、ほとんどの研究者や理論家が「個人的な」心理的問題に焦点を合わせようとする傾向があるので、メンタルヘルスにおけるこうした「普遍的な」対人的問題について検証することが滅多になかったからである。しかしながら、異なる問題が同じ対人的原因と結果を共有する可能性があることを理解することによって、精神病理や対人関係についてかなりのことが明らかにされると同時に、異なる対人的原因は、それぞれ同じ心理的問題を悪化させることにつながると考えられる。

科学の主たる目標は、現象を説明し、予測し、コントロールすることにある。『対人プロセスと心理的諸問題』は、こうした目標を達成するために順々に書かれている。なぜ、コントロールするのは実質的に不可能である。もし説明が妥当なものであるならば、予測やコントロールは一層容易い取り組みとなる。心理的問題の領域において、現象をコントロールするという目標は、セラピーや予防活動が中心とされている。こうした話題の多くは本書のねらいを超えたものである。しかし、対人関係療法の適用は、メンタルヘルス問題の治療において、より一般的なものとなりつつある。そのようなプログラムは、そもそも当該疾患がなぜ発症したのか、についての最近の科学的知見や解説による情報提供を必要とするものである。これは、治療計画と並んで徹底した説明や予測を提供することに近づく第一歩であるといえる。本書で概観している資料は、対人的観点からそのような説明や予測を提供することに極めて重要であるということである。

第1章は、精神病理学の理解を深めてきた経緯の歴史的検討、および、その経緯の中で発展した様々なパラダイムの起源と初期段階について詳細に述べている。第2章から第9章

は、様々な心理的問題についての記述で構成されている。各章では、対人的観点から異なる問題についての科学的調査が検証されている。これらの章を読めば、問題が異なるにも関わらず、全く異なる疾患について書かれている対人的主題が一致しているものがあることに気づくだろう。第10章では本書をまとめ、様々な心理的問題に関する対人的知見から抽出された精神病理の対人的パラダイムについての見解を述べている。

多くの研究者や学生および編集者に、本書の作成に関して多大なご尽力をいただいた。以下の方々に謝意を申し上げたい。デイック・ブーツィン、キャスリン・ディンディアとピーター・ウィソカーには、本書を書くことを勧めていただき、執筆中もアドバイスをいただいた。ミシェル・ギヴァーツ、ネイサン・ミクゾとヘザー・パウエルには、優れた編集上の手助けをいただいた。ギルフォード出版編集長のシーモア・ウェインガーテンと出版関係スタッフには、準備から刊行まで一貫して有益な手引きをいただいた。トマス・ジョイナーとマーク・リアリィには、本書で述べられている心理社会的問題を理解する上で非常に重要なフィードバックや提案をいただいた。

# 目次

はしがき

第1章 メンタルヘルスの問題への対人的アプローチの起源と概観 …… *1*
　一 メンタルヘルスにおける現代のパラダイム （*1*）
　二 対人的パラダイムの発達 （*4*）
　三 対人学派'vs'その他の学派 （*8*）
　四 対人的パラダイムの焦点 （*8*）

第2章 抑うつ …… *12*
　定義と症状 （*12*）
　はじめに （*13*）
　一 抑うつにおける対人コミュニケーション——ソーシャルスキル欠損 （*13*）
　二 コミュニケーションと関係性の交点——抑うつへの対人的反応 （*23*）
　三 抑うつにおける全般的対人関係 （*26*）
　四 抑うつにおける定位家族での体験 （*27*）
　五 抑うつにおける出生家族での体験 （*30*）
　六 抑うつと孤独感の併発 （*32*）
　おわりに （*34*）

第3章 社交不安 …… *36*
　定義と症状 （*36*）

はじめに (37)
一 社交不安における対人コミュニケーションの問題 (38)
二 コミュニケーションと関係性の交点――社交不安における相手からの拒否 (44)
三 社交不安者の全般的対人関係 (46)
四 社交不安における出生家族での体験 (47)
五 社交不安における併発症 (49)
おわりに (51)

## 第4章 統合失調症 …………………… 52

定義と症状 (52)
はじめに (52)
一 対人コミュニケーションおよび対人関係の焦点 (53)
二 統合失調症に対する初期の出生家族アプローチ (54)
三 統合失調症に対する現代の出生家族アプローチ (59)
四 統合失調症における全般的対人関係 (69)
五 対人コミュニケーション――統合失調症に関連したソーシャルスキル欠損 (71)
六 統合失調症と他のメンタルヘルス問題の併発 (76)
おわりに (77)

## 第5章 双極性障害 …………………… 79

定義と症状 (79)
はじめに (80)
一 双極性障害における対人コミュニケーション――ソーシャルスキルとソーシャルスタイル (80)
二 双極性障害における出生家族での体験 (82)

## 第6章 パーソナリティ障害

- 定義と症状 (94)
- はじめに (95)
- 一 様々なパーソナリティ障害の対人的記述 (96)
- 二 境界性パーソナリティ障害 (97)
- 三 自己愛性パーソナリティ障害 (101)
- 四 演技性パーソナリティ障害 (104)
- 五 反社会性パーソナリティ障害 (106)
- 六 依存性パーソナリティ障害 (107)
- 七 パーソナリティ障害と他のメンタルヘルス問題との併発 (109)
- おわりに (110)

## 第7章 摂食障害

- 定義と症状 (111)
- はじめに (112)
- 一 摂食障害における定位家族での体験 (112)
- 二 摂食障害における全般的対人関係と出生家族での体験 (120)
- 三 摂食障害における対人関係のメカニズムについての理論的根拠 (122)
- 四 摂食障害と他のメンタルヘルス問題の併発 (125)

三 双極性障害における定位家族での体験 (86)
四 双極性障害における全般的対人関係――対人ストレスへの反応 (90)
五 双極性障害と他の精神健康上の問題との併発 (91)
おわりに (92)

## 第8章 アルコールとその他の物質使用問題

はじめに (125)

定義と症状 (127)

一 使用・誤使用の社会的解釈 (128)

二 アルコール依存症の対人関係における解釈 (129)

三 その他の物質使用問題の対人関係における特徴 (129)

四 アルコール依存症、物質使用問題と、その他のメンタルヘルス問題の併存 (139)

おわりに (147)

## 第9章 身体表現性障害と心因性性機能不全

一 身体表現性障害 (148)

二 心因性性機能不全 (150)

## 第10章 メンタルヘルスにおける対人関係のパラダイム

一 対人関係のパラダイムの構成要素 (158)

二 対人関係のパラダイムにおける説明と予測 (165)

三 メンタルヘルスにおけるその他の学派と対人関係のパラダイムの統合 (175)

おわりに (178)

監訳者あとがき (181)

引用文献 (182)

事項索引

人名索引

# 第1章 メンタルヘルスの問題への対人的アプローチの起源と概観

心理的問題への対人的アプローチは、社会的関係が安寧 (well-being：ウェルビーイング) やメンタルヘルスと深く結び付いていることを前提としている。対人関係が苦痛で不満足なものであると、そのような対人関係は、心理的健康状態を損なう強力なストレス源となる。また、効果的な対人コミュニケーションを築く能力や動機に問題がある場合にも、心理的健康状態は悪化する。さらに、自身が苦痛を感じていたり、対人関係を崩壊させるようなやり方で振舞う他者と、問題のある相互作用・相互関係を持った結果として発生することもある。いずれの場合も、対人関係の質が人間の存在に関する最も重要な側面であるため、対人的問題は心理的問題と強く結び付いていることになる。この対人的視点に関する研究成果や実証は、急速に発展・拡大を続けている。広く認識されるようになったのが比較的最近であるため、目新しいことと思われるかもしれないが、心理的問題に対する対人的視点は、実は少なくとも一〇〇年前にさかのぼることができ、現代の精神病理学における他の多くのパラダイムと共通の前提を有している。有史以来、人類は精神病理学の解釈を発展させてきた。逸脱行動および逸脱思考についての仮説や説明は、現代の科学的理論とかけ離れているとはいえ、何千年も前に遡ることができる。例えば、紀元前一〇〇〇—二〇〇〇年の昔でも、心理的問題を悪魔学によって説明し

ようとする人たちがいた。この考えによると、悪魔が人の身体に宿り、自分でコントロールできない奇妙で破壊的な行動を引き起こすとされていた。このような精神疾患の「理論」は今日の私たちの多くにとっては馬鹿げたものに聞こえるが、悪魔学は精神病理学の一般的説明として、ゆうに一七世紀までは一般的であったのである。とはいえ、精神病理学には、現在の科学的思考が成立するまでに多様な学派が存在していた。例えば、ヒポクラテスは、異常行動について内因性の説明を提唱し、多くのメンタルヘルスの問題は生理学的機能不全から生じると主張している。現代の精神病理学の生物学的理論の支持者にも、紀元前約三〇〇年にまでさかのぼるヒポクラテスが示した概念と、基本的な類似性が認められるところがある。

## 一 メンタルヘルスにおける現代のパラダイム

二〇世紀には、心理的問題を説明しようとするパラダイムが数多く現れた。これらのパラダイムの多くは、無数の研究を産出し、精神病理の治療アプローチを多様化させるものであり、今日も多大な影響力を持つものである。したがって、これらのパラダイムを単純に比較・対比することは、その要素の多くが現在の対人的アプローチに取り入

れられていることからも、示唆に富むものである。

**精神分析学派**もしくは**精神力動学派**の起源は、ジグムント・フロイトである。このパラダイムは、イド（id）・自我（ego）・超自我（super-ego）という人間の精神（psyche）に対する三元的アプローチとして広く認識されている。精神分析学では、人間の心の理論的機能は、無意識の欲望と、意識された現実との相互作用によって作用し、影響されると考えられる。時にはそのように認識されないこともあるが、やはり精神力動学派においては対人関係は極めて重要な位置づけである。例えば、様々なコンプレックス（例：エディプス・コンプレックス、エレクトラ・コンプレックス）や特定の防衛機制（例：投影）、転移や逆転移の治療経過はすべて、本質的に対人的なものである。この視点から見ると、心理的問題の最善の治療法は、クライアントが両親や重要な他者との早期の関係、そしてそれが現在の心理的・社会的機能に与えている影響を理解し、意味を分かるように支援をする心理療法である。現在の精神力動学派に強く根付いたアプローチ、例えば対象関係理論[Greenberg & Mitchell 1983]は、さらに鋭く対人問題に焦点を当てている。実際、**対象関係（objective relations）**のその概念自体が、対人機能と関係とのパターンを意味しているのである[Westen 1990]。したがっておそらく、現在のメンタルヘルスにおける対人的パラダイムは、今日あまり類似性が見られないが、実は精神分析的アプローチにルーツを持つというのは驚くにあたらないのである。

精神分析的思考から徹底的に離反したジョン・ワトソンは、二〇世紀初頭に**行動的パラダイム**を発展させた。精神力動理論とは異なり、行動科学者は精神病理を説明するために観察可能な行動に主に着眼しており、精神の観察不能な、多くは仮説的な機能に依存することはし

ない。この学派によると、強化された行動は保持され、強化されなかったり罰せられたりした行動は行動レパートリーから消えていくと考える。行動的パラダイムの提唱者は、報酬が得られる行動を教授・指導することにつながる行動を回避するように、クライアントを教授・指導することによって心理的問題を治療しようとする。場合によっては、行動療法家は、以前に罰の感覚につながった行動を報酬に結び付けるよう、クライアントを指導する。多くの重要な科学的理論が、この行動科学的伝統の中で発展してきた。そのいくつかは、今日もメンタルヘルスの問題を理解するのに欠かせないものになっている。例えば、オペラント条件付けや古典的条件付けは、薬物乱用や摂食障害、不安障害のような問題を説明するために提唱された複数の仮説の中で重要な位置を占めている。行動理論は、メンタルヘルス上の問題への対人的アプローチにも取り入れられていることにも注意すべきである。例えば、レヴィンソン[Lewinsohn 1974, 1975]のうつ病に関する行動理論は、対人的環境の中にある他者を報酬と罰の源とみなす行動的アプローチと、対人的アプローチとの融合として興味深いものである。

行動主義的伝統それ自体が、人の心を「ブラックボックス」と見る見方、すなわち"行動は単に刺激—反応パターンの産物であり、複雑な思考はほとんど介在しない"という見解に反対する人々から強烈な批判を受けた。この批判から生まれたのが、**認知的パラダイム**である。これは、自己とそれを取り巻く環境、そして過去と未来に対するゆがんだ不合理な思考から派生したものが、メンタルヘルスの問題であると概念化するものである。二〇世紀最後の三〇年で、認知パラダイムが急速に拡大したため、しばしば「認知革命」と称された。夫婦間の苦痛（marital distress）、うつ病、不安、アルコール依存症、孤独

感はすべて、このパラダイムでは不適応的な認知パターンの副産物として理解される。これらの認知には、様々な出来事の帰属（attribution）、過去の状況や遭遇の記憶や、未来に対する予期が含まれる。認知的パラダイムの支持者は、心理的問題に対する心理療法として、不適応的認知に対する疑問提起と変容を試み、クライアントが自身と世界をより現実的（そして、理想を言えばより肯定的）な観点から見られるように手助けする。認知的アプローチは、多くのメンタルヘルス上の問題を理解する上で、またそれを治療する方法において、現在でも非常に有力なものである。

過去数十年、メンタルヘルスの問題について、いくつかの理論とモデルが開発されてきた。これらは、対人的パラダイムと認知的パラダイムの両方にかなり依拠している [Peplau & Caldwell 1978 ; Sacco 1999]。これらの認知-対人統合（cognitive-interpersonal integration）は、メンタルヘルスの問題の生起・持続に目的論的重要性を持つ対人関係や相互作用の形成において、どのように認知パターンが手段的役割を果たすのかを説明するものである。例えば、認知的パラダイムと認知的帰属評価（attributional account）では、孤独な人はしばしば自分の対人的な失敗を後悔し、望ましくない対人的状況を変容する意欲を減じてしまうと考える。この帰属傾向は、他者からの否定的な予期や評価と組み合わさって、孤独な人にとって不幸で対人生活が持続する方向に作用する。アルコール依存症や摂食障害などの特定の問題についても、対人的仮説に織り込まれた認知的パラダイムの糸を見出すことができる。認知的視点自体が行動的パラダイムの要素と結合しているため、「**認知行動理論**（cognitive-behavioral theory）」として知られる融合体が生まれ、対人志向的な仮説も直後に出現した。例えば、モデリングのプロセスは、認知行動学派では、摂食障害およびアルコール依存症の発症と結び付くと考えられている。どちらの場合にも、問題行動を呈しながら、それによって報酬を得ている人にその問題行動を習得してしまう可能性があるのである（例：問題行動のある親の子ども）。観察者は、その心に行為者と同様の認知的表象（cognitive representation）を抱くと考えられている。そして、モデルのないところでは、その認知的表象が結果的にその行動を引き起こす刺激になる。このような仮説は、心理的問題の対人伝達（interpersonal transmission）とは本来何であるかを説明する目的で、認知-行動概念を利用している。当然ながら、心理的問題に対する認知行動療法は、認知療法と行動療法の両方の原理を利用している。すなわち認知行動療法は、帰属スタイル、不適応な予期に注目しつつ、快活動を行ない、機能的な活動から罰への反応を切り離すことを学ぶのである（例：パーティーに行くときに極度の緊張を経験する場合）。

一部には、メンタルヘルスの問題についての「**生物的**」説明を最近の発見と結びつける者もあるが、このパラダイムは実際、科学において最も古いものの一つである。先述の通り、ヒポクラテスは、現在多様な精神病理とみなされているものについて、心理学的仮説を提唱している。ヒポクラテスやその追随者は、精神病理学の正確な物理的根拠を常に特定したわけではないが、現代の知見と比較しても、心理的問題は人体の生理に根本があるという一般的な考えは長い時間を経て支持されてきた。ポジトロン放出断層撮影法（PET）、電子脳造影法（EEG）、磁気共鳴造影法（MRI）、高精度血液分析法などの新しい技術が開発・普及されるにつれて、科学者は心理的不全の生物的根拠が何であるかを特定・記述するようになった。その結果、生物学的パ

ラダイムの提唱者は、メンタルヘルスの問題を、様々な神経伝達物質の不足や過剰、遺伝的素因、内分泌機能の乱れ、脳の解剖学的構造・機能の不全といったような要因で説明するのである。この観点から見た心理的問題の治療は、その問題の原因と考えられる生物学的要因に作用する物質を使用することになる。当然、この観点から見た心理的問題の治療は、その問題の原因と考えられる生物学的要因に作用する物質を使用することになる。例えば、うつ病が特定の神経伝達物質の不足が原因だと考える人は、この神経伝達物質の再取り込みをブロックし、望ましい効果が得られる数量と持続期間を示すようにする薬剤を使用して治療する。一方で、生物学的パラダイムの重要なプロセスの多くには、対人行動との結びつきが確立されていることは、注目に値する。例えば、神経伝達物質のセロトニンは、ヒト以外の霊長類において適切な社会的行動を規制し、社会的優位性を確立するための役割を果たしていると考えられる［Edwards & Kravitz 1997; Higley *et al*. 1996］。メンタルヘルス上の問題についての現代の生物学的説明は、おそらく精神疾患の分類で優位を占める医療モデルの論理的展開として、注目度も有望性も高いものである。

## 二　対人的パラダイムの発達

今日に至るまで、対人的視点に言及することなしに精神病理学的に多様なパラダイムや学派を研究している著書や論文を探し出すのは容易である。逆に、認知的あるいは行動的アプローチを排除している研究は極めてまれである。しかし、控え目に述べても、本書の「引用文献」に掲載されている何百もの実証的研究が、問題のある対人関係とメンタルヘルスの問題との明確な関わりを記述しているというのは事実である。とはいえ、メンタルヘルスの問題に対する対人的アプローチが必ずしも認知的・行動的・生物的アプローチと同じ地位を得られないかについては、少なくとも三つの理由がある。

まず第一に、対人的パラダイムは、じれったいくらいに発展が遅いことである。認知学派が急速に出現して「認知革命」と呼ばれるほどになったのに対して、対人学派は少なくとも一〇〇年は醸成されてきたのであり、対人関係にもとづく理論が急増する一九七〇年代までは、一〇年間でほとんど発展がなかったということすらある。

次に、トマス・クーン［Kuhn 1970］が言うような種類の「パラダイム」のうち、真に対人的なパラダイムは、メンタルヘルスにおける他の目立ったパラダイムほどには、まだ明確に表現されていないことが挙げられる。メンタルヘルスの問題の理解と治療に向けた対人派の基本原則を解説しようと試みているものはわずかである。その結果、このパラダイムはまだ、現代の心理的障害やうつ病などの特定のメンタルヘルスの問題の領域の中では、明確に表現され、研究されているかには出現していない。それでもなお、統合失調症やうつ病などの特定のメンタルヘルスの問題の領域の中では、明確に表現され、研究されている対人的理論がいくつか存在する。これらの理論から、より一般的な対人的パラダイムを推定することは可能だと思われる。

第三に、メンタルヘルスの対人学派を発展させてきた、あるいは現在これを実践している科学者は、他のパラダイムで研究する科学者たちほど十分に組織化されていないことが挙げられる。対人関係志向の理論家や研究者の多くは、心理学、社会学、精神医学、対人コミュニケーション学、家族学、看護学、ソーシャルワークなどの分野にいる。多数の学問分野に散らばっているがゆえに、このパラダイムとなる研究者や理論のコアグループを明確に特定するのが困難なのであろう。

第1章　メンタルヘルスの問題への対人的アプローチの起源と概観

メンタルヘルスの問題と対人関係とのつながりは、実証データを科学者が集め始める何十年も前から認識されていた。例えば、フロイト [Freud, 1917/1966] は、「愛情の喪失、貧困、家族の争い、誤った結婚相手の選択、不運な社会的状況などが生じる人生の不幸」(p. 432) に言及することによって、精神疾患の原因と結果を示している。有名な精神力動理論でも、後のメンタルヘルスや精神疾患を規定する要因として、早期の対人関係、とりわけ両親との関係の重要性が強調されている。ホーネイやフロム・ライヒマンのような新フロイト派はこの理論を発展させ、対人関係が精神的問題の進行に重要な役割を果たすという主張をしているが（例：Fromm-Reichmann [1960]）、自己の発達とメンタルヘルスの障害における対人的・社会的な力の役割を最も強調したのは、新フロイト派の一人であるサリバンである [Sullivan 1953b]。

自身の精神分析的系譜とも密接に関連しているが、サリバンは神経科医のアドルフ・マイヤーなどの、より折衷的な理論家の影響を受けている。マイヤーと同様、サリバンは、精神の問題は生物学的概念だけ、または心理学的概念だけでは十分に説明できないと感じていた。サリバンは、社会的環境を考慮する必要性を認識しており、その著書の中でも、精神疾患の理解に向けた対人志向の方向性を強く主張している。その理論的意図を、シンプルな対人的な用語を使って「私は、精神科医としての長年の経験から、個々人の器官や社会的遺産を呈する対人的状況を研究するのではなく、人がメンタルヘルスや精神障害を呈する対人的状況を研究することに取り組む分野が、緊急に必要であると感じている分野は、精神的に病んだ個人でもなければ、集団内で観察され、冷静な [Sullivan 1953b: 18]」と述べている。サリバンはまた、

客観性で研究することができるプロセス（成功・不成功に関わらず）であってもない。そうではなく、精神医学は人に関与し、人と人との間で起こっているプロセスの研究である。精神医学という分野は、対人関係の分野なのである [Sullivan 1953a: 10]」と指摘している。

対人関係はサリバンの精神疾患についての考え方の中に、極めて明確に表れている。彼は、心理的問題を「対人関係における不十分かつ不適切な行動パターン」と簡明に特徴づけている [Sullivan 1953b: 314]。例えば、うつ病については、「これは主に破壊的なプロセスであり、他者との積極的な状況を統合するための衝動を遮断する。極端な固定観念にとらわれた破壊的な状況だけが残る [Sullivan 1953b: 102]」としている。後に研究者がこのような主張を経験的に実証し始めるまでに、少なくともあと二五年はかかっているはずである。しかしそうしたデータの蓄積から、サリバンが実際に時代に先駆けていたことは明らかである。

サリバンのより注目すべき業績の一つとして、発達過程における思春期の同性の仲間との関係が持つ重要性に注目したことが挙げられる。サリバンは、早期の対人関係が後のメンタルヘルスの問題につながるという、フロイトが示した命題を明らかに支持していたのである。その上で、彼は父母との関係についての古典的な精神分析的な観点を超えて、その視野を決定的に拡大した。

さらにもう一点、精神機能障害への対人的アプローチにおいて重要な進展は、ティモシー・リアリィ [Leary 1957] による『パーソナリティの対人関係の診断 (Interpersonal Diagnosis of Personality)』の出版である。リアリィは、極度の異常あるいは精神疾患までを含む対人行動の範囲を定義する方法として、有名な「対人円環」を挙げている。

その思考の系譜は明らかにサリバンにまで遡ることができる。この著書の中でリアリィは、対人行動をカテゴリー化することよりも多次元化するアプローチを主張している。もちろん、当時の最も一般的なイデオロギーは、異常行動を特定のカテゴリーに該当するとしてレッテルを張ること（すなわち診断）であった。そうするのではなく、リアリィは、パーソナリティの正常と異常は、同じ連続体の異なる部分を占めているに過ぎないと感じていたのである。リアリィの対人円環が、かつてサリバンが定めた概念を運用可能にしたということはすでに議論されているとおりである [Wiggins 1996]。リアリィの対人円環は、支配―服従と愛―憎悪の次元で定義されるが、最初に発表されてから数回見直され改良されてきた（例：Kiesler [1983]；Wiggins [1982]）。そして今も、対人関係やメンタルヘルスの問題を理解するのに有用なツールとなっている（例：Sheffield, Carey, Patenaude & Lambert [1995]）。

リアリィの精神病理における対人的問題の考え方が、サリバンと同様、時代をはるかに先取りしていたことに疑いはない。リアリィは、「人が社会的状況において行なうことは、少なくとも二つの要素の機能、すなわち①その人の多層的なパーソナリティ構造と②他者すなわちその人が相互に関わっている人物の活動と影響である」と指摘している [Leary 1955：147]。対人コミュニケーションを学ぶ学生はすぐに、社会的文脈 (social context) における行動についてのリアリィの説明に、相互作用的な概念化がなされていることに気づくはずである。この概念化は、純粋に内的な心理構造から自己と他者との交わりへと注目の焦点を移動させるものである。リアリィはまた、その著書の中で、言語的および非言語的行動がコミュニケーション・プロセスにお

いて、どのような役割を果たしているかにも注目している。様々なメンタルヘルス上の問題や崩壊した対人プロセスについてのリアリィの議論は、部分的に極めて先見的であることがわかるだろう。例えば、彼は「重篤な神経症者――この重篤度は反射の範囲が限られている者と定義される――は、彼らが接する人々からの拒否や養護などを引き出すことにおいて、途方もなく巧みであり独創的である。多くの場合、患者の病状が重いほど、唯一つを除いてすべての対人的技術を放棄していることが多い。その例外の技術だけは、素晴らしい手腕で扱うことができる [Leary 1955：157]」と断言している。うつ病やパーソナリティ障害についての現代の調査のレビューにもかかわらず、彼のキャリアは『パーソナリティの対人関係的診断』の発表の後ほどなくして、明らかに異なる方向に進んでいった。彼は、向精神薬を用いた研究（例：Leary [1969]）や、その使用についての報告で大いに注目を集めた。もしリアリィが対人関係を研究する学術的・科学的環境に残っていたら、どれほど早く対人的パラダイムが発展し、普及しただろうかと思わずにはいられない。彼のキャリア（そのキャリアは時に科学より演芸にはるかに向いていたが）の興味深い補足をしておくと、一九九四年、アメリカ心理学会が対人心理学における彼の業績をたたえてシンポジウムを開催したときの話がある。多くの著名な理論家がこのシンポジウムで発表を行ない、その後 *Journal of Personality Assessment* 誌の特別版として公刊された（例：Carson [1996]；Strack [1996]；Wiggins [1996]）。リアリィ自身がこのシンポジウムの回想録を書いており、死後数ヵ月経ってから出版された。彼

第1章 メンタルヘルスの問題への対人的アプローチの起源と概観

のキャリアで最後となったこの学術出版物において、リアリィ(Leary 1996)は、サリバンの影響に敬意を表し、平易な表現で「対人的視点は、サリバンの渡世術とリアリィのような人たちによって提唱され、今では「社会的相互作用の視点 (social-interactional viewpoint)」(Klerman 1986)」とか、「対人学派 (interpersonal school)」(Carson 1983)」と呼ばれるものに発展した。カーソン [Carson 1983] はこのパラダイムの基礎をまとめて、心理学的治療を探求する者の間でよく言われている言葉を紹介している。「根幹にある問題は、たいてい本質的に対人的なものであることが分かる。しばしば『対人的なことは』私にはできない」という症状が起こる」(p.147)。

近年、幼少期の重要性ではなく、対人関係とメンタルヘルスの問題の併存の意味を強調する人たちによって、一九六〇年代から七〇年代に急速に、この視点の具体化が進められた。サリバンの対人論の教義から離脱し、より広い対人関係に視野を拡大する中で、現代の精神病理への対人的アプローチは、その創始者のアプローチとは違ったものになっている。現在の対人的アプローチは、一九六〇年代のベイトソンらによる統合失調症に関する家族コミュニケーション論やダブル・バインド理論にみられるようなアプローチで始まった。これが一九七〇年代に入って、コインのうつ病の行動理論や、レヴィンソンのうつ病の相互作用理論、スタイングラスのアルコール依存症の家族システムモデルに引き継がれた。これらの各アプローチについては、この本の後の章で検証する。対人学派におけるリアリィの立場を継承する者が複数現れ、円環モデルを使ってパーソナリティや社会行動を分析する

伝統を継続している(例：Carson [1969]；Wiggins [1982])。その中でも最も注目すべきものは、ローナ・スミス・ベンジャミンが、リアリィの対人円環を発展させた社会行動モデルの構造的分析 (Structural Analysis of Social Behavior model) である [Benjamin 1974；McLemore & Benjamin 1979]。このモデルは、元の対人円環をより明確に詳細に発展させたもので、今日まで精神疾患の研究と臨床的理解の指針となっている(例：Benjamin [1996])。こうした理論・モデル・仮説は、広範な障害を説明するために発達してきたが、すべてに共通している前提は、苦痛に満ちて機能不全に陥っている対人関係が心理的苦痛と密接に絡み合っているということである。こうした先駆的な努力によって生み出されてきた何十、場合によっては何百という研究は、メンタルヘルスの問題に対する対人的アプローチが、これまでも、そしてこれからも非常に大きな影響力を持つことを明らかにする証しである [Brokaw & McLemore 1991；Joiner & Coyne 1999；Kiesler 1996]。

先述のとおり、それぞれのパラダイムは心理的問題について独自の説明をしており、異なる説明からは異なる治療アプローチが生まれることになる。対人的アプローチは、心理的問題の治療は社会的文脈の検証・修正されたときに最も有効になることを示唆している。治療法の重点は個人に置かれるのではなく、その個人の他者との重要な関係に置かれるのである。したがって、対人関係療法には、問題を抱える人自身に加えて、配偶者、友人、家族も含まれる場合がある。時には、より望ましい対人関係の構築を目標として、クライアントに他者とのコミュニケーションを改善する方法を教える必要もある。これは、ソーシャルスキル・トレーニングによって達成される [Segrin & Givertz, 2003]。こうした対人関係療法 (interpersonal psychotherapy) は、心理

的問題の治療のために非常によく練られた有効な技法であり問題に適用されて成果を上げている（例：Rounsaville, Klerman, Weissman & Chevron [1985]）。

## 三　対人学派 'VS' その他の学派

メンタルヘルスにおける対人的パラダイムの記述と普及は、他のパラダイムまたは学派に対抗する批判と解釈するべきではない。社会科学・行動科学の分野では、パラダイムまたは学派に対抗する批判と解釈するべきではない。社会科学・行動科学の分野では、複数の理論を比較対照しても実りは少ない。むしろ、アプローチとしてより有益なのは、「いつどんな状況で、要因Xは当該疾患の発生・経過・結果を説明・予測するか」と問うことである。もちろん、メンタルヘルスの問題を単一の要因として説明しようとするのは論外である。生物的、認知的、行動的、対人的要因が重なり合って、メンタルヘルス不全を生み出していることが実情である。対人理論は、認知は対人イベントに対してなされるものと考える認知的パラダイムの一部として、あるいは行動が対人関係に対してなされるものと考える行動的パラダイムの一部として、とらえられる向きさえあるかもしれない。本書は、数多くの心理的問題の原因究明に有効な説明をなしている認知理論・神経化学理論・ライフストレス理論・遺伝理論・行動理論に対抗するものではなく、問題のある対人関係もまた、メンタルヘルス不全の発生や経過（またはその両方）に寄与する因果的役割を果たしていることを明らかにするものである。したがって、こうした障害は、「心理社会的な」障害と位置付けることができる。

## 四　対人的パラダイムの焦点

いかなる科学的パラダイムであっても、重要な機能の一つは、重要な変数およびプロセスに注意を向けることである。極論すれば、パラダイムが「データ」として何が有効であるかを決定づけるのである。精神病理学における対人的パラダイムは、少なくとも三つの主要変数またはプロセスを重視している。第一に、苦悩する個人の社会的問題のある人々は、どのように他者とコミュニケーションを取っているのか、ということである。この焦点には、言語行動（すなわち、発話の内容）だけでなく、非言語行動（例：アイコンタクト、発話速度、表情、姿勢、動作など）も含まれる。このような分析の背後にある考え方は、人間のコミュニケーション行動から心理的状態を洞察できることが多いというものである。しかし、より重要なのは、コミュニケーション行動は、精神的苦痛を抱えている人が自分自身をその中に見出す対人的文脈を作り出すのに役立っている点である。したがって、心理的問題を抱える人が自らの社会的環境の形成に能動的役割を果たしていることを前提にしている。

第二の、対人学派内で密接に関係する関心領域は、心理的問題を抱えた人およびその人の対人行動に対する他者の反応である。研究者たちは、特定の心理的問題のある人に対して、多くの人々は一貫した予測可能な反応パターンを有することを見出している。そうであるなら、精神的苦痛を抱えた個人に及ぼされるこの広汎な反応の強い影響

を看過することはできない。他者はしばしば、心理社会的障害を反映した行動を患者に対して行なうということは興味深い。そのような観察結果は必然的に、どちらが先かという疑問に結び付く。すなわち先に生じたのは精神病理なのか、社会的環境にある他者の手厳しい奇妙な、あるいは曖昧な行動なのか、ということである。

対人的パラダイムの第三の関心領域は、重要な他者との現在および過去の対人関係の構造である。ある意味では、第一と第二の焦点、すなわち過去の対人関係と他者の対人反応は、中間の、あるいは微視的評価である。一方、対人関係の展望を重視することは、やや巨視的な視点である。ここで検証の焦点は、気遣い、支援、虐待、威圧、あるいはネグレクトといった、重要な他者との過去および現在の関係のようであったかに置かれる。現在または将来に心理的障害のある人との対人関係の環境には、ほぼ必ず問題が見出される。こうした問題のある関係が、精神病理の発生・経過に何らかの影響を持つという考えには、はっきりとした裏付けがある。

第2章から第9章では、様々なメンタルヘルスの問題の対人的・社会的側面について、研究成果を検証する。概念的および経験的には明確であるが、こうした障害には共通の相互関係がある。すなわち、行き詰まった対人的機能不全の他者との関係である。おそらく、本質的に社会的な性質をもった機能として、ほとんどの人間の安寧は、その対人関係の安寧と密接に絡み合っている。対人関係がうまくいかない時や、他者とのコミュニケーションや相互作用を行う能力が衰弱または意欲（あるいはその両方）がうまく発達していなかったり衰弱している時、また、他者からの行動的反応がストレスフルな時にメンタルヘルスは悪化し始めるのである。

対人的パラダイムにおいては、多くのモチーフが、多重な心理的問題に関わる先行研究と食い違っている。そこで、特定の心理的問題を扱う章は、こうしたモチーフを中心に構成することとした。これら様々なテーマの連続は、対人的な安寧がメンタルヘルスと最も根本的な形で織り合わされていることを示すものである。

先述のとおり、対人的研究の焦点の一つは、重要な他者との現在および過去の関係である。この研究の焦点は、精神病理学の文献において極めて特徴的な一貫したパターンを導き出している。一つは、「出生家族（family-of-origin）の体験」が心理的問題の発生または継続（あるいはその両方）に大きな役割を負っていることである。心理的問題を持つ人々の小児期を振り返ると、一家団欒の欠如、ネグレクト、虐待、親の過干渉または過保護、敵意・非難、親の非機能的行動や態度のモデリングが見られることが多い。こうした家族プロセスのほとんどは、後にうつ病や、社交不安障害、パーソナリティ障害、薬物乱用障害を生じるような人々に、比較的共通した小児期の経験である。同様に、（強すぎるか弱すぎるかの）極端な家族の絆は、社交不安障害、摂食障害、薬物乱用障害のある人の家族に見ることができる。明らかに、子どもが自己意識や他者との関係を築く場である社会環境は、現在だけでなく将来の心理的安寧に多大な影響を与えるのである。こうした家族の関係が、ネグレクト、虐待、過保護、強すぎる敵意・非難に変質すると、子どもが心理的問題を発生する可能性は劇的に増加することになる。

**出生家族（family-of-origin）の体験**

過去および現在の関係から明らかになる二つ目のパターンは、「**定位家族**（family-of orientation）の体験」に関連するものである。多くの

人は、やがて出生家族を離れ、自分自身の定位家族を形成する。不幸なことに、出生家族の問題の一部は定位家族において再現されてしまう傾向にある。例えば、うつ病、双極性障害、薬物乱用障害のある人々の幼児期の背景には、親のネグレクト、親の世話不足、過剰な親の非難の割合が高いが、興味深いことに、同じ問題を持つ成人は、自分の子どもに対する育児上の問題の割合が高くなるというのである。うつ病の場合、これらの育児問題の特徴は、患者自身の子ども時代に経験した問題を彷彿とさせることがある。メンタルヘルスの文献で取り上げられることの多いその他の定位家族の体験は、夫婦間の問題である。心理的問題は、常に、結婚生活の幸せを損なうものである。心理的問題の症状は、配偶者に対して重い負担となり、しばしば配偶者側が心理的問題を引き起こすようになる。同時に、結婚生活の荒廃は、うつ病、アルコール依存症、孤独感など数々の心理的問題を引き起こす。定位家族の体験についての研究知見もまた、心理的問題が身近な家族の関係にまで波及し、これら関係の質に直結するものであることを示している。

心理的問題のある人の関係についての焦点と、その人への他者の反応についての焦点とを組み合わせることで、全般的対人関係 (general personal relationship) についての知見に一貫したパターンが導き出されている。過去および現在の家族関係は、ほとんどの人にとって極めて重要だが、多くの人にとっては、その他の人間関係もまた特に重要なものになり得るという事実を、我々は見過ごしがちである。すでに実家を離れてはいるがまだ自分の家族を形成していない人にとって、こうしたその他の関係は、生きていく上でおそらく最も重要であろう。端的に言えば、こうした友情やデート相手や恋愛関係は、うつ病や社交不安障害、パーソナリティ障害、摂食障害に悩む人々には存在しないことが多いのである。このような関係の発展を阻害する対人現象の一つは、拒否 (rejection) である。多くの研究が示すように、統合失調症や摂食障害、うつ病、社交不安などの心理的問題がある個人は、人間関係を持つことが他者からの拒否を誘発する。問題のある関係はしばしば混乱や対立を特徴とするものになる。全般的人間関係についての研究知見には、心理的苦痛を体験している人々にとって、過去や現在の家族問題以上に、注意が払われるべきである。こうしたエビデンスは、心理的問題によって崩壊させられたり、崩壊させられたりする全般的人間関係の影響力が、決して過小評価されてはならないことを示している。

最後に、苦悩する個人の社会的行動に焦点を合わせると、対人コミュニケーション (interpersonal communication) についての研究知見が顕著なパターンを示していることがわかる。人間関係の最も基本的な構成要素である言語的・非言語的コミュニケーション行動は、心理的障害により深刻に様変わりしてしまう。うつ病、社交不安、統合失調症、双極性障害、摂食障害、薬物乱用障害などの場合、こうしたコミュニケーション上の問題は、しばしば「ソーシャルスキル欠損 (social skill deficit)」という注釈のもとで研究される。ソーシャルスキルには、他者と適切かつ効果的な方法でコミュニケーションを図る能力が含まれている。また、どんな行動が適切かについての知識、そうした行動を行なうための知識と行動レパートリーを動員・活用するためのモチベーションの能力、その知識と行動レパートリーを動員・活用するためのモチベーションの能力である。心理的問題を抱えた人々は、ソーシャルスキルの欠損が関与するものである。こうしたソーシャルスキル欠損が心理的障害発生の原因として寄与し

# 第1章 メンタルヘルスの問題への対人的アプローチの起源と概観

ている可能性もあるし、二次的な問題を引き起こすこともある。特定の様式のコミュニケーション行動と関連するようなある種の特性的傾向性が、様々な心理的問題と結びついているという実証例もある。例えば、うつ病の患者は、他者に安心感を求めようとし過ぎることが多い。また、パーソナリティ障害の患者は、対人コミュニケーションを他者の関心を得るために使用する。一方、身体表現性障害の患者は、他者との直接的なコミュニケーションを避けることが多く、むしろその症状をコミュニケーションの「間接的な」様式として表現する。これら全ての事例において、心理的問題と基本的な対人コミュニケーション行動の破綻との間に強い関連が認められることが、研究者によって立証されている。

出生家族での体験、定位家族での体験、全般的人間関係・対人コミュニケーションの各領域における結果知見は、明確で説得力のあるものである。心理的問題を抱えた人は、高い確率で対人関係に問題があった経験を有している。こうした対人トラブルは、しばしば障害の発生より以前から存在するものである。逆に、問題が障害の症状に引き続いて起こるように見えるケースもある。こうした関係が厄介になる理由の一つには、心理的問題とかなり強く共変する対人コミュニケーションの問題が挙げられる。少なくとも最低限のソーシャルスキルを備えていないと、健全な対人関係を構築・維持することは極めて困難である。しかしながら、心理的問題に悩む多くの人が、有益な関係を築いたり、他者からのソーシャルサポートを導いたりするための対人的手腕（interpersonal savvy）を持ちあわせていないのは、不幸な現実である。先述の理由より、心理的問題の起源・経過・結果を十分に理解するためには、心理的問題が深く組み込まれた対人的文脈を慎重に

検討しなければならないといえる。

## 注

（1）「定位家族（family of orientation）」という語は、成人によって形成された家族の中の男女関係を意味する。この関係は法的な婚姻関係にある男女にとどまらない。しかし、こうした成人男女の研究のほとんどは、夫婦について行なわれている。この理由から、本書では「夫婦間」「配偶者」などの用語を、定位家族における成人男女を表すために使用する。

# 第2章 抑うつ

## 定義と症状

**大うつ病性障害** (major depressive disorder) は、男性の生涯有病率が一〇-一二五パーセントといわれるほど蔓延している疾患である [American Psychiatric Association 2000 ; Kessler et al. 1994]。社会的に不利な立場といわれる女性のような、社会のある特定の階層では生涯有病率は三三パーセントにものぼるという [Boyce et al. 1998]。疫学的通院範囲圏調査 (Epidemiologic Catchment Area study) によれば、どの年度でも人口の平均五パーセント、八〇〇万人もの人々が大うつ病に苛まれている [Regier et al. 1993]。この疾患は致死率が驚異的に高く、四-六パーセントの患者が自殺により命を落としている [Inskip, Harris & Barraclough 1998 ; Simon & Von Korff 1998]。『精神疾患の分類と疾患の手引き 改訂第四版』(Diagnostic and Statistical Manual of Mental Disorders, fourth edition : DSM-IV-TR) によると、大うつ病エピソードは以下の症状を伴うことが指標となる。強烈な抑うつ気分、あらゆる活動に対する興味の減退、顕著な体重減少あるいは増加、睡眠障害、精神運動性亢進あるいは発達遅滞、疲労、無価値であり罪深いという感覚、集中困難、死に関する思考の頻発、自殺の理想化

[American Psychiatric Association 2000]。正式な診断には、これらの症状が少なくとも二週間現れなければならないとされているが、うつ病患者の多くには、こうした症状が数カ月、あるいは数年間続くことさえある。

ジョイナーら [Joyner, Coyne & Blalock 1999] は、最近、"関連している他の要因が何かにかかわらず、対人的文脈 (interpersonal context) が、ある人間が抑うつになるかどうか、抑うつ時のその個人の主観的な経験、行動的な兆候そして解消に大きな影響を及ぼしている。要するに、この疾患を十分に説明するためには対人的文脈が不可欠である (p.3)"、と述べている。実際に、抑うつの対人的文脈は、一九七〇年代半ば以来、研究者たちの極めて大きな実証的な注目を集めてきた。この頃、非常に強固な対人的構成要素を備えた著名な抑うつ理論が二つ提出されている。レヴィンソン [Lewinsohn 1974, 1975] の「抑うつの行動理論」と、コイン [Coyne 1976a, 1976b] の「抑うつの相互作用理論」である。これらの理論やその後に続く研究は概ね、抑うつ者の対人行動やその行動に対する他者の反応が、抑うつ症状を引き起こしたり、長引かせたりすることを説明している。

# 第2章 抑うつ

## はじめに

過去や現在の対人的問題は、抑うつ者の人生においてかなりはっきりと見出される。**対人コミュニケーション**(interpersonal communication) 領域の研究によると、抑うつ者は、しばしば、ソーシャルスキルの問題を露呈する。これらの問題は、抑うつ者のコミュニケーション行動に対する、より全般的な評価ではもちろん、多くの細かなコミュニケーション行動に対する、より全般的な評価ではもちろん、多くの細かなコミュニケーション行動の中にも見出される。抑うつ者に特異な対人コミュニケーション上の問題の一つに過剰な再保証希求 (excessive reassurance seeking) がある。対人コミュニケーション領域と**全般的対人関係**(general personal relationships) 領域の共通部分では、抑うつ者は、おそらく感情的な伝播を通じて対人的な拒絶を引き出してしまっている (つまり、彼らは他者を悲しくし、落胆させ、イライラした気持ちにさせる)。その抑うつ者の全般的対人関係は、しばしば、孤独感 (loneliness) の併発の一因ともなり、不十分であったり、苦痛に満ちていたりする。抑うつ者の**出生家族での体験** (family-of-origin experiences) には、比較的高い確率でネグレクト、虐待、親の保護不足、そして親からの拒絶の形跡さえみられるのである。一方、抑うつに関係する**定位家族での体験** (family-of-orientation experiences) は、夫婦間の苦痛や親になることへの問題によって特徴づけられる。ここでも、抑うつと孤独感の併発は極めて多くみられる。

## 一 抑うつにおける対人コミュニケーション
―― ソーシャルスキル欠損

初期の抑うつに対する対人関係志向のアプローチは、レヴィンソン [Lewinsohn 1974, 1975] の「抑うつの行動理論」に見出される。この理論の鍵となる構成要素は、**ソーシャルスキル** (social skills) の概念である。レヴィンソンは、抑うつ者がしばしば拙いソーシャルスキルを示し、そのために他者との関係から正の強化を得ることが難しいことを指摘している。同時に、ソーシャルスキル欠損のために抑うつ者は対人関係の中でネガティブな結果を生成したり、ネガティブな結果を回避したりできないことが抑うつのエピソード (episodes of depression) を引き起こすと考えられている。

先行研究の多くは概ね、抑うつ者が関係上の困難を生成するようなソーシャルスキル上の問題を持つという考え方を支持している (McCann & LaLonde [1993]; Segrin [1990, 2000]; Segrin & Abramson [1994] 参照)。とりわけ印象的なのは、ソーシャルスキルという構成概念をどのように操作的に定義しても、抑うつ者と非抑うつ者との間にソーシャルスキルの差異が認められるという事実である。

### (1) ソーシャルスキルの自己記述

ソーシャルスキルを測定する簡便な方法の一つとして、自己報告尺度がよく知られている。こうした尺度には、観察不能な社会的行動や状況についての広範な感情や傾向を判定できるという強みがある。こ

のような尺度において、抑うつ者は一貫して自分自身のソーシャルスキルを非抑うつ者より悪く評価する（例：Cole, Lazarick & Howard [1987]；Lewinsohn, Mischel, Chaplin & Barton [1980]；Segrin & Dillard [1993]；Vanger [1987]；Youngren & Lewinsohn [1980]）。ダイクマン [Dykman et al. 1991] は、ソーシャルスキルが状態 (state) として操作的定義される場合（例：Dow & Craighead [1987]；Edison & Adams [1992]）と、特性 (trate) として操作的定義される場合（例：Gotlib [1982]）との両方において認められ、さらに成人においても [Meyer & Hokanson 1985]、子どもにおいても [Garland & Fitzgerald 1998] において明らかにされている。

抑うつ者が自分たちのソーシャルスキルをネガティブに評価するという知見は、抑うつ研究者の間では自明である。抑うつ者はソーシャルスキルだけでなく、多くの異なる変数でも自らをネガティブに評価するといわれている。また、抑うつ者とそうでない者との間では、ソーシャルスキルの自己報告に違いはあっても行動指標には違いがないことを明らかにした研究もある（例：Dow & Craighead [1987]；Ducharme & Bachelor [1993]；Segrin & Dillard [1993]）。結果的に、抑うつ者のソーシャルスキルに対するネガティブな見方は、もっと全体的な概念であるネガティブな自己評価バイアス (self-evaluation bias) の一部であることが示唆されている (Gotlib [1983]；Grabow & Burkhart [1986] 参照)。例えば、ベックの「抑うつの認知理論」の鍵となる仮定は、抑うつ者が自分自身に対してネガティブな見方を保持し、自分自身にとって好ましくない様式で環境からのフィードバックを歪めるということである [Beck, Rush, Shaw & Emery 1979]。ソーシャルスキルの自己評定が、このバイアスによって歪められていることは疑う余地のないところだが、自分自身をネガティブに評価するとい

う抑うつ者の一般的傾向のみでは、この障害との関連が頻繁に示されている、自己報告されたソーシャルスキルの欠損を十分に説明するとはいえないという指摘もある [Dykman, Horowitz, Abramson & Usher 1991]。ダイクマン [Dykman et al. 1991] は、抑うつ者のソーシャルスキルに対するネガティブな評価は、ネガティブ・スキーマ処理バイアス (negative schematic processing biases) と実際の動作欠損 (performance deficits) とが融合したものであることを実証している。さらに、ソーシャルスキルの観察者評定および行動指標についての研究結果も抑うつ者のこうした欠損との関連を示唆している。

抑うつ者が自分のソーシャルスキルをどう評価するかということに関しては、観察者との一致に関する問題がある。抑うつ者は非抑うつ者よりもソーシャルスキルが乏しいと判断されるものの、抑うつ者の判断は第三者の判断と極めて近いことが多いのである [Edison & Adams 1992；Lewinsohn et al. 1980]。レヴィンソンらの研究によれば、非抑うつ者は、観察者よりも、実際の自身のソーシャルスキルを過大評価していた。このパターンは、**抑うつリアリズム** (depressive realism) 効果と合致している [Alloy & Abramson 1979, 1988]。この抑うつリアリズム効果とは、しばしば受け取った情報を非現実的なまでに楽観的に解釈する非抑うつ者がフィードバックを正確に解釈する傾向にある抑うつ者との、自分自身のソーシャルスキルに対する評価の違いについて、過去の研究データを分析する研究を行ったところ、抑うつ者と非抑うつ者との、自分自身のソーシャルスキルに対する評価の違いについて、$r = .30-.61$ の効果量 (effect size) が示されている [Segrin 1990]。ソーシャルスキルの指標が自己報告、観察者評定、ないし対人行動のい

ずれであっても、抑うつ者は非抑うつ者よりも低得点であった。コール ら[Cole et al.1987]は、確認的因子分析という統計手法を用いて、従来のほとんどの研究が不正確な測定によってこうした影響力を過小評価していることを実証している。実際には、ソーシャルスキルの自己報告における〝本当の〟抑うつ者-非抑うつ者間の違いは $r = .85$ 程度であると思われる。

### (2) ソーシャルスキルの相手および観察者評定

観察者または会話の相手が、抑うつ者のソーシャルスキルを評価するよう求められる場合、彼らは非抑うつ者よりも抑うつ者に対して低い評価を与えることが多い [Dalley, Bolocofsky & Karlin 1994 ; Edison & Adams 1992 ; Lewinsohn et al. 1980 ; McNamara & Hackett 1986 ; Segrin 1992]。しかし、観察者評定がその二グループを弁別しない特殊な例があることを十分に考慮した上で、これらの知見は解釈されるべきであろう（例：Ducharme & Bachelor [1993] ; Gotlib & Meltzer [1987] ; Haley [1985])。多様な研究を概観すると、ソーシャルスキルの相手もしくは観察者評定における抑うつと非抑うつの違いの効果は、$r = .22$ であり [Segrin 1990]、自己報告との関連よりも相当に弱いことが示されているようであるが、それでもなおソーシャルスキルにおける知覚された欠損は示唆されている。

### (3) ソーシャルスキルの行動指標

ソーシャルスキルの測定に役立つ方法の一つに行動評価 (behavioral assessment) があり、研究者は他者と相互作用する際の抑うつ者と非抑うつ者の対人行動あるいはコミュニケーション行動を吟味する。こうした研究の流れにおいて、さらに抑うつに関する対人行動上の問題のいくつかが浮き彫りになる。

### 準言語行動

準言語行動は、頻度 (rate)、音量 (volume)、音程 (pitch)、沈黙の持続 (pause duration) といった、人の発言内容とは無関係な成分に関わるものである。人々は自分たちの談話 (discourse) に面白みや快活さを与えるためにこれらの行動を用いたり、修正したりする。数多くの研究が、抑うつ者は非抑うつ者と同程度の〝スキル〟を伴う準言語行動を使っていないことを示している。準言語の時間的側面に関する研究では、抑うつ者は非抑うつ者よりもゆっくりと話し [Pope, Blass, Siegman, & Raher 1970 ; Siegman 1987 ; Weintraub & Aronson 1967 ; Youngren & Lewinsohn 1980]、言葉数も少なく [Breznitz & Sherman 1987 ; Edison & Adams 1992 ; Ellgring, Wagner & Clark 1980 ; Fossi, Faravelli & Paoli 1984 ; Hale, Jansen, Bouhuys, Jenner & van der Hoofdakker 1997 ; Hinchliffe, Lancashire & Roberts 1971a ; Williams, Barlow & Agras 1972]、沈黙を長く示し [Ellgring & Scherer 1996]、他者の発言への反応に長い時間をかける [Breznitz & Sherman 1987 ; Mandal, Srivastava & Singh 1990 ; Talavera, Saiz-Ruiz & Garcia-Toro 1994] ことが示されている。実際に、沈黙の持続は抑うつとの関連があまりにも強いため、個人の抑うつの程度の指標であると主張されることも多い [Greden & Carroll 1980 ; Hardy, Jouvent & Widlocher 1984 ; Hoffman, Gonze & Mendlewicz 1985 ; Szabadi, Bradshaw & Besson 1976 ; Teasdale, Fogarty & Williams 1980]。

また、発話をさせる研究によると、一般に抑うつ者は非抑うつ者よりも静かに話し [Darby, Simmons & Berger 1984 ; Gotlib 1982]、より

黙りがちで［Greden, Albala, Smokler, Gardner & Carroll 1981 ; Natale 1977a ; Niisonne 1988 ; Pope et al. 1970 ; Rutter & Stephenson 1972 ; Vanger, Summerfield, Rosen & Watson 1992］よりためらいがちであることが示されている。ある話題が与えられた際に、抑うつ者の統制群よりも発言をするのに困難を感じているというのである［Calev, Nigal & Chazan 1989］。

さらに、抑うつ者は非抑うつ者よりも単調な口調、そして低い音程で話すことが示唆されている。（Darby et al. 1984 ; Kuny & Stassen 1993 ; Niisonne 1988 ; Talavera et al. 1994 ; Scherer 1987 参照）。抑うつ者の発声は、他者にとっては、悲しそうであったり、あるいは緊張しているように聞こえていることが多いという［Tolkmitt, Helfrich, Standke & Scherer 1982］。ある調査では、年配の抑うつ者の発声は、非抑うつ者の統制群よりも**摩擦音（spirantization）**が大きいことが指摘されている［Flint, Black, Campbell-Taylor, Gailey & Levinton 1993］。摩擦音は、発声器官が完全に閉鎖している間の、発声に付随する雑音である。

抑うつ的な話者の発声に対する主観的知覚に関する研究では、抑うつ者は非抑うつ者と比べて、コミュニケーションが明快ではなく聞いて理解するのが難しい［Dow & Craighead 1987］と評定されることが明らかにされている。ある特殊な調査では、抑うつ者が、彼らが過去に経験した幸せ、悲しみ、怒りについて話すことが求められた［Levin, Hall, Knight & Alpert 1985］。その結果、抑うつ者の声質は幸せと怒りの経験との間で違いがなかった。これについてレヴァイン［Levin et al. 1985］は、抑うつ者は悲しみの感情のみ、彼らの声を通じて効果的かつ適切に訴えることが可能であると結論づ

けている。抑うつ者は悲しみや絶望感を準言語的に伝達することに関してはとても"熟練した"ようにみえる。しかし多くの場合、抑うつ者は、そのような感情状態を顕在化することを禁ずる文化的表示規則（cultural display rules）に、ほとんど関心が及ばないだけなのかもしれない。その代わりに、音程、発言の頻度、抑揚といった声の合図は意識的にコントロールするのが難しいので、抑うつ者は準言語的にネガティブな感情を隠すことができないのだと考えられる。

## 発話内容

抑うつと発話内容に関する研究では、抑うつ者の会話に現れる話題やテーマに焦点が当てられてきたのが通例である。抑うつ的な相手と結婚したカップルでは、非抑うつ者のカップルよりも不安な感じ（dysphoric feelings）やネガティブな安寧（well-being）を口にすることが多く、安寧について多く話したり、安寧について質問をしたり、相手が抑うつ者である場合にはネガティブな自己評価に巻き込まれたりすることが多い［Hautzinger, Linden & Hoffman 1982］。抑うつ的な配偶者であったり、結婚後の相互作用の中で、問題解決のための口調がより攻撃的でないことも報告されている。こうした知見は、彼らの抑うつ的でない配偶者によって裏付けられている（Kahn, Coyne & Margolin [1985] ; Segrin & Fitzpatrick [1992] 参照）。

抑うつ的な学生が他の学生と仲良くなるように求められた時、彼らは、非抑うつ的な学生と比べて、相手に対するポジティブな評価を反映した陳述をすることが少なく、より直接的にネガティブな陳述をすることが多い［Gotlib & Robinson 1982］。抑うつ的な話者におけるネガティブな会話内容についての同様の知見は、初対面での相互作用［Coyne 1976b］、非構造化面接［Hinchliff, Lancashire & Roberts 1971b］

# 第2章 抑うつ

一〇分間のモノローグ [Weintraub & Aronson 1967]、親友との電話での会話 [Belsher & Costello 1991]、心理療法のセッション [Weissman & Klerman 1973] に関する研究でも得られている。同様に、ブルームバーグとホカンソン [Blumberg & Hokanson 1983] は、抑うつ者は彼らの対人的な相手に対して、自己の価値下げ (self-devaluation)、悲しみ (sadness)、全般的なネガティビティ (general negativity) を訴えることを実証した。

こうなると、ネガティブな会話内容は特に抑うつ者とその親密な他者との相互作用において発せられるようにみえる [Hautzinger et al. 1982 ; Ruscher & Rotlib 1988]。セグリンとフローラ [Segrin & Flora 1998] は、友人あるいは初対面の人のいずれかと"その日の出来事"についての議論をする、抑うつ的な学生と抑うつ的でない学生の言語行動を分析している。その結果、抑うつ（抑うつ的／非抑うつ的）と相手との関係（友人／初対面の人）との交互作用は、抑うつ的な話者は初対面の人との会話では自分のネガティビティを抑えるが、友人と話をするときには会話中にネガティブな話題（例えば、非難、反対、ネガティブな自己開示）を呈する傾向が強いことを示していた。

この点に関して、ネガティブな自己開示は抑うつ者の発言行動におけるより一般的な問題領域といえる [Gibbons 1987 ; Gurtman 1987 ; Jacobson & Anderson 1982]。ある研究では、抑うつ者は非抑うつ的な相手よりも高い割合で自己についてのネガティブな陳述をしたことが示されている [Jacobson & Anderson 1982]。さらに、この研究では、抑うつ者は非抑うつ者よりも、求められていない自己開示をする傾向が強く、相手の自己開示の後に自己開示をする頻度が多かったことも指摘されている。これは、抑うつ者が非抑うつ者より自己開示を多く

行うということだけでなく、こうした開示のタイミングがしばしば不適切であり、かつその内容がしばしばネガティブであることを示すものである。開示のタイミングが不適切なのは、彼らが、往々にして、そのような情報を要求する相手からいかなる言葉（例えば、"元気にしてた？"）も発せられない状況におかれるためである。自己開示は、抑うつ者にとって、他者からの拒絶の鍵となる要素であると示されていることからも [Gurtman 1987]、この知見は注目されるべきである。

抑うつ者は行動的に非抑うつ者よりもネガティブな会話内容が多いというだけでなく、会話におけるそのような話題をより適切だと評価する傾向があると思われる。抑うつ者の自己開示における話題を調べるために、クイパーとマクビー [Kuiper & McCabe 1985] は、抑うつ者と非抑うつ者に対して自己開示尺度の項目に評定を求めている。彼らはお互いに衝立を隔てて、相手について評価していると感じたり、あるいはその話題について議論するのは良いことだと感じたり、その話題が続けられるとポジティブな社会的相互作用が続くだろうと思われた場合には、それらの項目に"ポジティブ"と評定した。ネガティブと評定された項目は、評価者が、彼らに不幸や不快感を与えそうだったり、議論にとってネガティブな社会的相互作用につながりそうだと判断されたものであった。予想通り、抑うつ者は、非抑うつ者よりも、議論にとってネガティブな話題をよりふさわしいと評定した (Breznitz [1992] ; Wenzlaff & Beevers [1998] 参照)。ポジティブな話題にはグループ間の違いはなかった。

## 顔面表情

人間は、感情状態や態度について他者に情報を伝えるために、意識

的および無意識的に顔面表情を用いている。顔面表情を通じて悲しみを伝える場合を除いて、多くの先行研究では、抑うつ者が非抑うつ者よりも表情を駆使することが少ないことが示されている。この傾向は、シュワルツら [Schwartz, Fair, Salt, Mandel & Klerman 1976a；1976b] によってなされた二つの研究で明らかにされた。そこでは、参加者が筋電図 (EMG) の電極につなげられ、筋肉の動きによってで生じる電流から微弱な顔面活動が測定された。最初の調査では、抑うつ者が幸せな状況やイメージを想起しようとしている間はEMGの反応は弱くなり、悲しい状況や気持ちを想像しようとしている間はEMGの反応は (統制群と比べて) 強まるという知見が得られた。二回目の同様の調査では、抑うつ者と非抑うつ者の統制群の両方とも、教示によって幸せな表情を浮かべた一方で抑うつ者の統制群が何の教示も与えられなかったとき、統制群が自然に幸せの表情を示さない一方で抑うつ者は幸せな表情を示すという知見が得られたのである。抑うつ者が統制群よりも眉を上げることが少ないということを見出したジョーンズとパンサ [Jones & Pansa 1979] を含め、複数の研究者によって示されている [Greden, Genero,

また、関連した調査では、抑うつ者と非抑うつ者が冷水の中に腕や手を浸している間、彼らの顔面表情が記録された [Ganchrow, Steiner, Kleiner & Edelstein 1978]。この身体的苦痛のある状況下では、この二グループに違いはなかった。しかしながら、抑うつ者のグループは、休憩時に眉間にしわを寄せたり、目を細めたり、口を歪めたりすることが多く、頻繁に"抑うつ的"に見えると判断されたのである。抑うつ気分と皺眉筋 (しゅうびきん) (corrugator) (眉の部分) のEMG活動との相関関係は、抑うつ的な患者が統制群よりも眉を上げることが少ないということを見出したジョーンズとパンサ [Jones & Pansa 1979] を含め、複数の研究者によって示されている [Greden, Genero,

Price, Feinberg & Levine 1986；Teasdale & Bancroft 1977]。他の調査でも、楽しさ (pleasantness) や覚醒 (arousal) についての顔面表情 [Youngren & Lewinsohn 1980]、笑顔 (smile) [Ellgring 1986；Williams et al. 1972]、悲しみ (sadness)、怒り (anger)、恐れ (fear)、驚き (surprise)、関心 (interest) についての顔面表情における、抑うつの影響による差異が明らかにされている (抑うつ的な顔面表情の方が、抑うつの影響が少ない [Fossi et al. 1984])。

人がどれだけ十分に抑うつ者のグループの非言語的表現を読むことができるかを判定するために、プーカチンら [Prkacin, Craig, Papageorgis & Reith 1977] は、うつ病女性がおもしろい写真を見た場面、大きな音を聞いた場面、および何もされていない状態でいる場面をビデオテープに録画した。この三条件のビデオテープを提示された場面で評価者は、三つのいずれの条件かを類推することが求められた。その結果、抑うつ者に対しては、非抑うつ者に対してよりも的確な判断を下すことが難しいことが明らかとなった。

総じて、抑うつ者は感情にかかわる自発的な顔面表情が、生気に乏しいといわれる [Gaebel & Wolwer 1992]。一方、感情状態が改善されるにつれて、笑顔や一般的な顔の活動の増加は顕著になる [Ellgring 1986]。こうした研究結果は明らかに顔面表情を符号化する際の欠損を示唆するものと考えられるが、抑うつが解読課題の遂行との関連を示すことはない。顔面表情から感情を解読するように要求された時、抑うつ者は非抑うつ者と同様に遂行することができる (Gaebal & Wolwer [1992]；Rubinnow & Post [1992]：反例として Persad & Polivy [1993])。この知見は、抑うつと関連する社会的認知あるいは解読には欠損が少ないことを示す多くの先行研究と合致している。(例：Segrin

第2章 抑うつ

一般的に、抑うつ者の顔面表情の符号化において、特徴的な不正確さをもつ抑うつ者は、特にリスクが大きいことが示唆されている。バウヒュイズら [Bouhuys, Geerts, Mersch & Jenner 1996] は、曖昧な表情を提示し、うつ病患者に判断を求めた。顔面から悲しみ、拒絶、怒りを少ししか知覚できなかった患者は、六週間後でもあまり改善が認められなかった。この研究では、顔面表情の知覚は、六週間後の症状の改善における分散の四二パーセント、三〇週間後の症状の改善における分散のうち一四パーセントを説明するものであった。バウヒュイズらは、ネガティブな感情に対して感受性の低い患者は、うつ病悪化のリスクを抱えていると結論づけている。彼らはこの効果に二つの潜在的説明を提起した。第一に、他者のネガティブな感情に対する感受性の低さは、対人的な拒絶を促すことで患者の対人関係の行動に影響を及ぼす可能性がある。他者のネガティブな感情状態に気付かない人は、過剰な再保証希求などの嫌悪的な行動をとり続けるかもしれない。このことはいずれ他者からの拒絶を生み出し、ますます再保証を得ることを難しくさせ、それゆえ抑うつ症状を長引かせることにつながると考えられる。第二に、感受性の低さは長期に渡って抑うつの結果である可能性がある。もし抑うつ者が長期にわたって他者からの拒絶を引き出したならば、社会的相互作用を保ち、社会的孤立を避ける手段として、感受性の低さを進展させるものもいるだろう。このように、抑うつ者の中にはネガティブな感情の兆候を無視するようになる者もいるだろう。これらは最も扱いにくい抑うつのケースといえるかもしれない。

## アイコンタクト

アイコンタクトや凝視 (gaze) は、会話における興味や注目の重要な指標であり、ソーシャルスキルの重要な構成要素である [Cherulnik, Neely, Flanagan & Zachau 1978]。数多くの相互作用の分析は、抑うつ者は非抑うつ的な相互作用者よりも他者へのアイコンタクトが少ないことを示している [Dow & Craighead 1987; Ellgring et al. 1980; Fossi et al. 1984; Hinchliffe, Lancashire, Roberts 1970, 1971b; Jones & Pansa 1979; Kazdin, Sherick, Esveldt-Dawson & Rasurello 1985; Natale, 1977b; Segrin 1992; Troisi & Moles 1999; Waxer 1974; Youngren & Lwwinsohn 1980]。ラッターとステフェンソン [Rutter & Stephenson 1972] は、抑うつ者は話している間、統制群より (相手を) 見ることが少ないことを示し、抑うつと発言の有無との交互作用を見出している。話しながら (相手を) 見ることは自信や地位と関連する行動なので [Exline, Ellyson & Long 1975]、抑うつ者の自分自身に対するネガティブな感情が、この凝視の回避を引き起こしやすくしている。

抑うつと他者とのアイコンタクトとの間に負の関連を示した研究の大部分では、対象者に議論すべき話題やロールプレイへの教示が与えられていた (例: Edison & Adams [1992]; Gotlib [1982]; Shean & Heffner [1995])。これらの対象者は、概ねいつも観察されたり、ビデオでのアイコンタクトの違いは、教示が与えられるような、より標準化された実験室での相互作用よりも、人目につかない記録や観察を伴う非構造的な状況において、はるかに多く認められた [Segrin 1992]。結果的には、"実生活" での相互作用では、科学的研究の多くが示唆する以上に、抑うつ者は他者とのアイコンタクトが少ないのか

もしれない。このアイコンタクトの不足が他者にポジティブな印象を与えるものでないことは間違いない。

## 姿勢とジェスチャー

人々の姿勢や用いるジェスチャーは、興味、退屈、同意、不同意などの態度や感情状態の指標となりうる [Bull 1987]。抑うつ経験と関連するジェスチャーや姿勢に、ある種のパターンや傾向のあることに注目した研究者もいる [Dittmann 1987; Ekman & Friesen 1974; Miller, Ranelli & Lwvine 1977]。例えば、うつ病患者は統制群よりも有意にジェスチャーやうなずきの使用が少ないことが観察されている [Fossi et al. 1984; Troisi & Moles 1999]。同様に、抑うつ的な子どもは、発言に伴うジェスチャーを使う傾向が劇的に増加することを見出している [Ekman & Friesen 1972]。エクマンとフリーセンが用いる**イラストレーター** (illustrators) を用いる傾向が弱いようである [Kazdin et al. 1985]。

抑うつ者は、非抑うつ者よりも身体的接触（こすったり、かいたりを含む自己接触）が多い [Jones & Pansa 1979; Ranelli & Miller 1981]。また、抑うつ者は非抑うつ者よりも低い位置に頭を置く傾向がある [Waxer 1974]。抑うつ者が（例えば、うなずいたら「はい」、首を横に振ったら「いいえ」を示すように）熱心さを示す頭の動きをする時の方がずっと大きい親しい友人よりも見知らぬ人と相互作用する時の方がずっと大きい [Hale et al. 1997]。この知見は、抑うつ者が見知らぬ人からネガティビティを引き出したくないという抑うつ的な言葉の使い方にもつながるものである。

姿勢やジェスチャーの使用における多くの抑うつ者の傾向は、悲し

み、不安、興味の不足を示すのと同じ兆候であると考えられる。しかし、このパターンは調査サンプルによっては見られないこともあるので（例：Gotlib [1982]; Segrin [1992]; Youngren & Lewinsohn [1980]）、これらの知見が十分に再検証されるまでは不確かであることを考慮されたい。

## まとめ

抑うつ者の対人行動に関する知見の概観からは、引っ込み思案 (social withdrawal) なパターンが示唆される [Troisi & Moles 1999]。笑ったり、アイコンタクトをしたり、活発な調子で話したり、ジェスチャーを使ったりといった、人々が通常、会話の中で興味、注意や熱意を示すために行っていることのほとんどは、抑うつ者の対人コミュニケーションの微視的な指標として扱われるこれらの行動の抑制的な使用は、抑うつ者のソーシャルスキルの欠如としてよく扱われることが多い。しばしばソーシャルスキルの微視的な指標として扱われるこれらの行動の抑制的な使用は、抑うつ者の対人コミュニケーションにおいては、不足していることが多い。しばしばソーシャルスキルの微視的な指標として扱われるこれらの行動の抑制的な使用は、抑うつ者のソーシャルスキルの自己報告や観察者評定と一致している。抑うつ者の抑制的な対人行動が、本当はどの程度のスキル欠損によるものなのか、あるいはどの程度の動機づけの欠如によるものなのかは、未だ正確には規定されていない。しかし、抑うつ者の他者とコミュニケーションを図る動機づけが弱いことは明らかである [Segrin 1992]。動機づけは、少なくとも部分的には、抑うつ者が制限されたコミュニケーション行動と関連する動機づけを持ちうることに対する価値を持ちうるあると思われる。このような行動が実際に予後に対する価値を持ちうることは注目に値する。面接者の示す非言語行動を取り入れたり、それに合わせられないことが、うつ病患者の予後の悪さにつながることを示した、オランダでの非常に興味深い研究もある [Geerts, Bouhuys & Vanden Hoofdakker 1996]。一連の会話を通じて、通常、人々はお互

### (4) ソーシャルスキル欠損と抑うつとの理論的関連

筆者はソーシャルスキルと抑うつとの間に三つの異なる潜在的関係があると主張してきた[Segrin 2000]。第一に、ソーシャルスキル欠損は、抑うつの原因となる先行要因となる可能性があると思われる。これは、レヴィンソン[Lewinsohn 1974, 1975]による初期の抑うつの行動理論で提案された仮説と一致している。この理論によると、ソーシャルスキル欠損は、対人的相互作用を通じて正の強化を獲得するのを難しくし、同時に社会的文脈（social contexts）の中で罰を避けるのを難しくさせる。ソーシャルスキル欠損者は、他者に良い印象を与えるのが困難であり、その代わり、しばしば、場違いで、無関心で、退屈そうな印象を与えてしまう。結果として生じる多くの罰的な社会的反応や、ポジティブな社会的強化がないことは、最終的に抑うつの一因となると考えられる。

ヴィエルツビキらによって行われた一連の縦断的研究では、抑うつにおいてソーシャルスキル欠損が因果的な役割をもつことの根拠がいくつか提供されている(Wierzbicki [1984]；Wierzbicki & McCabe [1988]、研究1と研究2）。一時点目のソーシャルスキルが一カ月から二カ月の間隔を経た抑うつの変化を予測することが見出され、三つ全ての研究で、一時点目のソーシャルスキルの水準が低い程、抑うつ症状が悪化することが示唆された。これらの結果は、明らかにレヴィンソンによる抑うつのソーシャルスキル欠損仮説と一致している。しかしながら、抑うつ評価のための診断面接[Hokanson, Rubert, Welker, Hollander & Hedeen 1989；Hokanson et al. 1994]、複数のソーシャルスキルの指標[Segrin 1996]、四〜一二カ月間の長期間[Hokanson et al. 1989；Lewinsohn et al. 1994；Segrin 1993b 1996]、非常に大規模なサンプル[Lewinsohn, Hoberman, & Rosenbaum 1988；Segrin 1996]、三時点での評価[Segrin 1999]、を行った他の縦断的研究では、後に起こる抑うつ悪化の予測因子としてソーシャルスキル欠損を位置づけることができなかった。これは、ソーシャルスキル欠損と抑うつとの共変関係が、他の潜在的な関係によって説明される可能性を示唆するものである。

二つ目の可能性とは[Segrin 2000]、ソーシャルスキル欠損が抑うつの結果になるということである。これは、レヴィンソンら[Lewinsohn, Hoberman, Teri & Hautzinger 1985]によって先に提案された仮説である。抑うつの多くは、熟練した対人行動の減少が含まれる。例えば、抑うつは、一般に筋肉の動きを緩慢にさせたり、遅らせたりする多くの精神運動性症状を伴う[Sobin & Seckein 1997；Williams et al. 1972]。これらの精神運動的傾向は、発言が遅くなったり、アイコンタクトが減ったり、神経質なジェスチャーが増えたりすることを含むものである（すなわち、**アダプター**（adaptors：適応動作）や自身を触るような仕草）。これらは、ソーシャルスキル欠損の兆候と考えられる行動と同じである。現在まで、ある時点での抑うつによって、後の時点でのソーシャル

スキルの減退が予期できるという仮説を検討するための実証的研究がいくつか行われている。エピソードによって人々が永久に変化してしまうという考え方）の検証において、ロードら [Rohde, Lewinsohn & Seeley 1990] は、一度うつとなった者によるソーシャルスキルの自己評価は、一度もうつエピソードから解かれたことのない統制群の自己評価より、うつエピソードから解かれた一一二年後でさえ低いままであったことを実証した。コールら [Cole & Milstead 1989] はこの仮説に複雑な支持を与えた。大学生を対象とした彼らの最初の調査では、うつがソーシャルスキルに複雑な影響を及ぼすことを示した。しかしながら、三年生と六年生を対象とした彼らの二つ目の調査では、うつがソーシャルスキルを悪化させる影響は弱く、有意でないことが明らかになった。

ここでも、全ての根拠が、乏しいソーシャルスキルが結果として抑うつに続くという仮説を支持するものではない。しかし、少なくともいくつかのケースは説明されうることを示唆する根拠には十分である。乏しいソーシャルスキルと抑うつとの潜在的な関係の三つ目は、乏しいソーシャルスキルが、抑うつの発展において、末端で寄与する原因、あるいは脆弱性要因となりうるというものである [Segrin 1996 : Segrin & Flora 2000 : Vanger 1987]。そのような知見のいくつかは、精神病理学における過去の調査による複雑な知見のいくつかを説明できよう。精神病理学におけるストレス脆弱性モデルに基づき、セグリンは、乏しいソーシャルスキルが抑うつの発展において、脆弱性として寄与することを提起した [Segrin 1996 ; Segrin & Flora 2000]。例えば、孤立した地域で一人で生活していたり、研究所の中で働いているなどの乏しいソーシャルスキルを持つ人々では、自身の生活状況に満足していたり

**傷跡仮説 (scar hypothesis)**（すなわち、抑うつソーシャルスキルを持つ人々で、ストレスフルだと知覚するイベント（出来事）およびアウトカムを経験している人々では抑うつ症状が発展することが予測される。つまり、乏しいソーシャルスキルと抑うつ的な苦悩を生むと考えられるネガティブなライフイベントとの組合せが重要なのである。このモデルの背後にある推論は、良好なソーシャルスキルの人々は、ストレスフルなイベントにうまく対処するためにより効果的であろうソーシャルサポートの種類や量を調整することができるということである。一方、乏しいソーシャルスキルの人々は、① ストレッサーをより経験し（例：Segrin [2001]）、かつ、② ストレッサーが生じたときには、それらにうまく対処するための補助やソーシャルサポートが確保しにくいことが予想される。

ソーシャルスキル欠損に関するこの脆弱性モデルの実証的検証において、セグリンとフローラ [Segrin & Flora 2000] は、ストレスフルなライフイベントを経験する人々、すなわち、通学のため、地元から少なくとも二〇〇マイルはあるところに転居する大学新入生を調査した。これらの学生は、高校の最終学年と、大学の第一学期の最後の二回調査された。結果は、ストレスフルなライフイベントと抑うつとの関係が、ソーシャルスキルが最も乏しい人々の間で、最も強くなることを示していた。一方、ソーシャルスキル得点の高かった人々ではストレスフルなライフイベントと抑うつとの関係がほぼ無いことが示された。言い換えれば、乏しいソーシャルスキルは、ストレッサーに直面した時に、抑うつを発生させやすくさせた一方で、良好なソーシャルスキルはストレッサーとの直面にあたって予防的な効果を生み出しのである。同様の結果は、社会的不安定尺度 (social insecurity) を用い

第2章 抑うつ

たキュミンズ [Cummins 1990] の研究によっても得られている。これらの研究は、総じて、乏しいソーシャルスキルが抑うつに対し、予測されるような強力な主効果を常に生み出すとは限らないことを示している。乏しいソーシャルスキルはストレスフルなライフイベントと組合わされた場合に限り、後続する抑うつ症状の予測が可能となるといえる。

二　コミュニケーションと関係性の交点
　　──抑うつへの対人的反応

抑うつに苛まれる人々にとって主要な対人的問題の一つとして、他者からの**拒絶（rejection）**がある（例：Amstutz & Kaplan [1987]；Gotlib & Beatty [1985]；Gurtman [1987]；Siegel & Alloy [1990]）。この現象に関する調査の多くは、コインの抑うつに関する相互作用的観点に先導されてきた [Coyne 1976a, 1976b]。この観点によれば、抑うつ者は、情

研究知見の多様な蓄積は、抑うつ者がしばしばソーシャルスキルに関する問題を伴っていることを示している。この関係に対して三つの理論的な説明が提起された。すなわち、①乏しいソーシャルスキルは抑うつに対する因果的な先行要因である。②抑うつがソーシャルスキルの悪化を導く。かつ／あるいは、③乏しいソーシャルスキルと抑うつへの脆弱性を生じさせる。これらの仮説に関連した実証研究も現れ始めており、それぞれに対して少なくともある程度は支持的な根拠があるといえる。これらの知見はソーシャルスキルと抑うつとの関係の複雑性を強調するものである。この関係の性質が全ての抑うつ者にとって同じなわけではないと考えられる理由は十分にある。

動伝染 (emotional contagion) 過程を通じて、彼らの相互作用の相手にネガティブな気分を引き起こすことが仮定される。この仮説は、抑うつ者との相互作用が、イライラさせるような、ネガティブな経験となるという仮定に基づいて予測されるものである。コインは、この現象が抑うつ者の過剰な再保証希求行動 (reassurance-seeking behaviors) のせいであると説明している。初めこそ、他者は、抑うつ者に協力的に反応すると考えられるが、抑うつ者への苛立ちが増えるにつれて、徐々に偽りの支援や再保証で反応するようになる。抑うつ者との相互作用を通じて引き出されたネガティブな結果として、最終的に他者はあからさまな拒絶や忌避 (avoidance) で反応する。興味を持たれた読者は、この先行研究の概要をさらに得るために、Coyne [1990], Coyne, Burchill, & Stiles [1990], Coyne, Kahn, & Gotlib [1987], McCann [1990], & Segrin & Dillard [1992] を調べると良いだろう。

コインによるこの理論的言及は、抑うつの対人的側面の概念化に含まれる様々な仮説や考えに対する膨大な実証的研究を引き起こした。その主要な仮説、すなわち、抑うつ者が他者からの極めて多くの拒絶を経験することは、おそらく、現在も研究され、強固に支持され続けており（例：Amstutz & Kaplan [1987]；Elliott, MacNair, Herrick, Yoder & Byrne [1991]；Gurtman [1987]；Segrin & Dillard [1992]）、異なる文化 [Vanger, Summerfield, Rosen & Watson 1991] や異なる年齢層 [Connolly, Geller, Marton & Kutcher 1992；Peterson, Mullin & Ridley-Johnson 1985；Rudolph, Hammen & Burge 1994] でも当てはまる。このように、抑うつ者における対人的な拒絶は、安定的で、強健な現象として特徴づけられる [Segrin & Abramson 1994]。

抑うつと関連するこの対人的拒絶効果は数多くの異なる変数によっ

て媒介されると思われる。例えば、次のようなことが示されている。抑うつ的な男性は抑うつ的な女性より、他者、特に女性から多くの拒絶を引き出してしまう [Hammen & Peters 1977, 1978 ; Joiner 1996 ; Joiner, Alfano & Metalsky 1992]。友人は、見知らぬ人よりは抑うつ者への拒絶が少ない（Segrin [1993a]；反例として Sacco, Milana & Dunn [1985]）。"助っ人"の役割を想定している他者は拒絶が少なく [Hammen 1982]、助言の提供を当てにしたり、抑うつ者をからかうような人々はより拒絶的である [Notarius & Herrick 1988]。抑うつ拒絶効果の媒介変数に関する知見は、身体的に魅力的な抑うつ者への拒絶が少なく [Marks & Hammen 1982]、自尊心が低く、相手からの再保証を求める人々は、特に拒絶を引き出すことが多い [Joiner et al. 1992] ことを明らかにしている。

抑うつ者は、実際に他者からのネガティブな反応を求めたり、引き出したりする可能性がある。

**自己確認 (self-verification)** 理論では、人々は、自身の予測や制御の感覚を高めるために、自己の観点を守るように動機づけられると考えられている [Swann 1990]。一般に抑うつ者は自己に対してネガティブな見方をもつので、抑うつ者にとって自己確認的なフィードバックは他者からのネガティブな評価や拒絶の形式をとりやすい。実際に研究の大部分は、抑うつ者は他者からのネガティブなフィードバックを求めたり、望んだりしていることを示している [Giesler & Swann 1999]。子どもや青年期の精神科外来患者は、不安ではなく抑うつ症状が、他者からのネガティブなフィードバックを受け取ることへの関心と正の関連があった [Joiner, Katz & Lew 1997]。ジースラーとスワン [Giesler & Swann 1999] は、自己確証への探求が抑うつ状態を長続きさせうることを示唆している。すなわち、"最終的

に、抑うつ生成の周期 (depressogenic cycle) が進展するかもしれない。そのネガティブなフィードバックを受け取ることは抑うつ感情や関連症状の水準を高め、続いて、自己注目およびネガティブな自己観点を突出させ、それによって、周期が長続きする"（p. 203）。対人拒絶は心理的なダメージをもたらす可能性があるからこそ、抑うつ者はこの種のフィードバックを必要とするのである。

自己確証理論は抑うつ者がネガティブなフィードバックを望むことの説明となるだけではない。一つの可能性としては、抑うつ的で、かつ／あるいは自尊心の低い者は、自分自身を決して実物以上に良く見せようとしない人々と付きあうことに安心感を見出すことにあげられる。他者は、「結局、"本当の"自分がわかったら、きっとがっかりするんだろう」と予測されるため、好意的な観点から見られることは、そのような個人に緊張や不安な感じを生み出したりする。これは拒絶への恐怖を生じさせるだろう。一方、悪い印象を避けることへの心配が要らないので、自己をネガティブに見ないと思われることへ心配が要らないので、自己をネガティブに見るような人々との関係は安心感を生じさせることになる。

コイン [Coyne 1976a] による抑うつ者の相互作用的観点は、同時に、抑うつ者が対人的相互作用を通じて他者をネガティブな気分に誘導することを示唆している。これは、**情動伝染 (emotional contagion)** 仮説として知られる。この仮説を検証するためにデザインされた実験のいくつかではこのネガティブ気分誘導効果の導出に失敗している（例：Gotlib & Robinson [1982]；McNiel, Arkowitz & Pritchard [1987]；反例としてCoyne [1976b]）。抑うつ的な対象者との反復的な相互作用を通じた研究を行うことで、この効果はより明確になると思われる [Hokanson & Butler 1992]。この効果に関する先行研究のメタ分析

# 第2章 抑うつ

[Segrin & Dillard 1992]は、情動伝染仮説をある程度支持する結果を示している。それどころか、セグリンら[Segrin & Dillard 1992]のメタ分析以降に公刊された数多くの研究が含まれた最近のメタ分析では、抑うつ者が社会的相互作用を通じて他者をネガティブ気分に誘導するという仮説は、かなり強く支持されている[Joiner & Katz 1999]。

ジョイナーら[Joiner & Katz 1999]は、抑うつ者は関係する他者（例：ルームメイト、配偶者など）に単なるネガティブな気分状態でなく、実際に抑うつ症状を生じさせることを実証している。デート相手[Katz, Beach & Joiner 1999]やルームメイト[Joiner 1994][Segrin & Fitzpatrick 1992]の抑うつ症状との間で、共通して有意な関係が観察された。しかしながら、カッツら[Katz et al. 1999]が述べているように、同類交配（assortative mating）（すなわち、抑うつ者が他の抑うつ者との関係を求めること）や、共通のストレッサーに対して反応した結果である可能性がある場合には、その知見は注意深く解釈されなければならない。例えば、ウェストマンら[Westman & Vinokur 1998]は、縦断的データの構造方程式モデリングを用いて、相手の抑うつが他者の抑うつに及ぼす直接効果よりも、共通のストレッサー体験のほうが、より相手同士の抑うつ水準の関係をうまく説明できることを示した。同類の仲間についても、人々が自身とよく似た心理的苦痛（psychological distress）を抱えた仲間を選ぶことが実証されている[du Fort, Kovess & Boivin 1994 ; Maes et al. 1998]。また、抑うつに関する研究では、抑うつ者は他の抑うつ者と結婚する傾向が特にあることが示されている[Merikangas 1984]。この現象は、単に抑うつ的な配偶者が他の抑うつ者と結婚するということを示す以上に、抑うつ者の直系の親戚の中でも気分障害の蔓延が増加することを示した研究

によって強く実証されている[Merikangas & Spiker 1982]。このことは、抑うつ者の家庭に抑うつが突如として現れること、すなわち、抑うつ的な配偶者との結婚の結果として抑うつとなるよりも、各々の配偶者が結婚生活に抑うつを持ち込んでいる可能性が高いことを示唆している。

これらの重要な警告をふまえつつも、抑うつが人から人へと直接的に伝達される可能性を示す科学的根拠をあげることができる。抑うつ者との相互作用と抑うつ症状の伝播との因果関係を実証するのに適切に計画された数少ない研究の一つとして、ジョイナー[Joiner 1994]は、三週間以上にわたって、抑うつ的な学生のルームメイトがさらに抑うつ的になったことを実証している。この研究は、抑うつ者への悪影響が、ネガティブな気分を誘導するのみならず、抑うつ自体をも導出するかもしれないことを示唆する根拠といえる。コインの抑うつに関する相互作用の観点に含まれるもう一つの仮説は、抑うつ者が他者から過剰な再保証を求めさせるということである。今日で再保証希求（reassurance seeking）が抑うつ者に共通しており、腐食的関係の効果（corrosive relational effects）を持つことを示す実証データも報告されている（例：Joiner [1995] ; Katz & Beach [1997]）。抑うつ者が他者から再保証を希求する傾向は、ネガティブなライフイベント経験や低い自尊心の増加によって動機づけられている可能性がある[Joiner, Katz & Lew 1999]。他者への過剰な再保証希求の結果は、些細なストレッサー経験の増加を含め、後続する抑うつ症状の増悪につながることになる[Potthoff, Holahan & Joiner 1995]。最近、ジョイナーらは、過剰な相互作用モデルと合致したものである。この知見はコインの過剰な再保証希求は

抑うつにおける対人的くさび (linchpin) であり、抑うつの伝播と他者からの対人的拒絶の、双方の原因となっていると主張している [Joiner, Metalsky, Katz & Beach 1999]。

コイン [Coyne 1976a] による抑うつの相互作用的観点で実証的関心を得ている最後の要素は、「他者からの拒絶が、拒絶された者の抑うつ状態を生み出し、維持し、悪化させる」という鍵概念である。抑うつ者が、自分に対する他者からの反応にすぐさま気づくこと [Segrin 1993a]、およびネガティブなフィードバックが否定的気分状態を悪化させることが実証されている [Segrin & Dillard 1991]。また、相手が自分を低く評価することによって抑うつ症状が悪化する現象は、特に、低い自尊心あるいは過剰な再保証希求傾向のいずれかを有する女性がデートをする際にみられることも実証されている [Katz, Beach & Joiner 1998 ; Nezlek, Kowlaski, Leary, Blevins & Holgate 1997]。さらに、レインとデパウロ [Lane & Depaulo 1999] は、非常に巧妙な研究によって、抑うつ者が他者からの誠意のないポジティブなフィードバックを探知することに長けていることを示している。これらの研究を集約すると、抑うつ者は、他者が自分に対して示す反応に気づきやすく、こうしたネガティブな反応が抑うつ的な気分や症状を悪化させることがわかる。

## 三 抑うつにおける全般的対人関係

抑うつ者に一般にみられる個人的関係は、不満 [Burns, Sayers & Moras 1994] や、影響性 (influence) の弱さ、および親密性 (intimacy) [Nezlek, Imbrie & Shean 1994 ; Patterson & Bettini 1993]、活動性 (activ-ity) や関与 (involvement) の低さ [Gotlib & Lee 1989] によって特徴付けられている。他者との社会的相互作用の質 (quality) は、純粋な量 (quantity) よりも抑うつとの関連が強いことを示す根拠はいくつもある (例：Rotenberg & Hamel [1988])。自己開示できたり、有意義な会話に没頭したりできる相談相手がいることと、抑うつとの間に負の関連があるのは当然である。しかしながら、多くの抑うつ者が親密な関係を全く欠いているという [Brown & Harris 1978 ; Costello 1982 ; Mulder, Joyce, Sullivan & OakleyBrowne 1996]。こうした知見は、親密で信頼できる関係の無いことが、抑うつ経験に対しての脆弱性を増すことにつながるという点で、極めて重要である [Brown & Harris 1978]。抑うつ者の対人関係を調査していくと、関係する相手の価値についての問題にたどり着く。例えば、フィスクとピーターソン [Fiske & Peterson 1991] の調査によると、抑うつ者は非抑うつ者と比べ、デートや恋愛の相手に対して、口論が増加するにつれて、不満や怒りを口にすることが多くなる。こうした人たちは、関係における愛情への欲求が極めて強いにもかかわらず (あるいは、もしかしたらそのせいで)、統制群と比べて、より頻繁に、恋人によって傷つけられ、困られたと答えたという。また、抑うつ者は非抑うつ者と比べて親しい仲間を敵対的だと知覚しているという [Thompson, Whiffen & Blain 1995]。ある抑うつ的な女性グループを対象とした最近の研究では、彼女らが、非抑うつの統制群よりも、親友からのソーシャルサポートを受け取ることが少ないと報告することを明らかにしている [Belsher & Costello 1991]。この研究では、抑うつ的な女性の親友が、非抑うつや精神疾患の統制群よりも、抑うつ生成的な話 (depressogenic speech) (例えば、「私はこれ以上もう何もできない」「絶対仕事を見つけられないに

違いない」）を多くすることを示している。これは、彼女たちの親友が、抑うつ者の嫌がる心理的体験に実際に寄与しているものと考えられる。

こうした知見は、親密さを求めるはずの関係が、いかに非機能的で、敵対的で、非支援的な関係であるはずの関係が、いかに非機能的で、望ましくない感情状態を引き起こす可能性があるということを例証している [Coyne & DeLongis 1986 ; Coyne, Kessler, et al. 1987]。

もし抑うつ者が、自分が質の低い対人関係にあると大体把握できたなら、その関係が抑うつ者の考えるよりも実際にはどの程度良くなる可能性があるかということについて熟考する必要がある。抑うつ者は対人関係の評価や [Hokanson, Hummer & Butler 1991]、ネガティブな対人イベントの起こる頻度の推定を、あまりにもネガティブに行い過ぎる傾向がある [Kuiper & MacDonald 1983]。加えて、抑うつは完全主義者的標準（perfectionist standards）とも関連するといわれる [Hewitt & Flett 1991a, 1993]。**自己志向的**（self-oriented）および**社会規定的**（socially prescribed）完全主義（他者が自己による完璧を期待しているという信念）の両方が抑うつ症状と正の相関がある [Hewitt & Flett 1991b]。抑うつ者は、非現実的に高い自己志向の完全主義者的標準に達していないか、彼らの関係する仲間からの完全主義者的標準を満たすことに失敗していると考え、それゆえに対人関係についてネガティブな見方をとるのかもしれない。確かに、多くの抑うつ者が非機能的ないし不満の多い対人関係にあることは間違いない。しかしながら、回避的で不満の多い対人関係に関する報告における不一致のいくらかは、少なくとも、抑うつ者がそのような関係に対してネガティブに歪められた評価をする一般的な傾向、および完全主義者的標準をもつ完全主義者に対してネガティブに歪められた評価によるものである

と考えることができる。

## 四 抑うつにおける定位家族での体験

### （1） 配偶者としての抑うつ者

混乱した対人関係の体験に加え、抑うつは結婚にまつわる相互作用や関係の問題とも関連している（Beach, Sandeen & O'Leary 1990], and Coyne, Kahn & Gotlib [1987] 参照）。この種の調査は、抑うつと夫婦間の苦痛（marital distress）が密接に関連することを繰り返し示している [Beach & O'Leary 1993 ; Beach et al. 1990 ; Hinchliffe, Hooper & Roberts 1978]。例えば、苦痛に満ちた結婚をしている全女性の五〇パーセントは抑うつであり [Beach, Jouriles & O'Leary 1993]、抑うつ女性の五〇パーセントは苦悩に満ちた結婚をしていると推定されている [Rounsaville, Weissman, Prusoff & Herceg-Baron 1979]。すなわち、抑うつ症状が悪化あるいは改善するとき、配偶者との関係の質はとても大きな役割を果たすのである [Judd et al. 2000]。

抑うつ者とその配偶者との間のコミュニケーションは、しばしば非抑うつ者同士のコミュニケーションよりもネガティブな調子であり、配偶者に否定的感情を生じさせる傾向がある [Gotlib & Whiffen 1989 ; Kahn et al. 1985 ; Ruscher & Gotlib 1988]。この否定的感情は、しばしば怒りや敵意といった形で表される [Goldman & Haaga 1995]。ビグランらは、抑うつ者やその配偶者がしばしば自分たちの非機能的な相互作用の悪循環にあることに気づくことを示している [Biglan et al. 1985 ; Hops et al. 1987]。抑うつ的行動には、配偶者の敵対的でイライラする行動を抑制する傾向があるので、抑うつ者は抑うつ的行動を発

現することで配偶者から"報酬を受ける"のである (Nelson & Beach [1990] 参照)。マッケイブとゴットリーブ [McCabe & Gotlib 1993] は、夫婦間の相互作用の結果、抑うつ的な妻の言語行動がより一層ネガティブになることを明らかにしている。つまり、この研究は、抑うつ者とその配偶者が、抑うつでないカップルよりも、自分たちの相互作用をより敵対的で不和であると自認していることを明示しているである。

ハインクリフと彼女の同僚は、抑うつ者の夫婦間コミュニケーションに特異的な問題を調査した (例：Hinchliffe, Hopper & Roberts [1978]；Hinchliffe, Vaughan, Hooper & Roberts [1978]；Hopper, Vaughan, Hinchliffe & Roberts [1978]；Hinchliffe, Hopper, Roberts & Vaughan [1978])。これらの調査は、抑うつ者が配偶者との間で同時性 (synchrony) を欠くような、歪んだ反応パターンを示すことを明らかにしている。これは、自己注目が増加することや、非抑うつ的な配偶者の状態や意見への反応性の低さとして現れるという。加えて、抑うつ者は、ネガティブな話題について議論するときに、配偶者に対して最も表現豊かになるという。配偶者の急性の抑うつはもう一方の配偶者を統制したり、影響したりする傾向と関連するという研究も報告されている [Hopper et al. 1978]。このような知見は、抑うつ者の夫婦間相互作用が常に控えめで回避的であるとは限らないことを示している。すなわち、彼らは敵意を強く表すことも、口調を巧みに扱うことも十分にできるのである。

近年のある一連の研究では、抑うつ者の夫婦間コミュニケーションについて、結婚生活の中で次第に明らかになっていく多くの辛辣なコミュニケーション過程が明らかにされている [Johnson & Jacob 2000]。夫妻の双方において、抑うつの既往歴があることと、夫婦間相互作用においてポジティブな互恵性が小さいこととは関連している。言い換

えると、抑うつ的な配偶者は、相手のポジティブなコミュニケーションに自分のポジティブなメッセージで応えることが少ない。さらに、ジョンソンとジェイコブは、抑うつ的な夫のコミュニケーションに対するポジティブな貢献は、実際には妻のポジティブなコミュニケーションにおけるネガティブ性を**増加** (increased) ないし**抑圧** (suppressed) し、妻のネガティブ性を**増加** (increased) することを発見した。つまり、抑うつ的な夫が会話にポジティブに貢献をするとき、その妻はネガティブに応じる。システム理論の仮定と一致して、このパターンはある対人的システムの全てのメンバーがいかに抑うつに寄与し、維持しているかを物語っている。ジョンソンとジェイコブ [2000] はこれらの様々な夫一妻効果について二つの潜在的な説明を提起している。一つ目は、抑うつ的な男性は、抑うつ的な女性よりも、確信の弱いポジティブなコメントをするかもしれないことである。そのような男性は明確かつ確信をもってポジティブなコメントをするのが困難である。二つ目に、妻は、相互作用においてポジティブ性を生み出そうとする抑うつ的な夫の努力に対して反応が弱いかもしれないことがある。妻は、夫の抑うつに対するポジティブな繰り返しの後に、夫のポジティブ性に反応することにより慎重になる。もし、彼女らが、ポジティブな夫の抑うつを疑うなら、夫の抑うつに対して反応が弱いでは反応しないだろう。ジョンソンとジェイコブ [2000] は、これが抑うつ的な夫のいる夫婦にとって長期的関係のパターンとして定着することを示唆している。

夫婦間相互作用に関する他の調査では、問題解決的な相互作用 [Basco, Prager, Pite, Tamir & Stephens 1992] や、ネガティブな自己評価および安寧 (well-being) へのネガティブな言及 [Hautzinger et al.

1982 ; Linden, Hautzinger & Hoffman 1983]、言語的な攻撃性 [Segrin & Fitzpatrick 1992]、および親密性を築く上での問題 [Bullock, Siegel, Weissman & Paykel 1972 ; Basco et al. 1992] において、抑うつがコミュニケーション不足と関連していることが明らかにされている。これらのネガティブなコミュニケーション行動および夫婦間の問題を踏まえれば、なぜ抑うつと夫婦間の苦痛がこれだけ強く関連しているのかを容易に理解できる。

これらコミュニケーションの問題は、抑うつの結果というよりも、夫婦間の苦痛の結果である可能性が示されている [Schmaling & Jacobson 1990]。しかしながら、これらの知見と、抑うつ者の他の個人的関係に関する知見との類似性は、様々な関係的文脈を超えて、明らかつ広範な対人的問題を示している。

この章ですでに議論されたソーシャルスキルの問題と他者からのネガティブな反応に加え、抑うつと不十分な夫婦間適応とをつなぐもう一つの要因が、若い抑うつ者が有する結婚相手への性急さ (haste) である [Gotlib, Lewinsohn & Seely 1998]。大規模な縦断的調査の結果、青年期の抑うつ者は、より若い女性と結婚する割合が高く、結婚満足度の低下、結婚生活のすれ違いの増加が予測されることが示されている。抑うつが、その問題解決策として、若い人々をして見境なく結婚を求めるように動機づけている可能性がある。当然、そのような結婚はしばしば失敗の運命をたどることになる。

抑うつと夫婦間の苦痛との間に、強力な関連がしばしば指摘されることは、多くの人に次のような疑問を抱かせる。「抑うつと夫婦間の苦痛のどちらが先に生じるのか」。その答えは、結婚相手の性別にもよると思われる。新婚夫婦の縦断的調査において、妻の抑うつが、彼らの結婚満足感の減少した直後に生じた一方で、夫の抑うつは、かなり時間を経過した後に結婚満足感の減少を引き起こしていた [Fincham, Beach, Harold & Osborne 1997]。それゆえ、女性は、結婚満足感の衰退後に続く抑うつ症状に対しては、男性より脆弱なようである。これらの知見のパターンは、抑うつと夫婦間との関連が男性よりも女性で強いことを示す最近のメタ分析と一致している [Whisman 2001]。これは、妻の心理的な安寧が、男性の安寧よりも、知覚された夫婦生活の質とより密接に結びついている可能性を示唆するものである。

抑うつと結婚満足感との時系列的関連を検討するために、カーニー [Karney 2001] は、四年間に渡って、六カ月に一度ずつ新婚夫婦の二変数を測定した。抑うつ満足感とにおける個人の軌跡を検討するため、検出力の高い成長曲線分析 (growth curve analysis) を使用し、カーニーは、抑うつから低満足感への軌跡は、低満足感から抑うつへの軌跡と同程度に強力であることを見出している。これらの関連は、夫よりも妻で同程度にわずかに強かった。横断的調査と縦断的調査の両方からの知見は、抑うつと夫婦間機能不全 (marital dysfunction) が、時間経過を経ても並行して一般的に展開する互恵的過程であることを示唆している [Davila 2001]。

抑うつ者の配偶者は、重大な負荷を経験し、しばしば自分自身も臨床的水準の抑うつを経験する (例：Benazon & Kessler, et al. [1987])。抑うつの相手との緊張関係をより永続させるような感情表出 (expressed emotion) (例えば、侵入思考、病気に対するネガティブな態度、忍耐力の低さ) を通じて、配偶者の苦痛は顕著になる [Benazon 2000]。抑うつ者と生活すると、配偶者や他の家族成員は、

その疾患の症状に対処しようと試みるため、理解しようと試みるため、深刻な家族の変化をもたらすことになる [Badger 1996a, 1996b]。こうした家族システムの観点は、配偶者への抑うつの影響が一定方向ではないことを示唆するものである。むしろ、配偶者が、抑うつを活性化し、維持するような結婚生活に自分自身の問題を引き込んでいるともいえる。コイン ら [Coyne, Downey & Boergers 1992] は、"抑うつと関連する家族システムは、結束（coherence）や仲介（agency）の不足、全般的な感情の不統制（emotional dysregulation）によって特徴づけられる……そのため、ネガティブな相互作用は修復されず、否定的感情を肯定的感情に変容させる機会はほとんどない"、と述べている (pp. 228, 230)。この観点からすると、抑うつ者とその配偶者は相手に作用・反作用しながら非機能的な結婚生活を作り出している能動的な参加者のようにも見える。

（２）親としての抑うつ者

抑うつ者は、配偶者としての役割と同じくらいに数多くの問題を、親としての役割においても経験している。抑うつが、混乱した非機能的な養育行動と関連していることは、数多くの調査で示されているところである（例：Hamilton, Jones & Hammen et al. [1987]）。キャリエーリョとオルバスケル [Chiariello & Orvaschel 1995] は、抑うつが子どもとかかわるための親としての能力を低下させることで養育スキル（parenting skills）が阻害されると説明している。一般に抑うつ者の養育行動には、他の対人関係と同様に、否定的で、敵意や不平、対人的問題解決能力の乏しさといった特徴がある。この混乱した養育行動の結果として、抑うつ的な親をもつ子どもたちは、抑うつ的でない親の子

どもたちより、かなり行動的、認知的、感情的な機能不全を生じさせやすいと考えられる（例：Lee & Gotlib [1991]：Downey & Coyne [1990]：Gelfand & Teti [1989]：and Morrison [1983] 参照）。抑うつ的な母親をもつ子どもが体験する問題の一つは、抑うつそれ自体であるといわれる [Hammen et al. 1987：Warner, Weissman, Fendrich, Wickramaratne & Moreau 1992]。母親の抑うつの影響は先行研究でもかなり注意が向けられてきたが、父親の抑うつも同様に子どもに悪影響を及ぼすことが実証されている [Forehand & Smith 1986：Thomas & Forehand 1991]。

抑うつ的な母親の子どもは、典型的な拒絶を表す行動パターンを示すことが知られている。母子間の相互作用において、抑うつ的な母親の子どもは、抑うつ的でない母親の子どもより、全般的に否定的感情を示し、緊張し、イライラしており、母親を注視する時間が短く、不満そうに見えるという（例：Cohn, Campbell, Mattias & Hopkins [1990]：Field [1984]）。

五　抑うつにおける出生家族での体験

抑うつ者の多くが、成長期に家族の中で困難を体験することは明らかである。抑うつ的な人々は、典型的に出生家族を、拒絶的で [Lewinsohn, Mount, Cordy & Rosenbaum 1987]、面倒見が悪い（uncaring）と述べる [Gotlib, Mount, Cordy & Whiffen 1988：Rodriguez et al. 1996]。うつ病患者の研究によると、親から拒絶される感覚は、実験開始時、終了時、そして三カ月後のフォローアップ時の抑うつ症状と有意かつ直線的に関連していた [Richter, Richter & Eisemann 1990]。また、抑うつ者に

は過保護と結びついた養育不足がセットで報告されることも多々あった [Lizardi et al. 1995；Parker 1983]。パーカー [Parker 1983] は、うつ病の外来患者には、統制群の三・四倍もの、いわゆる「愛情を欠く統制 (affectionless control)」と呼ばれる、過保護と結びついた養育不足を露呈する親がいることを見出している (Gerlsma, Emmelkamp & Arrindell [1990] 参照)。パーカーは、こうした知見を説明するために安型愛着 (anxious attachment) 理論の枠組みを用いて、子どもの面倒を見ない親が、子どもに不安型愛着を形成する傾向 (overdependency) と不安定 (insecurity) にさせ、これが子どもを過剰依存 (overdependency) させ、ストレスに曝された際にうつ病に至らしめるのである。

機能不全的な養育の記憶は、単にうつ状態にあることによるアーティファクトなのだろうか？ 例えば、ゴットリーブら [Gotlib et al. 1988] は、今現在の抑うつ者と比べて、親の過保護をより強く想起することを見出した。同様に、リヒテルらも [Richter et al. 1990]、抑うつ症状が回復した後にも一貫して親からの拒絶を知覚していると述べている。一方で、レヴィンソンとローゼンバウム [Lewinsohn & Rosenbaum 1987] による抑うつ的な親における親からの拒絶の記憶は、全く抑うつのない統制群と同様であった。この研究では今現在抑うつの対象者のみが、拒絶的な親の行動を想起した。

**軽減した**抑うつ的な学生とその兄弟姉妹についての研究は、機能不全的な養育の知覚が状態依存的な現象ではないことを示す [Oliver, Handal, Finn & Herdy 1987]。この調査では、抑うつ的な学生とその非抑うつ的な兄弟姉妹は、非抑うつ的な学生とその兄弟姉妹よりも、家族との結束が有意に低く、表出性 (expressiveness)、葛藤 (conflict) は有意に高いこ

とが明らかとなった。これらの平行的なデータは、抑うつ者の家族的背景における歪んだ養育の実態と、それが非抑うつ的な兄弟姉妹によって増強されるという見方を支持する強力な根拠を提供する。

不適応的な養育の悪影響に加えて、幼少期の虐待経験が、成人になっても抑うつが持続する確率を高めることは明らかである [Andrews 1995]。他の数多くの心理的問題と同様、身体的、性的虐待、ネグレクトの報告は、抑うつ者の幼少期の背景に比較的共通している (例：Lizardi et al. [1995])。幼少期の虐待 (すなわち、身体的虐待、性的虐待、ネグレクト) は、三・四〜四・五倍までうつ病性障害発症の可能性を高める [Brown, Cohen, Johnson & Smailes 1999]。低所得女性を対象とした最近の調査では、過去に性的虐待がない女性における抑うつの割合は一六・四パーセントであるのに対して、性的虐待のある女性には四五・七パーセントもの割合で抑うつがみられることを明らかにしている。ある臨床現場では、虐待 (身体的、性的、ネグレクト) に続いて行動的問題の疑われた子どもの約半分が、大うつ病あるいは気分変調性障害の症状を呈していた。これは虐待を受けていない子どもたちの約四倍ものうつ病性障害の発生率である [Stone 1993]。ストーン [Stone 1993] の研究では、感情的虐待 (emotional abuse：例えば、名前の連呼、公然の拒絶、家庭内暴力、家庭外の親族に対する責任放棄) の抑うつへの影響は、身体的、性的虐待よりも強いことが示されている。

これまで、子どもが虐待を経験するような家庭環境を調査することにはかなりの関心が向けられてきた。子どもが虐待をされたり、子どもに虐待が起こることを許容したりするような家庭は、しばしば、虐待的エピソード以上の問題をはらんでいる。混乱した家庭環境は、実

際の虐待よりも後続する抑うつリスクの上昇を説明するだろうか？確かに、こうした家庭環境は子どもの抑うつに寄与することは、家庭内の全体的雰囲気が寄与する効果以上に、子どもの抑うつにつながるものであると考えられている [Boney-McCoy & Finkelhor 1996；Zuravin & Fontanella 1999]。親子関係の質を統制した後でさえ、性的虐待や親による暴力によって、一五カ月後の少年少女の抑うつが縦断的に予測可能であった [Boney-McCoy & Finkelhor 1996]。ズラヴィンら [Zuravin & Fontella 1999] も、低所得である成人の母親を対象とした調査で、一六歳を過ぎても彼女の生みの親と共に生活をしていたかどうか、養子の過去があるか、母親が抑うつであったかどうか、成長期にソーシャルサポートを利用していたか、言葉による虐待を受けた履歴があるか、などを統制した後でさえ同様の効果を見出せることを示している。

出生家族の内外両方における対人的要因には、虐待やネグレクトの有害な効果を有意に和らげるものもあるだろう。否定的側面では、葛藤と凝集性（cohesiveness）が高く、コントロールの効かない家庭環境で性的虐待を経験する場合に、子どもは抑うつを生成させる大きなリスクに曝されることになる（例：Olson [1993]）。家族特性の先行研究によれば [Yama, Tovey & Fogas 1993]、これは、家族機能の極めて不安定かつ辛辣な組合せであり、子どもに苦痛をもたらすことはほぼ間違いない。より肯定的意見によれば、幼少期の性的虐待の影響やその後の抑うつは、成人期に非常に親密な関係を構築・維持することができきれば、実際に最小化される [Whiffen, Judd & Aube 1999]。ウィッフェンら [Whiffen et al. 1999] の調査で、幼少期の性的虐待が、他者と親密な関係を築くことを阻害するような対人関係の困難をもたらすこ

とで、その後の抑うつが発生する原因となる可能性を述べていることは非常に示唆に富んでいる。これは、愛着理論による幼少期の虐待—抑うつ関係の説明と一致している [Downey, Feldman, Khuri & Friedman 1994]。虐待の過去にもかかわらず、有益な親しい関係を何とか進展させようとしている人々にとって、抑うつは、これら幼少期の嫌悪的経験による不可避な結果である必要はない。

要約すると、出生家族での体験は、しばしば、抑うつ者の経験する心理的苦痛の前兆となる。成長期における親の拒絶、過保護、感情の利用不可能性は、抑うつが後続する可能性を有意に増加させる。ネグレクトに加えて、身体的・性的虐待のような侵襲性の高い行動は、子どもたちが成人期にうつ病性障害を発症することにつながる。虐待エピソードが出生家族において現実の文脈では起こらないとしても、子どもたちが繰り返し虐待に曝されるような家庭の質には、問題視されるべきところがある。先述の全ての例からも、出生家族内やその周辺での有害な対人的経験は、子どもの将来に何年にもわたる心理的苦痛の日々を課すだろう。

## 六　抑うつと孤独感の併発

孤独感とは、個人が他者に**望んだ関係**と**達成された関係**の間の不一致である [Peplau, Russell & Heim 1979]。抑うつと孤独感は、強く関連する心理社会的問題である。この二つの問題には、心理学的にはもちろん、数多くの対人的な類似性がある。ソーシャルスキルにおける問題は、抑うつ者 [Segrin 2000] および孤独者 [Jones, Hobbs & Hockenbury 1982] で、同様に明示されている。有益かつ親密な関係を

構築したり維持したりする上で生じる困難は、孤独感についても同様に広く蔓延しているものである（例：Hamid [1989]；Revenson & Johnson [1984]；Vaux [1988]）。抑うつ者と孤独者のいずれも、往々にして構造的なソーシャルサポートネットワークが欠けている [Dill & Anderson 1999]。これは、孤独者が友人をつくることが困難であり [Brage, Meredith & Woodward 1986]、家族とのコミュニケーションが不十分で [Brage, Meredith & Woodward 1993]、社会的統合（social integration）の低さを経験する事実からも説明できる [Vaux 1988]。

抑うつ者の場合と同様に、孤独感の高い人々の家族関係にも問題がある。例えば、子どもの孤独感は、抑うつと同様に、親の孤独感と正の相関をもつ傾向がある [Henwood & Solano 1994；Lobdell & Perlman 1986]。孤独な人が切望するものは有意義で親密な友人関係である。一方で、家族成員との関係が、孤独感の経験を妨げたり改善することはほとんどないといわれる（例：Jones & Moore [1990]）。実際に、ジョーンズとムーアは、学生がソーシャルサポートを家族からもらえばもらうほど、ますます孤独になることを見出している。家族のソーシャルサポートの増加は、学生の孤独感の結果としてありうるかもしれないが、支援的な家族関係が、孤独者の状況にとってほとんど役に立たないことは明らかである。実際に、非常に親密な家族関係は、将来的に孤独感を生じさせることにつながるという指摘もある [Andersson, Mullins & Johnson 1990]。幼少期早期の経験について想起させた研究によれば、過度に親密で温かく養育的な関係を、少なくとも一人の親と築いていた子どもは、年長の成人になったときに、統制群よりも有意に孤独感が高かった。アンダーソンら [Andersson et al. 1990] は、親の過干渉の影響は、子どもの孤独感を強める点では、関与不足やネグレクトと同じくらい有害であると結論付けている。これには、親の過干渉が、子どもに自己愛性の感覚を生み出すことが一因であると考えられる。また、過度に親密な親子関係が長期にわたって満たすことのできないような大きな期待や、そのような関係が他の関係が長期にわたって満たすことのできないような大きな期待や、そのような関係が子どもが仲間と行う相互作用でも結べるかもしれないという大きな期待を構築してしまうことも示唆されている [Segrin 1998]。

抑うつと孤独感におけるソーシャルスキル、個人的関係、家族関係の問題の深刻さを考慮すれば、これら二つの問題の併発率が非常に高いのも当然だろう（例：Brage et al. [1993]；Rich & Scovel [1987]；Weeks, Michela, Peplau & Bragg [1980]）。抑うつと孤独感との相関関係は典型的には $r = .40 - .60$ の範囲にあり [Brage et al. 1993；Moore & Schultz 1983；Rich & Bonner 1987]、$r = .70$ に近い関係を示している研究もいくつか報告されている（例：Moore & Schultz [1983]）。

では、蔓延しているこれら二つの問題が、なぜ不変的に共存しているのだろうか？　ディルとアンダーソン [Dill & Anderson 1999] は、同じ対人的および心理的な先行要因を共有していることに加えて、抑うつおよび孤独感のような問題は因果的に相互に関係していると主張している。対人的観点からは、こうした関係の信用できる報告がいくつか挙げられる。まず最初に、抑うつ者は、しばしば他者にネガティブな気分を伝播し、対人的拒絶を引き出すことが挙げられる。この拒絶が蓄積され、個人的関係が希薄になるにつれて、抑うつ者は孤独感を経験することが予想される。これらの変数を逆の順序でみれば、抑うつは長期にわたる孤独感に対するより一般化された反応だといえるかもしれない。一時的ないし状況的な孤独感を体験することは、多くの人がそれほど大きな苦痛なしに耐えることができる程度の痛まし

い経験だと思われる。しかしながら、孤独感が持続すると、大うつ病エピソードを生起させるほど感情的に疲弊してしまう可能性がある。慢性的に自分の社会的関係の中で報酬を探し出そうという素因がある。慢性的に自分の社会的関係の質に不満を抱いている人々にとっては、抑うつは社会的報酬（social rewards）の消失による不可避的な結果と考えられるだろう。最後に、抑うつと孤独感は、それぞれが互いの状態に影響する。共通の対人的・心理的変数と関連している可能性がある。そのような対人的・心理的変数の一つにシャイネスが挙げられる。性格的にシャイでソーシャルサポートの不足している人々は、抑うつを進行させる上で、とりわけ脆弱であると考えられる [Joiner 1997]。しかしながら、この関係は孤独感の経験によって部分的に媒介される。孤独感は、それ自体がシャイネスとソーシャルサポート不足との交互作用で予測されるものである。ジョイナー [Joiner 1997]は、抑うつに最も近い影響要因として孤独感を概念化しており、孤独感の存在が今にも起ころうとしている抑うつの兆候となることを示している。

最近では、抑うつの原因として孤独感をとらえる考え方に対して、少なくともいくつかの支持がある [Brage & Meredith 1994 ; Rich & Scovel 1987]。一方、構造方程式分析において、ウィークスら [Weeks et al. 1980] は、この二つの変数間にそのような因果関係がないことを見出している。この研究では、抑うつと孤独感とについて要因間のパスは認められず、互いにどちらの原因にもならないことが示されている。ウィークスら [Weeks et al. 1980] は、抑うつと孤独感の因果的起源を共有し、その一つがシャイネスかもしれないと結論付けている [Dill & Anderson 1999 ; Joiner 1997]。

## おわりに

抑うつは最も普遍的なメンタルヘルス問題の一つである。多くの抑うつ者がソーシャルスキルの欠損を示すことは明らかである。ソーシャルスキルの欠損は、他者との有益な相互作用および関係を持つことを困難にさせるものである。抑うつ者は、自身の対人コミュニケーション行動を観察する他者と同様に、自身のソーシャルスキルをネガティブに評価する。コミュニケーションを生き生きと魅力的にさせる言語的・非言語的行動の多くは、抑うつ者にとっては効果的に使うことが難しいものである。彼らは、しばしば話の最中に長い沈黙を作り、アイコンタクトに失敗し、無表情あるいは悲しみの表情を見せ、話すのが遅く、身振り手振りをほとんど使わない。また、抑うつ者は、往々にして否定的な話題を、とりわけよく知っている人々と話す。こうしたソーシャルスキルの乏しさは、抑うつの原因あるいは結果となる可能性がある上に、ストレスに直面した際には抑うつを生成させやすくする前提要因となるだろう。抑うつ者は、しばしば他者にネガティブな影響を及ぼす。抑うつ者

抑うつと孤独感はともに、対人コミュニケーションと対人関係の問題とに明らかに関連している。これらは、ソーシャルスキルの欠損や、家族関係の問題、また全般的対人関係にも問題があることを示している。このような問題は、かなり重篤で慢性的である場合に、いずれかの状態のエピソードを引き起こす可能性を確実にはらんでいる。それでも、対人コミュニケーションの問題が、あらゆるケースで抑うつおよび孤独感の原因になるとは必ずしもいえない。

は、他者に悲しみ、怒り、敵意を感じさせ、結果として他者からの拒絶を引き出すことも多いだろう。これは、部分的には、抑うつ者が陥る過剰な再保証希求のためだと考えられる。抑うつ者は他者が彼らに向けて示す拒絶を探知でき、これが彼らの否定的心理状態を維持し、悪化させることにつながっている。

抑うつ者の対人関係は全般的に問題に満ちている。抑うつ者のデートや恋愛関係および結婚は、親密性と積極性に欠けたものである。また、抑うつ者の多くは、発達途上において、親との問題のある関係を呈する。抑うつ者が自分の子どもを育てる場合、子どもはしばしば親の行動によって苛立ち、かき乱されたりしているような行動をとる。個人的関係に関するこれらの問題を鑑みれば、抑うつが孤独感を併発しやすいことは当然であろう。こうした知見は、総合的にみると、抑うつが、コミュニケーション行動の崩壊や問題に満ちた対人関係と非常に深く結びついていることを示している。

# 第3章 社交不安

## 定義と症状

**社交不安**という用語においてよく引用されているのは、「実際または想像上の社交場面において、自分に対する評価を予想または実際に評価されることによって生じる不安 [Schlenker & Leary 1982]」である。不安は、人を極端に衰弱させる自律神経の覚醒に伴う嫌悪的な認知と感情の状態として体験される（ただし、場合によっては、社交不安が行動や適応を促進させる場合もある。この点については後で論じる）。特にひどい例になると、この現象は**社会恐怖**という臨床的な徴候に発展することもある。DSM-IV-TRによると、社会恐怖症の人たちは、自分たちがよく知らない相手と対面することや他人からの注目に晒されるような社会的場面や実行場面において強烈かつ自らを衰弱させるほどの恐怖を抱く。この恐怖とうまく付き合っていくために、多くの人は目新しさや自分が注目されそうないかなる社会的状況をも回避しようとする。この回避が、ついには世捨て人のような生活スタイルへとつながってしまうことがある。最も恐怖感情を生起させる状況は、人前で話すこと、見知らぬ人がたくさんいる部屋に入ること、他人と会うこと、混んでいる場所で食事をしたり書き物をしたりすることである。コミュニケーションに関する心配や男女関係に関する不安（恋愛

ある [Faravelli et al. 2000]。社会恐怖症の人たちにとって、こうした状況に晒されることは不安発作を引き起こしやすい。より緩やかな、または境界のはっきりした形の社会不安はコミュニケーションに関する心配、人前ではっきりした形の社会不安はコミュニケーションに関する心配、人前で話すことの不安、シャイネスを含んでいる [Jones, Briggs & Smith 1986；Leary 1983a, 1983b；McCroskey 1982]。こうした概念は社会恐怖の症状とかなり重なっている [Patterson & Ritts 1997；Turner, Beidel & Townsley 1990]。**社交不安**の一般的な概念は、臨床的な障害（例えば、社会恐怖）、特性的なもの（例えば、シャイネス）、一時的な状態（例えば、社交不安の状態）とされている。

全米併発症調査（National Comorbidity Survey）の結果によると、生涯における社会恐怖の発症率は一三・一パーセントであるという [Kessler et al. 1994]。社会恐怖の生涯における発症率は男性（一一・五パーセント）よりも女性（一五・五パーセント）において高いことが報告されている。社会恐怖は経済的弱者、教育歴の低い者の間でより広がっている。非労働者、非婚者、親と同居している者においても同じ傾向が見られる [Kessler et al. 1994]。これらの人口統計学的な相関は、社会的な機能不全（訳注：前文の非労働者、非婚者……のことを指す）という含みがある。軽度の社交不安は社会恐怖よりも一般的であ

# 第3章 社交不安

関係を始めることができるか)といった社交不安の形は、調査対象となった被験者の大体二、三割において認められた(例：Arkowitz, Hilton, Perl & Himadi [1978]：McGroskey [1977])。社交恐怖は一般的には、青年期において発症することが多い[Hudson & Rapee 2000：Lecrubier et al. 2000]。

世間で蔓延していることに加えて、社交恐怖は生活の質を荒廃させるほどの影響を及ぼすものである[Mendlowicz & Stein 2000]。家族関係、成績、雇用、結婚と恋愛関係、友情の問題は社交恐怖である患者の大多数において共通して見受けられる[Schneier et al. 1994]。心理社会的機能に関するこうした問題は、人々の社会生活における実に多くの側面ととりわけ広範囲で見受けられ、この障害はとりわけ広範囲で見受けられ、人々の社会生活における実に多くの側面と結びついている。社会恐怖症とまではいかない人たちでさえも、社会恐怖と診断可能な人たちと同様に、人との関わりのなかで苦しんだ経験がある[Mendlowicz & Stein 2000]。こうした結果は、社会恐怖が社交不安よりもより激しく、長く続く心象だという議論に実証的証拠を与えるようなものである[Leary & Kowalski 1995a]。

社会恐怖がDSMに加えられたのは比較的最近であり、一九八〇年に公刊されたDSM-Ⅲまではこの項目は見られなかった。この深刻な問題に注意や気づきを払うことが無かったことが、「無視されることへの不安障害」と特徴づけることになってしまった[Liebowitz, Gorman, Fyer & Klein 1985]。最近では、この問題に対して新たに**社交不安障害**という名前を付け始めた人たちがいる[Liebowitz, Heimberg, Fresco, Travers & Stein 2000]。彼らは、**社交不安障害**はこの障害を抱えている人たちの様子から明らかである広汎性と弱体化をかなりはっきりと示唆している。またそれゆえに、特定の恐怖症(例えば、クモ恐怖症)と社交不安障害を区別できるのだとも主張している。

心理学的な障害と認知されるようになってからまだ日が浅いせいで、社会恐怖や社交不安障害に関する調査文献はうつ病や統合失調症といった障害に関する文献ほどは見あたらない。しかし、この問題に対する理解は、無口、シャイ、コミュニケーション懸念、また、社交不安に関連した多くの事項などの関連ある問題に関する調査を介して広がっている。これらの構成概念の全てには、他者からネガティブな評価をされるのではないかという懸念、また、望ましいイメージ通りに振る舞うことができないかもしれないという恐怖と関連がある。これらの関連事項に関する調査研究は社交不安の行動面での証拠を必ず調査研究の対象としている[Leary 1983b]。それが、この問題を理解する上で役立っている。

## はじめに

**対人コミュニケーション**の学問領域では、社交不安の高い人が、相手に好ましい印象を与える能力を身につけているかどうかについては触れていない。社交不安はソーシャルスキルの欠損と明らかに関連がある。社交不安が高い人は、自分が社会的な文脈の中でどのように振る舞うか、また、他者が自分たちに対してどのように反応するかについてネガティブな予想をしがちである。対人コミュニケーションと**全般的な人間関係**の交点では、社交不安が相手からの拒否にしばしば遭遇する。孤独感や人間関係上の悩みもまた、ごく一般的な人間関係における共通したテーマである。時として、こうした関係性はうっかりと見落とされてしまうことになる。(確かに、社交不安が高い人が

# 一 社交不安における対人コミュニケーションの問題

## （1） 社交不安の自己呈示モデル

最も洗練され、かつ、広く知られている社交不安に関する対人関係理論の一つは、マーク・リアリィによるものである [Leary & Kowalski 1995a 1995b；Schelenker & Leary 1982]。この理論は、自己呈示に関する概念によって成り立っている。リアリィは、他者に対して好ましい印象を与えるように期待されている状況において社交不安が生起すると述べている。リアリィは、社交不安を構成するいくつかの要素が機能しうると指摘している。他者に対して好ましくない印象を与えそうになっている時に感じる感情的な苦痛は、初めての場所でそのような印象を与えることを思いとどまらせ、好ましくない印象を形成することにつながる行為を阻止してくれる。また、そうした行為によって与えてしまったダメージを修復するための行動を促進してくれるのである [Leary & Kowalski 1995a]。人間にとってはこれらの全てが機能的に作用している。なぜならば、人間は生活し生存していくために他の誰かに頼りながら生きている社会的な存在だからである。不幸なことに、ある人たちにとっては、この感情的な苦痛がその人をダメにしてしまうこともある。つまり、その苦痛ゆえに彼らは人付き合いを避け、また、彼らを悩ませているまさにその悲惨な対人的行動をもたらすのである。

自己呈示的な関心はあらゆる対人不安に関する心配、シャイ、人前で話す際の不安、無口の本質である。したがって、リアリィの自己呈示モデルは、社交不安障害、コミュニケーションに関する諸々の問題を理解するのに役立つものである。心理的問題におけるパラダイムの文脈においては、次のような質問をするべきである。なぜ、相手に対して好ましい印象を与えることができないだろうと感じるのか？　そうした感情による対人関係の結果はどうなるか？　全ての心理社会的な問題において、こうした質問に対する回答は多様である。つまり、そこには、ソーシャルスキルの未熟さ、人との出会いに原因がある悲惨な体験、家族の中に原因がある

対人関係を築く時に経験する難しさは、本章においてなぜ、定位家族での体験について議論されないのかという問いに対する部分的な説明にはなっている。なぜならば、そうした人たちは他の人と比べると安定した恋愛関係を築いたり、結婚生活を築くこと、そして、定位家族を設けるようなことはしないと思われるからである。他の理由は、社交不安が高い人の恋愛や結婚に関する調査研究が単に少ないことが挙げられる。）最後に、社交不安が高い人は、時として、出生家族における体験と関連した問題の生育歴を抱えている。彼らの出生家族は、過度の団結と貧弱な適応性を社交不安が高い人は、両親による虐待、過干渉、両親が不適当な態度や行動のモデルであったという生育歴を持っている。社交不安は孤独感やうつとの併存性が高い。

えることができるのだろうかという自分の能力に対する疑問の現れといえる。

リアリィは、進化の基礎を長期にわたって必要なものと捉えるならば、社交不安を構成するいくつかの要素が機能しうると指摘している。他者に対して好ましくない印象を与えそうになっている時に感じる感情的な苦痛は、初めての場所でそのような印象を与えることを思いとどまらせ、好ましくない印象を形成することにつながる行為を阻止してくれる。また、そうした行為によって与えてしまったダメージを修復するための行動を促進してくれるのである [Leary & Kowalski 1995a]。人間にとってはこれらの全てが機能的に作用している。なぜならば、人間は生活し生存していくために他の誰かに頼りながら生きている社会的な存在だからである。不幸なことに、ある人たちにとっては、この感情的な苦痛がその人をダメにしてしまうこともある。つまり、その苦痛ゆえに彼らは人付き合いを避け、また、彼らを悩ませているまさにその悲惨な対人的行動をもたらすのである。

自己呈示的な関心はあらゆる対人不安に関する心配、シャイ、人前で話す際の不安、無口の本質である。したがって、リアリィの自己呈示モデルは、社交不安障害、コミュニケーションに関する諸々の問題を理解するのに役立つものである。心理的問題におけるパラダイムの文脈においては、次のような質問をするべきである。なぜ、相手に対して好ましい印象を与えることができないだろうと感じるのか？　そうした感情による対人関係の結果はどうなるか？　全ての心理社会的な問題において、こうした質問に対する回答は多様である。つまり、そこには、ソーシャルスキルの未熟さ、人との出会いに原因がある悲惨な体験、家族の中に原因がある

社交不安の二つの構成要素はこの見通しから発生している。第一に、社交不安は他者に対して好ましい印象を与えようという何らかの主観的動機づけが発生したときに起こる。それは、不安の高い人はそういった印象を与な見込みを含んでいる。

第3章 社交不安

不適切な反応や解釈、他者からの拒否、孤独感が含まれているのである。

**(2) 社交不安とソーシャルスキルの欠如**

社交不安が高い人においては、ソーシャルスキルが不足していることが多い。うつ病に関して言えば、ソーシャルスキル欠損モデルは社交不安と社会恐怖の説明における理論的枠組みの一つとして浮かび上がってきたものである [Liebowitz et al. 1986 ; Schlenker & Leary 1985 ; Segrin 1996]。この枠組みでは、ソーシャルスキルが不足している人は、他者との出会いによって否定的な結果を体験すると考えられる。そのせいで、こうした人々は長年にわたり他者とのつきあいを恐れ、相手からの否定的な反応を予期させられてきた。もちろん、この予期が当然そうなるという予言を生み出すのであろう。しかも、人付き合いを避けることは、時としてそれが社交不安を和らげることになるのだが、ソーシャルスキルを低下させることにもなっているのであろう。これが状況をより悪化させていた。ここまでは、原因となるこうした変数の順番についてはまだ確定されていないものの、研究調査による実証結果が社交不安がソーシャルスキル欠損と関連しているという仮説を概ね支持しているといえる。

**(3) ソーシャルスキルの全体的評価**

一般的なソーシャルスキルの尺度においては、社交不安が高い人は、そうでない人よりも、自分自身のソーシャルスキルを否定的に評定するそうである (例:Beidel, Turner & Dancu [1985] ; Segrin & Kinney [1995] ; Smari, Bjarmadottir, Turner & Bragadottir [1998] ; Spence, Donovan & Brechman-Toussaint [1999] ; Twentyman & MacFall [1975])。社交不安が高い人の対人行動を知っていたり観察している人もまた、彼らをソーシャルスキルが不足した人物であると評定している [Beidel et al. 1985 ; Spence et al. 1999]。社交不安が高い子どもの両親でさえも、社交不安が高くない子どもの両親よりも、我が子のソーシャルスキルを低く評定している [Chansky & Kendall 1997]。社交不安が高い人はソーシャルスキルに関わる問題を顕わにするかもしれないが、彼らは他者と比べて、こうした問題をより否定的にとらえがちである [Rappe & Lim 1992 ; Segrin & Kinney 1995 ; Hope, Sigler, Penn & Meier 1998]。つまり、彼らの自己評価は不当なほど低いと考えられる。

**(4) 非言語的コミュニケーションスキル**

社交不安の正確な行動プロファイルは今後もまだ進められていくが、社交不安が数多くの非言語的行動を上手に活用することを妨げているのは明らかであるといえる。例えば、社交不安が高い人は、特に会話の最中に、相手を見ることが少なく [Beidel et al. 1985 ; Farabee, Holcom, Ramsey & Cole 1993]、対人場面における不安の高い人と比べると、会話が少ない [Daly 1978 ; Fydrich, Chambless, Perry, Buergener & Beazley 1998 ; Spence et al. 1999]。一定の間、相手を見たり話をすることは、ソーシャルスキルの明確な行動指標である [Conger & Farrell 1981]。加えて、社交不安は弱気な口調と関連している [Fydrich et al. 1998]。Fydrichの研究で特に重要なことは、不安の高い実験群と統制群の両方が設定されていたことである。つまり、調査者 (研究者) は、非言語的ソーシャルスキルの欠如 (例えば、相手を見ること、声の調子、話の持続性) は社交不安が高い人たちにおいて最も顕著であり、ごく

一般的な社交によるものではないことを発見した。社交不安が高い人もまた他者と関わる際には、かなりの距離を取ることが分かっている[Patterson 1977]。

社交不安が高い人において特に混乱していると思われる非言語的スキルの一つの機能は、会話の順番をつかむことである[Cappella 1985a]。一般的には、人は会話の順番を統制したり進めたりするために非言語的行動を用いる。会話の順番に関する暗黙のルールを守ることによって、スムーズで効果的な会話が成立する。ジェスチャーやためらいといった会話の順番にとって重要である特定の非言語的行動を効果的に活用することは、社交不安が高い人にとっては会話場面における認知的な負荷の増加につながり、かえって、その価値が損なわれてしまう。不慣れな話題について話しあったり、難しい質問に答えたりするような状況を意図的に設定して行われた研究によると、認知的負荷の増加は非言語的な行動の効果的な活用を妨げるものであった[Cappella 1985b]。これと同じ現象が、会話の順番を読む機能を果たしている非言語的行動の長さではなく、タイミングを混乱させている原因にもなっているのであろう[Fischetti, Curran & Wessberg 1977]。通常は、会話中に相手の話の腰を折ることの合図であると考えられている。同時に、話の腰を折ることは、会話のやりとりを止めることの合図でもある。社交不安が高い人はそうではない人と比べると、会話中に相手の話の腰を折ることが少ないのはよく理解できる[Natale, Entin & Jaffe 1979]。

社交不安によって阻害されている他の非言語スキルは欺瞞である。これは最も向社会的な非言語的機能とまでは言えないものの、一般的

には非言語的行動の調整においては欠かせないスキルであると考えられる[DePaulo & Friedman 1988]。ある研究では、社交不安が高い人は、そうでない人よりも、他者を欺くことが上手ではないと報告されている[Riggio, Tucker & Throckmorton 1988]。この研究における社交不安が高い被験者は、実際の彼らがそうであるかどうかに関わらず、自らを不誠実な人物と思わせるような欺瞞的な非言語的な振る舞いをしていた。

最近のメタ分析では社交不安が高い人の非言語的行動の様々なテーマや機能を同定している[Patterson & Ritts 1997]。流暢さとはいえない話し方、自己操作的なジェスチャーといった行動が社交不安が高い人においてはよく見られる傾向である。言語的な表出を減少させること、会話へ入ることを阻害することは社交不安が高い人の特徴でもある。これらの非言語的プロファイルのそれぞれは、不足していたり問題とも言えるようなソーシャルスキルと一致するものである。

**(5) 言語的コミュニケーションスキル**

社交不安と関連したソーシャルスキル欠損もまた、言語的行動の学問領域にまで発展するかもしれない。社交不安と言語的行動に関する唯一の研究では、リアリィら[Leary, Knight & Johnson 1987]が、社交不安が高い人は質問、確認といったより「安全な」発話が多く、客観的な情報を表明するなどのより「危険な」発話を避けることが多いと指摘している。「安全な」発話の機能的な価値は、会話の相手にそれ以上の期待に、相手に反応しやすくしてくれる一方で、会話中に、相手かせないようにしてくれる。この説明と一致するように、社交不安も

また他者に自己開示をする意志に影響を与えることが分かっている [Snell 1989]。本研究の社交不安が高い被験者は、不安が低い統制群の人と比べると、同性の会話の相手に対して自分の性役割の不一致に関する情報を述べるといった危険の高い自己開示をしていなかった。

パターソンとリット [Patterson & Ritt 1997] のメタ分析によると、社交不安は注意深い自己表明、親和性、類似性、**不快感を与えない社会性**の表明、つまり、会話の中に活発に入っていくとまではいかないが、相手に興味や同意を示唆する行動と強い正の相関関係にあることが明らかになっている。これは、質問する、相づちを打つ（例えば、相手が話しているのを聴きながら、うん、うん、分かった、ふーんと反応する）、話を遮らないといったコミュニケーション行動を通して成立するものである。

### (6) 社会的認知スキル

社会的状況下での行動抑制は社交不安の特徴となりうるにも関わらず、社会的認知スキルもまた社交不安と否定的な意味で関連があると思われる。ソーシャルスキルのこの視覚的に捉えにくい側面は、相手の感情の状態、会話において相手に対して与えるインパクト、継続的な相互作用における相手の関心を正確に予測したり、同定するための能力を含んでいる。

ペアで話している様子が写っているビデオ映像から対人場面における情報を同定するように求められた時に、社交不安が高い人は統制群と比べて、解読において劣っていた [Schroeder 1995]。ビデオに録画された公開映像における欺瞞的コミュニケーションを推理するように求められた時に、社交不安の高い人は当てずっぽうな回答をし、統制

群と比べるとかなりひどい結果であった [DePaulo & Tang 1994]。このように社交不安の高さが相手の表情から感情を解読することに影響を与えているという実証的報告は増えている。表情を評定する際に、社交不安が高い人は否定的反応のバイアスを示す [Winton, Clark & Edelmann 1995]。したがって、彼らは否定的な表情をより素早く同定する一方で、あいまいな表情を同定するには正確さに欠けるのである。また、表情を不正確に否定的なものとして特徴づける傾向がある。社交不安が高い人の相手への警戒が高まっている状態においては、もし仮にストレスがかかっていない状況下であれば、彼らの感情に関するレスをより正確に同定できるようになる。しかしながら、彼らがストレスを受けている場面では、彼らの表情を同定する精度はかなり低下する [Gard, Gard, Dossett & Turone 1982]。

### (7) 社交不安とソーシャルスキル欠損の関係性

非言語的な社会的行動、言語的行動、対人認知スキルの学問分野においても、ソーシャルスキルの欠損は社交不安が高い人においてよく見られることが実証されている。広く一般的に、ソーシャルスキルの欠損は、社交不安を潜在的かつ理論的に説明しうるものであると考えられている [Schlenker & Leary 1985 ; Segrin 1996]。しかしながら、この因果関係の順番、まだこれから決定しなければならない。ソーシャルスキルの欠損と社交不安の間の関係性に対する妥当と思われる説明の一つは、社交不安はソーシャルスキル欠損の結果によるものであるという考え方である。したがって、ソーシャルスキルが不足している人は、対人関係においてネガティブな結果を経験したり、

その結果、対人関係において多くのポジティブな結果を得ることができないと考えられている。こうした人は、過去におけるそのような体験の文献にある二つの縦断研究は、この概念化に対して少なくともいくつかの支持を提供するものである。まず、セグリン [Segrin 1996] の研究では、大学生が四ヵ月以上にわたって調査対象となった。一方で、セグリンとフローラ [Segrin & Flora 2000] の研究では、高校生が大学生活への切り替え時期に、六ヵ月間以上に渡って調査対象となった。いずれのケースにおいても、一回目におけるソーシャルスキルは社交不安における残留変化を予測しうるものであった。（残留変化の説明すなわちソーシャルスキルの未熟な人は、研究を通じて社交不安が増加することが証明された。こうした結果は、実際、ソーシャルスキルの欠損が社交不安を悪化させることにつながっていることを証明している。社交不安における自己呈示モデル [Schlenker & Leary 1982] は、ソーシャルスキル欠損が原因で社交不安が生じるまでの過程を説明しているものである。自分のソーシャルスキルが不足していると思っている人は、相手に対して好ましい印象を与えることはできないだろうと合理的に推測していると思われる。不安の感情につながっている社交不安は、当然そうなるのだという予言の結果から生じているソーシャルスキルと社交不安の関係に関するまた別の説明では、ソーシャルスキルの欠損は社交不安の兆候の結果、生じるものなのかもしれないというものである。こうした仮説に従うのであれば、トラウマとなっている出来事の結果、社交不安が高くなる可能性がある。その結果、自らの不安を調整したり、何とか不安に対処するための方策として、人との出会いを避けるようになる。結果として、彼らのソーシャルスキルは、使わないことによって退化すると考えられる。これについては慎重かつ早急に調査するべきであろう。

この二つの仮説に基づく因果関係のパス図について十分な議論をしながら研究を進めるべきである。十中八九、ソーシャルスキルの欠損と社交不安の間には相互にたくさんのパスが出ていると思われる。未熟なソーシャルスキルが社交不安の一因となっている人達にとっては、未熟なソーシャルスキルが社交不安の一因となっているのだろうし、別の人たちにとっては、その逆の因果関係があるのだろう。

コミュニケーション行動の上手な使い方と社交不安の関係は完全でもなく、直線的なものでもないということに気がつくことは重要である。数多くの研究から、社交不安が高い人とそうでない人では、様々なコミュニケーション行動に差が認められないことが報告されている。例えば、アイコンタクト [Cappella 1985a]、質問や主張の使い方 [Segrin & Kinney 1995]、就職模擬面接での振る舞い [Strahan & Conger 1998] である。社交不安の高い人の中でも、自らの不安を上手に覆い隠したりすることができ、ソーシャルスキルを十分に獲得していたり表出したりすることができる人もいると思われる。同様に、ソーシャルスキルが不足している人は、人との付き合いにおいてあまりにも忘れやすかったり、無関心であるゆえに、対人恐怖を抱かずに済んでいるのかもしれない。最後に、社交不安が高い人の中には、彼ら自身の物の見方や考え方からすれば、かなり機能的であるソーシャルスキ

第3章 社交不安

ルを身につけている場合があると思われる。社交不安が高い人は、会話に巻き込まれることを避けること、人の話を聴くこと、社会的にうまく機能すること、丁寧に振る舞うことがとても上手であるといわれている [Leary & Kowalski 1995a]。

### （8）ネガティブな予測と解釈

社交不安と関連している対人認知のより強固なパターンの一つは、他者と出会ってもうまくいかないだろう、また、相手の反応はネガティブなものだろうという予測である [Leary, Kowalski & Campbell 1988 : Greenberg, Pyszczynski & Stine 1985 : Patterson, Churchill & Powell 1991 : Schelenker & Leary 1985 : Wallace & Alden 1991]。不安障害を煩っている子どもでさえも、他の子どもと関わったこととネガティブな結果を結びつけて予測している [Chansky & kendall 1997]。ソーシャルスキルに対する予想は社交不安の自己呈示モデル、中でも特に、望ましい印象を獲得できると思っていないことと一致する [Leary & Atherton 1986]。

社交不安が高い人の特徴である、想像上のかつ予期された他者からのネガティブな反応は、自然なものであり、強固であり、そう簡単には変わらないと考えられる。例えば、恋愛のパートナーに自らのことについての話をしている社交不安の高い女子大生のグループは、統制群である不安の高くない女子大生のグループよりも、パートナーが自分のことを不正直で不誠実と捉えているよりも、パートナーが自分のことを不正直で不誠実と捉えていると強く感じている [DePaulo, Epstein & LeMay 1990]。社会恐怖の人は曖昧な社会的出来事（例えば、今あなたは教室にて、一段落を大きな声

で読むように言われた。それが終わったときに、二人があなたをじっと見つめていることに気がついたという状況）について解釈するように要求された場合、自分が段落をめちゃくちゃに読んでしまったからだ、といったネガティブな解釈をしてしまう [Amin, Foa & Coles 1998 : Stopa & Clark 2000]。しかしながら、対人恐怖が高い人は非社会的なシナリオに対して否定的な解釈のバイアスを提示しなかった [Amin et al. 1998]。客観的に見てネガティブな社会的シナリオが提示された時に、例えば、あなたはしばらくの間誰かと話し続けている。しかし、相手はあなたの話にまるで興味が無い様子で聞いていることが明白である といったシナリオであるが、社交不安障害の人はこうした状況を「自分がバカで、つまらない人間で、無能だった」「私は全ての友達を失うだろう。皆から嫌われ、仕事も失うだろう」といったような**破局的な解釈**をしてしまう [Stopa & Clark 2000]。

社会における人との関わりが客観的に肯定的な結果を持つことに対して否定的な評価バイアスを示しており、つまり、そうしたネガティブな評価や予測は自分自身に対して向けられていると考えられる。レイクとアーキン [Lake & Arkin 1985] は、社交不安が高い人は相手からの肯定的なフィードバックをあまり信じていないと指摘している。社交不安が高い人は会話の相手から熱心かつ友好的な反応のような客観的で肯定的な結果を得る経験をした後でも、その先の相手との関係についてより悲観的に予測してしまう [Wallace & Alden 1995, 1997]。なぜな

らかにしている研究においてさえも、社交不安障害の人は自らの不安の可視性を過大評価するとともに、社交不安障害の人は自らの不安の可視性を過大評価するとともに、相手が相手に与えている興味関心や総合的な好感度を過小評価している [Alden & Wallace 1995]。しかしながら、この研究の社交不安障害の被験者は会話の相手に対して**肯定的な評価バイアス**を示しており、つまり、そうしたネガティブな評価や予測は自分自身に対して向けられていると考えられる。

らば、社交不安が高い人は、会話の相手が（会話の内容、反応）基準を上げてくるだろう。また、もっと先の将来における相互作用を期待してしまう。そして「私はうまくできないだろう」というお決まりの結論に至ってしまう。

社交不安は、人前での失敗や他者からのネガティブな反応に対する予測傾向と関連がある。社交不安が高い人は、中立的な社会的刺激をネガティブなものとして解釈する。つまり、ネガティブである社会的な結果は大惨事につながる。また、最も興味深いことに、ポジティブである社会的な結果は将来における成功に対するより悲観的な評価につながるのである。社会的な成功が、社交不安が高い人の自己効力感にポジティブな影響を与えることはほとんどない。

人との関わり合いへのネガティブな予測は、一部には、社会的な文脈での高すぎる自己注意焦点化から生じていると思われる。社交不安が高い人の特徴である人と関わることへのネガティブな予言もまた、当然そうなるだろうという予言につながる。不幸なことに、対人場面における拒否に関する先行研究には、こうしたネガティブな予測には根拠があることを示唆している。

## 二 コミュニケーションと関係性の交点
### ——社交不安における相手からの拒否

第2章で述べたように、うつ病の主要な対人関係の理論の一つは、相手から拒否されることが疾患の長期化につながっているということである [Coyne 1976a, 1976b]。この対人関係上の現象は特にうつ病に限ったことではない。なぜならば、社交不安障害の人もまた相手からの拒否にあった経験が多いからである。もちろん、少なくともいく

らにとってひどい有様に思われているに違いない」という結論になる。つまり、社交不安が高い人は、相手のそうした期待に応えられるような会話はできないだろうと考えているのである。

社交不安は失敗するのではないかという予測と関連している。その理由の一つには、高すぎる自己注意焦点化があげられる。対人的な文脈においては、社交不安が高い人は周囲の振る舞いに対しては注意を十分に払っていないが、自分自身と自分の振る舞いに対しては注意を十分に払っている [Daly, Vangelisti & Lawrence 1989]。自己注意焦点化が実際の振る舞いに好ましくない影響を与えているかについては、先行研究の知見は統一されていないのであるが (例：Daly et al. [1989]; Woody [1996])、自己注意焦点化は認知を歪ませると考えられている。自己注意焦点化は、社交不安が高い人は身近な仕事、環境、相手に焦点を当てるのとは対照的に、自分が社会的な場面において経験する身体および感情面での不安反応に焦点を当てることを意味している。例えば、スピーチやプレゼンテーションの準備をしている時に、社交不安が高い人は心臓の鼓動が早くなっていること、発汗、吐き気、沸き起こってくる恐怖感といった生理的感覚や感情に気がつくかもしれない。社交不安の高い人は自らの外見についての全体的な推論をするために自分の身体感覚への知覚を利用する [Mansell & Clark 1999]。自律神経が高ぶっているというサインからネガティブな推論をしてしまう傾向は、**不安過敏性**と呼ばれ、不安を高める危険因子である [Schmidt, Lerew & Jackson 1999; Schmidt, Lerew & Joiner 1998]。だから、自己注意焦点化に関する仮説的な公式見解からすると、「私は彼

# 第3章 社交不安

かのケースでは、不安と拒否の関係はうつ病と拒否の関係の二次的なものである可能性はある。それにもかかわらず、不安と拒否の関係は強い。

この拒否の効果に対する証拠は様々な人との対人関係における文脈から生じている。例えば、女性の共謀者（サクラ）と交際している社交不安の高い男子高校生のグループは、その共謀者からデートする可能性のある相手としては好ましくない評価を受けていた[Johnson & Glass 1989]。社交不安が高い人の友人や家族は、社交不安の高くない友人と比較して、彼らを好ましくなく、話しかけづらい人と見なしている[Jones & Carpenter 1986]。ある研究によると、社交不安が高い高校生は、自分はクラスメートから十分なサポートを受けていないと十分に受容されていないと感じていることが指摘されている[La Greca & Lopez 1998]。しかしながら、この研究では社交不安と両親や教師からのサポートの間には関係が無いといえる。つまり、この拒否による結果は仲間からの場合において最も顕著であるといえる。

社交不安障害の幼児もまた、相手から拒否される経験をしている。例えば、スペンスら[Spence et al. 1999]は仲間と遊んでいる七歳から一四歳の子どもを観察し、対象児童との関わりにおける仲間の反応の質（肯定的、否定的、中立）を観察している。観察中、社交不安障害の子どもはそうでない子どもよりも、仲間から肯定的な反応を受けることが少なかった。社交不安障害の六歳から一一歳の子どもと成立した別の研究では、不安が高くない統制群の子どもと比べて、仲間から受容されているとは感じておらず、仲間との間でネガティブな相互作用（例えば、からかわれる、物笑いの種にされる、敵がいるなど）があることを示唆している。不安障害の子どもは、仲間から嫌われやすい傾向

にある[Strauss, Lahey, Frick, frame & Hynd 1988]。六歳から一一歳までの一〇〇〇人以上の子どもを被験者としたWalters & Inderbitzen [1998]の研究では、仲間指名法に基づいて生徒をWalters & Inderbitzen [1998]の研究では、仲間指名法に基づいて生徒を「協力的」「友好的な」「敵意が強い」「服従的な」各群に分類した。予想通り、社交不安は「服従的な」群において最も多かった。生徒の、自分が最も好きなのは誰ですかと聞かれた時に、「服従的な」群で最下位であった。また、仲間評定（例えば、社交不安）は四つの群の中で最下位であった。また、仲間評定において「好きではない人は誰ですか」と尋ねられたときに挙がったのは「敵意が強い」群が一番であった。家族を扱った研究結果は、両親でさえも社会恐怖の高い子どもを拒否してしまう可能性があることを示唆している[Parker 1977]。

社交不安障害の子どもも大人も、ほとんどの場合相手を脅かすようなことはしない、もしもそういったことがあった場合には、不安が高くない人よりも彼らの方が相手をなだめようと努力するだろう。では、なぜ、彼らが相手から拒否される対象となってしまうのであろうか。パプスドルフとアルデン[Papsdorf & Alden 1998]はこの結果はお互いの認知のズレによるものと仮定している。彼らの研究では、実験参加者は共謀者と会話をしていた。その共謀者は、仲間の観察者と一緒に、共謀者へのターゲットである人物の類似性を評定し、また、ターゲットの人物に対する自分たちの受容と拒否について述べた。対象者の社交不安と他者からの拒否の関係は、対象者の類似性の知覚によって成立している[Heimberg, Acerra & Holstein 1985]。パプスドルフとアルデン[Papsdorf & Alden 1998]は以下の二つにまとめている。第一に、我々は相手を自分達とは違うと考えているので、我々は社交不安が高い人を拒否するのである。第二に、我々は、相手がどの程度

不愉快そうにしているか、また、我々が相手に対して抱いている信頼に対して（応えることに）相手が意欲が無いといった情報から、相手がどの程度我々が無くなっているのかを判断しているのである。相手からの拒否は社交不安障害においては重要であり、おそらく因果関係的な役割を果たしている。スペンスら [Spence et al. 1999] はもし仮に、そのモデルのどのステージが現れたとしても（ソーシャルスキルの未熟さ、相手からの拒否、ネガティブな予測、不安反応、回避）、社会恐怖は進行すると述べている。ゆえに、これはカメケード・モデルであると言える。つまり、サイクルのどれかのステージが一度始まったら、次のステージへと進行するのである。

## 三 社交不安者の全般的対人関係

ソーシャルスキルの著しい不足、ネガティブな結果の予測、相手からの拒否によるごく当たり前の結果は、社交不安の高い人にとっては親密な対人関係の欠如と不安を生じさせるような環境といえる。このパターンは人生のかなり早期から始まっている。小学校において社交不安が高い子どもは、そうでない子どもと比べて、よりネガティブな非主張的であり、人を避ける傾向にあると評価している [Alden &

Phillips 1990]。

児童期に始まっている問題ある対人関係のパターンは大人になっても継続する。社交不安障害の一四歳から二四歳の青年及び若者は家族と仕事における問題に加えて、社会的でレジャー性の高い活動においても欠陥があることを示す [Wittchen, Stein & Kessler 1999]。社交不安が高い大学生は、不安が低い大学生と比べて、異性の仲間との交流が少ないことを報告している [Dodge, Heimberg, Nyman & O'Brian 1987]。大学生が自分の社会的な交流について日記をつけるように要求されたときに、社交不安が高い大学生の群に分類された学生は、社交不安が低い学生よりも、こうした交流の質（困難、ガードされている、多くのコミュニケーションが崩壊している、誤解の嵐）をよりネガティブに評価していた [Vittengl & Holt 1998]。社交不安が高い大学生の別の例では、不安が低い大学生と比べると性行為が少なく、また、彼らが性行為をした時には、それをさほど楽しくなかったと評価していた [Leary & Dobbins 1983]。社交不安が高い大学生は自分自身を概

仲間との関わり（あなたをからかったり、あなたを物笑いのねたにするような人はいますか？）を持っていることが分かっている [Ginsburg, La Greca & Silverman 1998]。同様に、社交不安が高い青年は、不安の低い友人と比べると、友人との関わりや親密さに欠けていると報告されている [Vernberg, Abwender, Ewell & Beery 1992]。友人についてインタビューされた社交不安が高い高校生の例では、彼らはクラスの仲間からのサポートが少なく、友人は少なく、不安が低いクラスの仲間と比べると親密さに欠けることが示唆されている [La Greca & Lopez 1998]。

ソーシャルスキルが未熟な子どもは仲間から拒否されやすいと説明している [Lewinsohn 1974; Segrin 1992]。この拒否された経験が、相互作用場面に対する感情的で悲観的で生理学的な不安反応を生む。また、不安が高い子どもは、仲間との関わりを避けるようになると考えられている。それゆえに、この回避行動がソーシャルスキルの学習や促進の機会を失わせることになる。こうして悪循環に陥っていくのである。

# 第3章 社交不安

それらが成人期初期および中期になっても継続するために、社交恐怖が高い人は恋愛関係を築いたり、維持したりすることは大の苦手であると報告している。その結果、恐らく、統制群の人と比べて、結婚しない場合も多い［Hart, Turk, Heimberg & Liebowitz 1999 ; Turner, Beidel, Dancu & Keys 1986］。結婚しない人たちにおいては、社会的な機能不全が特に顕著である［Hart *et al.* 1999］。

不幸なことに、社交不安と社会恐怖が進行してしまうことに関して十分な満足感を得られていないのが現実である。見込みのある関係でさえも、少なくとも社交不安が高い人にとっては、関係の質と親密性が低いと判断される。ソーシャルスキルの問題と同様に、こうした関係性における問題は、不安感情を悪化させることは無いかもしれないが、持続させる可能性にまで達した時には特に）が間違いなく、対人関係を発展させるための機会を喪失させている可能性がある。

## 四　社交不安における出生家族での体験

実証が重ねられるにつれて、出生家族における経験が社交不安の促進要因であることが分かってきた。ハドソンとレイピー［Hudson & Rapee 2000］は、家族に原因があり、社会恐怖が進行してしまうことについて、次の二通りの説明をしている。すなわち①子育てのスタイル、②社会的状況に対して限定的に晒されることへの社会的懸念に関わる親の生き方のモデルの二つである。

子どもが育てられた家族環境が子どもの今現在と将来におけるメンタルヘルスに潜在的に影響を与えている。社交不安の高い子どもの家族が厳格で団結の強い家族構造である割合は、一般的な家族の割合と比べると二倍である［Craddock 1983］。社会恐怖傾向の大人は自らの両親について養育的ではなく、愛情がこもっていたとは思えない、しかし過保護気味であったとふり返っている［Brush & Heimberg 1994 ; Hudson & Rapee 2000 ; Masia & Morris 1998 ; Parker 1977 ; Caster, Inderbitzen & Hope 1999］。両親の行動の有害な組み合わせは、その子どもにとって、他の多くの心理的問題と関連している。ハドソンとレイピー［Hudson & Rapee 2000］によれば、両親の過保護な関わり方はその子どもに「子どもは自分で自身の世話をすることができない上に、この世の中は有害で危険な場所だから、子どもにとって保護者（protection）が必要なのだ」というメッセージを送っているのである。

他の心理学的な障害と同様に、社交不安障害の人たちにおいては、幼少期のトラウマや虐待の発生率が高いことが実証されている。スタインら［Stein *et al.* 1996］は幼児期における身体的虐待は不安障害の男女の両方において発生率が女性において発生率が高くなっていると述べている。不安障害（パニック障害、広場恐怖または社会恐怖）の患者の六三パーセントにおいて幼児期のトラウマが見られ、一方、コントロール群においては三五パーセントであった［David, Giron & Mellman 1995］。しかしながら、性または身体的虐待を受けていたという生育歴は、特に社会恐怖の患者において固有のものである。マギー［Magee 1999］は、人生経験と様々な恐怖症との関連性を調べるために全米併発症調査（NCS）による代表的なサンプルを対象として分析している。この研究の結果、身内からの性的な暴行、両親の言い争いに晒されることは女性の社会恐怖の発症に**とりわけ**影響を与えること

が明らかになった。児童期における（一八歳まで）性的虐待の発生は、二～四倍またはそれ以上に社交不安を進行させる [Dineiddie et al. 2000 ; Saunders, Villeponteaux, Lipovsky, Kilpatrick & Veronen 1992]。特に、加害者が身内である場合の性的および身体的虐待は①「私は価値のない人間である」とか②「誰も信用できない」といった対人関係上のメッセージを送りつけることになる。こうした心理的な負担を将来における対人関係に持ち越すことは、さらに拒否されること、自己評価を下げること、他人からどのように扱われるかという恐怖心を引き起こす。これらは、社交不安の鍵となる兆候である。

社交不安障害に関連しているであろう第二の出生家族における経験は、社会的の懸念に関わる親の生き方のモデルである。バンデューラ [Bandura 1999] が指摘しているように、「実質的には、直接経験に基づく全ての行動的、認知的、情緒的な学習は、他者の行動とその行動に随伴する結果を観察することによって行われている。つまり、観察学習である」。家族はモデリングと社会的学習にとっては理想に近い文脈である。社交恐怖が高い子どもの両親を被験者とした研究では、キャスター [Brush & Heimberg 1994]。二七〇〇名以上の青年を被験者とした研究では、キャスター [Caster et al. 1999] が中学生に家族環境について記述する自記式尺度に回答させている。社交不安が高い群に分類された生徒は、自分の母親と父親を、他人の意見について強い関心を持っており、息子や娘のシャイネスを恥であると強く思っている人であると回答している。この研究において注目すべきは、被験者が今現在両親と暮らしており、両親に扶養されているという点であ る。出生家族の環境と社交不安に関する研究の多くは、回顧的な性質のものであり、明らかに思い出しバイアスの影響を受けやすい。

社会的状況に限られた範囲にだけ晒されることは、親の懸念に関するモデルと関連している。ハドソンとレイピー [Hudson & Rapee 2000] は、もし、子どもが社会的状況に対して限定的に晒されるのであれば、その際には、子どもが「社会は危険なものではない」ということを学習する機会を失ってしまう。確かに、社交不安の人は、成長過程において両親から孤独にさせられたり、また、彼らの母親は不安が起こりそうな状況を避けることが多かったと述べている [Bruch & Heimberg 1994 ; Hudson & Rapee 2000]。キャスター [Caster et al. 1999] の研究における被験者である社交不安が高い中学生もまた、自分の両親は不安が低い生徒の両親と比べると社会的活動が少なかったと述べている。まとめると、これらの知見は、彼らが出生家族と一緒にいる間は、様々な社会的相互作用に触れる十分な機会を与えられなかったことを示唆している。こうした社会状況からの孤立は、その状況に対する自信や成熟感を獲得する機会を奪うことになる。

出生家族の中での経験は社交不安を進行させる要因となりうる。特に、感情的には距離があるにも関わらず、過保護でコントロール性の強い子育て、身体的および性的虐待、そして社会的な孤立は、社交不安を持つ人達のモデルとしながら育つこと、そして社交不安を持つ人達の生育歴の中ではよく出てくる話である。不安に対する受け継がれた遺伝的な傾向を示唆するいくつかの証拠があるにも関わらず、この傾向は社会恐怖に特定されるものではない [Hudson & Rapee 2000]。これらの著者は、「社会恐怖は実際のところ、比較的特殊な家族において起こることである。したがって、この発見が特殊な遺伝的傾向のせいでないならば、家庭環境がこの世代間伝達の道具となっていると考えられる」と結論づけている。

## 五 社交不安における併発症

### (1) 孤独感との併発

社交不安と孤独感の間にはかなり強い関連がある（例：Moore & Schultz [1983]；Segrin [1993b]；Segrin & Kinney [1995]；Solono & Koester [1989]）。孤独感は社交不安における特徴の多くと関連している。例えば、人との出会いについて楽観的ではないこと、社会性の低さ、他者を避けること、ソーシャルスキルの欠損といった特徴が挙げられる [Ernst & cacioppo 1999；Jones, Rose & Russell 1990]。

社交不安やうつの人と同様に、孤独感が高い人は相手とのコミュニケーションの価値を低く見積もり、自分自身のコミュニケーションスキルを否定的に考えている [Spitzberg & Canary 1985]。リッジオら [Riggio, Throckmorton & DePaola 1990] による調査研究では、社交不安は孤独感と正の相関関係にあり、どちらの問題もソーシャルスキルの様々な側面とネガティブな関連がある。他の大規模調査においても、人前で話すことや人と付き合うことへの不安は、孤独感と正の相関関係にあった [Zakahi & Duran 1985]。

社交不安と孤独感の関係に関する多くの説明は、孤独感は社交不安の結果であるという主旨の議論をしている [Gambrill 1996；Jones et al. 1990；Segrin & Allpach 1999]。社交不安が高い人は不快かつ神経質な社会的関わり方をする傾向がある。その結果、相手はこうしたぎこちなく、よそよそしい関わり方に対して好意的ではない反応を示すようになってしまう。混乱していてかつ不愉快な関わり方とそれに付随して生じる相手からのネガティブな反応は、社交不安が高い人に、もっと満足度が高く、親密な対人関係を待ち望ませるような影響を及ぼしている。かなり進んだ社会恐怖のようなさらに極端なケースでは、社会的な接触場面における回避行動は、不安を調整したり対処する上で一時的とはいえ重要な役割を果たしている。結局のところ、生得的に非社交的な人の多くは、不安が高くともそうでなくとも、社会的な接触を長期に渡って回避した結果、痛々しいほどの孤独な状態になってしまう。

ジョーンズら [Jones et al. 1990] は社交不安が高い人が孤独になっていく四つのメカニズムについて述べている。まず、社交不安が高い人の遠慮がちといえる人との関わり方は、無関心であるとか、俗物根性であると誤解されているかもしれない。第二に、ある人々は、社交不安を感じていながらも社交的になりたいと願っている。ジョーンズら [Jones et al. 1990] は社交不安とシャイネスはまるで異なる概念であると述べている（Cheek & Buss [1981] 参照）。矛盾しているように聞こえるかもしれないが、社交不安が高い人の多くは他者と上手くつきあうたいという願望を持っている社交不安が加わる人々において、孤独感が広まっていると思われる。第三に、多くのストレスが加わる出来事は（初めて実家を離れ一人暮らしをする、死別や離婚によって配偶者を失うことなど）、対人関係において多くの変化が現れ、また、不確かな感情を生み出す。こうした出来事は、本質的に、人を脅かすものであり不安を生起させるものである。こうした出来事に対処するには、

様々なソーシャルスキルを必要とする場合がある。社交不安が高い人のように、こうしたソーシャルスキルを最低限しか身につけていない人が不安になるのはもっともである。その場合、孤独感はありがちな結果となる。最後になるが、ジョーンズ[Jones *et al*. 1990]は社交不安が高い人は、社会的認知スタイルが悲観的であり、それゆえに、社会的場面での失敗につながりやすいと述べている。すなわち、社会的場面での失敗について自分を責めたり、性格上の欠点を強固で変えることができない特徴と考えたりする。例えば、ある男性が女性とデートをすることになった。それがうまく行かなかった。もし、彼がこの結果を「私は女性とはうまく行かない」という事実の結果と解釈したならば、自分は将来においても同じような出会いにおいて不安を経験するはずだと考えるようになるのは当然のことである。過去の失敗経験に対する解釈は、将来における同じような出会いにおいても同様の結果が避けられないことを意味している。

### （2）抑うつとの併発

社交不安と抑うつの間にはかなり強い関連性がある。臨床的な観点からみれば、社交不安障害とうつの併発率は四〇パーセントから五〇パーセントである[Ballenger *et al*. 1998；Faravelli *et al*. 2000]。社交不安は他の心理学的な問題を悪化させる素因となりうる。また、ほとんどのケースにおいて抑うつの悪化につながるものであると考えられている[Ballenger *et al*. 1998]。

社交不安と抑うつの対人関係の土台にあるはっきりとした類似性を見落としてはいけない。それぞれの問題がソーシャルスキルの不足、孤独感、出生家族における問題体験と関連

している。もし、抑うつが社交不安の二次的なものであるならば、社交不安に関連している対人場面における現象が抑うつによるものであるのか、疑問である。

リアリィとコワルスキー[Leary & Kowalski 1995a]は検討すべき社交不安とうつの関連について三つの可能性を提示している。第一に、抑うつは、繰り返される自己呈示的な失敗なのかもしれない。社会的場面において常に失敗している感覚は、ついに抑うつ状態へと至る学習性無力感の感覚を生み出すことにつながるだろう。この説明は、物事の因果関係として、抑うつが発生する前に社交不安（自己呈示的な出来事）があるという可能性は、抑うつが社交不安を発生させるであろうというものである。リアリィとコワルスキー[Leary & Kowalski 1995a]は、これは人との出会いにおける効果性に対してうつのネガティブな効果が現れたものであると指摘している。この可能性は、抑うつと社交不安の両方において論拠とされてきたソーシャルスキルの不足を説明する際に役立つ。第三に、抑うつと社交不安はそれぞれ、共通した三番目の変数、つまり、社会的排除によるものであることが挙げられよう。人が排除されたり、孤立したときには、自分の対人能力（社交不安）について強い疑念を持ち、また、自己価値（抑うつ）について疑念を抱くようになる。この提案は抑うつと社交不安の双方に見られる相手から拒絶を説明する上で有効なものである。

社交不安における対人関係の側面に関して、将来の研究において挑戦するべき課題の一つは、社交不安、抑うつ、またはその両方の問題によって引き起こされている対人関係の現象を特定することである。社交不安に関する先行研究のほとんどにおいて、抑うつとの併発のア

## おわりに

不安障害の中でも最も多く見られるのが、社会恐怖症または社交不安障害である。社交不安もまた同様に準臨床的形態といえる。臨床的形態と準臨床形態の両方とも、日常の人との関わり合いの充実度に大きな影響を与える。ある社交不安に関する主要な対人関係理論では、相手に望ましい印象を与えたいと動機付けられているにもかかわらず、そうする能力に自信がない場合に、社交不安が生じると考えられている。ならば、まず最初に問うべきは、「なぜ、相手に望ましい印象を与えられるという自分の能力を疑うのか」である。

調査研究によると、この自己に対する疑惑のルーツは幼少期早期にまで遡るという。感情的には子どもと距離を取りつつ、過保護・過干渉であるような親がいる家庭環境では、このような出生家族における経験が社交不安を発症させる引き金となりうる。子どもが家族から虐待を受けている場合には、社交不安障害は大変高い確率で引き起こされる。両親もまた家族の他の人からの意見に過度の懸念を抱いたり、我が子が社会的な相互作用をもつ様々な機会から遠ざけてしまうようになるのである。

ソーシャルスキルに問題を抱えていることは、相手に望ましい印象を与えることができるという自らの能力への疑いを増幅させるものである。臨床的形態と準臨床形態の両方において社交不安が高い人の多くは、ソーシャルスキルに問題を抱えているといえる。スキルの欠損を社交不安が高い人自身が十分に自覚しているにもかかわらず、非言語行動や対人知覚スキルの実行において、実際にスキルの欠損は観察されている。もし仮に、社交不安の高い人が自らのソーシャルスキルの欠損を自覚しているのならば、彼らが相手に対して望ましい印象を与えるための能力に疑問を感じているのは当然といえる。

社交不安の特徴は、社会的相互作用においてネガティブな結果を受けるだろうと、かなり強く予期していることである。自己呈示モデルでは、これを社交不安の定義の一部と捉えているくらいである。このような相手からネガティブな対応をされるだろうという予期は、残念なことに、社会的な状況下で現実となることが多い。例えば、社交不安の高い人は、相手から頻繁に拒絶される。この拒絶は、種々の状態を引き起こすことになる。ソーシャルスキルに関する問題、拒否されるのではないだろうかという予期、実際に拒否されてしまう経験が、社交不安障害で苦しんでいる人を、質の低い関係、親密でない関係、および個人的関係そのものの欠如という状態にするものと考えられる。

最後に、社交不安は孤独感および抑うつと共存することが多いものである。社交不安、抑うつ、孤独感の三つは心理社会的な問題における「三位一体」のようなものである。この三つは自己価値に関する疑念や疑問などの多くの現象的な特徴を共有しており、また、ソーシャルスキルの欠損と相手からの拒否のように、多くの共通した対人的な相互関係を有するものである。

# 第4章　統合失調症

## 定義と症状

統合失調症は思考形式の障害（実際は異常をきたした家庭の障害）であり、それを特徴づける症状として、奇異な妄想、幻覚、解体した会話、ひどく解体したまたは緊張病性の行動、目標指向活動を開始したり持続することの困難、感情の平板化、会話や言語行動における明らかに貧困でまとまりのない思考といったものが挙げられる [American Psychiatric Association 2000]。これらの症状は大きく二つのグループに分けることができる。すなわち、**陽性症状**（正常機能の亢進や歪み）と**陰性症状**（正常機能の欠如）である。これらの症状は少なくとも一カ月以上持続していなければならないが、ケースによっては数年間持続するものもある。統合失調症における重要な診断基準の一つは、社会的・職業的な機能障害である。したがって定義上、統合失調症を患う人々が、対人関係上の問題を経験することは実質的に間違いないといえる。

本書で扱う他の多くの精神疾患とは異なり、統合失調症は比較的まれな疾患である。統合失調症の生涯有病率はおよそ一パーセントだと概算されている [Kessler et al. 1994]。まれな疾患ではあるが、おそらく"最もひどい"精神疾患であるとズッカーマン [Zuckerman 1999] は最近述べている。本章でも示すとおり、統合失調症の再発率は驚くほど高く、その再発率にはまちがいなく対人相互作用（interpersonal interactions）が影響を与えている。

## はじめに

統合失調症は、対人的側面から熱心な研究的関心を向けられ、理論化された初の心理的問題であったと思われる。この研究によって導出された結果は、メンタルヘルスにおける対人的パラダイムがいかに重要なものであるかを証明するものである。**出生家族体験（family-of-origin experiences）**に関する研究は二度にわたって高まりをみせている。初期の出生家族アプローチでは、研究者たちはダブルバインド・コミュニケーション（double-bind：二重拘束）やミスティフィケーション（mystification：当惑）、家族分離（family schism）といった家族力動を見出している。ただし今日では、これらの変数はもはやこの障害を重要因子ではないと考えられている。一方、現在の統合失調症に対する出生家族アプローチでは、家族の相互作用において、感情表出（Expressed Emotion）、逸脱したコミュニケーション（Communication

# 一 対人コミュニケーションおよび対人関係の焦点

 Deviance)、否定的感情様式 (negative affective style) といった不愉快な現象が同定されている。一方、**全般的対人関係**の領域においては、統合失調症患者が対人的拒絶や対人葛藤を経験し、ソーシャルネットワークに乏しいことが明らかとされている。彼らが遭遇する対人的拒絶は、彼らの対人コミュニケーション領域と関連している。すなわち、彼らは社会的情報の記号化 (encoding) と解読 (decoding) の両方を含むソーシャルスキルの極端な欠損を示している（出生家族での体験、全般的対人関係、対人コミュニケーションの三領域すべてにみられる彼らの問題の大きさを考えれば、統合失調症患者が安定した恋愛関係を築いたり結婚したりすることがめったに起こり得ないのも不思議ではない。このことから、本章では**定位家族体験** (family-of-orientation experiences) についてはつ扱っていない)。また、統合失調症は、抑うつ、不安、物質使用障害などの他の心理社会的問題との併発率が高い。

 およそ二〇年前、ノルウェーの心理学者ロルフ・ブレイカー (Rolv Blakar) は、コミュニケーション障害は統合失調症の中核にある障害であると主張し、そうしたプロセスに対する注目が研究論文では十分に向けられていない事実を嘆いている。

 他の多くの行動異常や精神病理の様式と同様に、統合失調症も相互作用において顕在化するものである。ある人の統合失調症の状態を知るための最初の手がかりは、相互作用から得られる…（後略）。一般に問題解決においてそうだが、統合失調症のよ

うな現象やプロセスを理解するための科学における共通方略が、逸脱という視点で基本的あるいは核心的な観察を行うことだと仮定すれば、次のように考えることができる。(1) コミュニケーション理論は、統合失調症研究で系統的に活用される第一の観点となる。(2) コミュニケーション理論は、今日の統合失調症研究における中心的あるいは有力といえる観点で、統合失調症に関する研究を構成するものである。(3) コミュニケーション理論は、統合失調症に関する適切な知識の断片のすべてが総合的に理路整然と理解されるような上位で中心的な理論的枠組みを提供する。…（中略）…統合失調症研究においてコミュニケーションの観点があまり知られていないことは、…（中略）…主に二つの事情による結果である。まず第一に、統合失調症研究が、社会的な理論や視点をほんのわずかしか採用しなかったことである。…（中略）…第二に、より根本的な問題なのが、コミュニケーションに関する妥当な理論が欠けているという事実である [Blakar 1982 : 209-210]。

 ブレイカーのこの見解は、一九八二年当時のみならず今日においても通用する的確なものである。すなわち、対人コミュニケーションや対人関係は、メンタルヘルス上、最も深刻なこの問題において極めて重要な役割を果たしている。しかしながら、時を同じくして医療・精神医学の分野を代表する統合失調症の遺伝学や精神生理学が発展したことにより、この領域における科学的発展が脚光を浴びることはなかったのである。とはいえ、統合失調症は、対人コミュニケーションと対人関係との関連について徹底した理論化と研究が行われるこ

## 二　統合失調症に対する初期の出生家族アプローチ

　一九五〇年代および一九六〇年代は、統合失調症を理解するための定位家族アプローチが、文献に多く登場した。これらは時に、かなりの評価を受け賞賛されることもあった。その後、これらのアプローチのほとんどが忘れ去られ、現在では統合失調症の最も包括的な分析の脚注に出てくる程度にすぎないものとなっている。それではなぜ、統合失調症の対人的側面の理解に向けた探索が、初期のこのようなアプローチに向かっていったのだろうか。その理由の第一に、先述の通り、統合失調症が、対人的な起源と結果について真剣に理論化されたおそらく最初の精神疾患であったことが挙げられよう。この点では、統合失調症へのこれらの古典的な家族アプローチの提唱者たちは、対人関係とメンタルヘルスの分野におけるある意味で先駆者であったといえる。とになった最初の精神疾患であった。当初は、そのエネルギーの大部分が、この疾患における出生家族の相互作用の説明と理解に注がれた。初期の理論は、家族関係が果たす役割を多分にこの原因として強調しすぎたが、統合失調症における出生家族という視点は今日の論文でも依然として重視されている（Anderson, Reiss & Hogarty [1986]；Hooley & Hiller [1997]；Miklowitz, Goldstein & Nuechterlein [1995]など）。出生家族の役割の乏しさも、この疾患において重要な役割を果たすことが明らかとされつつある。このような研究の方向性は、ブレイカーが示唆し切望していたコミュニケーション理論（もしくは理論群）の分野に集中し始めている。

　彼らの著作や仮説に込められたアイデアのいくつかは、統合失調症に対する現代の出生家族アプローチだけでなく、他のメンタルヘルス上の問題や対人的側面の理解にも役立つものと思われる。

　第二に、統合失調症へのこれらの古典的なアプローチの多くは、対人コミュニケーションの分野に消し難い刻印をもたらしたからだと思われる。対人コミュニケーションの科学的研究は、『人間におけるコミュニケーションの実際』[Watzlawick, Bavelas & Jackson 1967]や『統合失調症における社会的相互作用の本質と効果』[Slotkin 1942]などの著作からかなりの影響を受けている。これらの著作は、執筆された当時、障害のあるコミュニケーション・プロセスに当てはまるシンボリック相互作用、言語使用や非言語コミュニケーションにおける基本原理を概説したものだが、いずれも今日の健康的なコミュニケーション・プロセスにおいても遜色なく通用するものとなっている。例えば、スロトキン [Slotkin 1942] は次のように述べている。「シンボリック相互作用のプロセスでは……Aが、当該概念を意味する文化的に決まりきったシンボルを使う」(p.345)。スロトキンは、対人コミュニケーションのこの基本原理を統合失調症に当てはめ、「統合失調症では、個人が独自のシンボリズムを開発する」、また、「統合失調症患者は慣例的なシンボルについて独自の概念を開発する」と論じている (p.350)。

　第三に、初期の出生家族アプローチの分析が、科学的研究のサンプル数が大きい割には、臨床的所見の限界を強調する付加価値を認めるようなものであったことが挙げられる。遠い昔の先駆者たちへの敬意や後知恵の利点はあるものの、初期の家族アプローチから得られた所見、理論、および仮説の多くが時期尚早なものだったといえる。その

## （1）ダブルバインド・コミュニケーション

家族関係と統合失調症に関する調査路線の1つは、パロアルト（カリフォルニア州）の退役軍人病院において、グレゴリー・ベイトソン（Gregory Bateson）らによって切り開かれたものである（例：Bateson, Jackson, Haley & Weakland [1956]；Watzlawick *et al.* [1967]）。この研究から有名な**ダブルバインド仮説**が生まれたのである。この視座によれば、コミュニケーションには多様なレベルの意味がある。その中には、文字通りの内容が含まれるだけでなく、メッセージの解釈および（または）送り手と受け手の関係性を示す、よりハイレベルなメタメッセージまでもが含まれている。家族の一員の統合失調症に影響された家族内相互作用には、逆説的で矛盾するコミュニケーションが含まれると仮説が立てられている。そのようなコミュニケーションでは、言語的メッセージの内容が非言語的に伝えられたメタメッセージと矛盾したり、そもそも言語的な話の筋道自体に矛盾があったりするとされている（例えば、「私はあなたに背くよう命令します」［Mishler & Waxler 1965]）。もし、受け手がその関係から逃れられなかったり、そのようなメッセージの不条理さに文句をいうことができない場合、どのような反応をしても送り手からは罰反応が返ってくることが予想されるので、こういったコミュニケーションは、選択の機会をないがしろにすることになる。ダブルバインド・コミュニケーションの傾向がある家族の中で成長

すると、論理的なコミュニケーションができない人間になると考えられてきた。したがって、統合失調症患者の非合理的で著しく混乱したコミュニケーションは、これらの非機能的な相互作用に長期にわたって暴露されたことの最終的結果なのであろうと推測された。統合失調症患者のコミュニケーションは、他者が自分を理解することを阻害してしまうが、そうすることで、ダブルバインド・コミュニケーションの送り手（しばしば両親である）からの回避的反応を避けることにもなっている。

このアプローチはもともと演繹的に展開されたものであり、後に、家族療法のセッションの観察を通して「検証された」ものである。それは、すべての行動はコミュニケーションであり、非行動などというものは存在しない（つまり、「コミュニケーションできない人はいない」）という議論の余地のあるいくつかの仮説に基づいたものであった。ダブルバインド仮説について実証も反駁もしていない」(p.253) と述べている。ベックはさらに、「ダブルバインド仮説は統合失調症の理論ではない」と題する論文の中で、「ダブルバインドは統合失調症の理論ではない」と題する論文の中で、「ダブルバインドは統合失調症について誰1人として実証も反駁もしていない」(p.253) と述べている。ベックはさらに、「ダブルバインド仮説の提唱者が統合失調症の病因の理論の提案すらしていなかったこと、この概念の真価は、家族システムの相互作用歴に焦点が向けられたこと、および、家族システムがいかに社会的環境と関連しているかに焦点が合わせられたことにあると結論している。

## （2）ミスティフィケーション

先行研究にみられる初期の家族プロセスの概念としては他に、**ミスティフィケーション**（mystification：当惑）が挙げられる [Laing 1965]。当惑したコミュニケーションには、問題や話題の曖昧さや誤解、誤認といったものが含まれる。ミスティフィケーションが明らかに表れるのは、ある人が自分自身のニーズを満たすために相手のニーズに応じているかのように振舞う、あたかも本当に相手のニーズに応じていないながら、というプロセスである。例えば、年老いた母親は息子にカルシウムたっぷりのミルクをたくさん与えることによって息子の栄養の必要摂取量を本当に満たすかもしれないが、実はカルシウムを本当に必要とする人物は母親である、といった場合などである。そういった親子間相互作用は、結果的に統合失調症の症状を引き起こす非機能的なシンボリックな関係の発展において目的論的な重要性を持っていると考えられている。

R・D・レイン [Laing 1971] は、子どもが生まれてから一歳までの間に、家族成員は相互作用を行い、互いに関わり合うために内在化されたシステムを構築していくと仮定した。彼は、「統合失調症患者」とレッテルを貼られた人々は、混乱や誤解、矛盾の迷路の中に迷い込んでしまっていると述べている。レインは、ミスティフィケーションが、その家族の数世代前にまでさかのぼる問題であるとさえ述べている。したがって、現在、家族にみられるミスティフィケーションは、より前の世代の影響で引き出されたり、そのような家族歴に応じて生じたものである可能性がある。ただし、これらの結論は、若い統合失調症患者がいる数少ない家族における恣意的な研究に基づいたものであることは考慮すべきであると思われる。

レインの実存的命題は、統合失調症が非論理的な家庭環境への論理的な反応であるというものであった。彼は、事実を重視する我々の現代的な視点が、統合失調症の症状に潜む意味から我々を遠ざけてしまうように感じていたのである。彼は一連の有力な著書 [Laing 1959, 1967, 1971; Laing & Esterson 1964] において、この意味を解明しようと試みている。しかしながら、レインの考え自体が次第に当惑することになってしまった。彼は、統合失調症患者が虚無に帰するための途中にあり、それは自分の本質を守るために自分を現実から引き離しつつ、より高度な意識あるいは啓発への道を切り開くという究極の目標をもっているのだと主張している。「出生前のトラウマ」といった概念を強調するなど、彼の研究では、過去が胎児期に子宮内トラウマを経験したとさえ主張し、そのような病気の治療法として、リズミカルに太鼓を鳴らしながらダンスをする、リバーシング療法（rebirthing：再誕生）を提唱している [Burston 1996]。悲劇的なことに、二〇〇〇年四月、コロラド州において、一〇歳の少女がリバーシング療法のセッション中に窒息死させられてしまうという事件が起こった [Lowe 2000]。まるで現代のティモシー・リアリーであるかのように、レインの経歴は彼の独創的で革新的なアイデアから遠く離れ、結局、廃れていくことになった。しかしながら、それにも関わらず、家族の逸脱したコミュニケーションに対する直近の研究の中では、これらのアイデアへの共鳴が明確に表れている。

## （3）家族の分離と歪み

リズ [Lidz 1958] によれば、「統合失調症の重要な特徴は、知覚、意

味、論理の歪みの中にみられる、常軌を逸したシンボリック・プロセス（symbolic processes）にある」という (p.22)。彼は、知覚と意味における親の世界観に合わせてねじ曲げられたものである。そのような親がもう一方の親の精神病理学的な歪みを支持している。分離様式の家族とは対照的に、歪んだ家族では葛藤が隠蔽される。実際に感じられることからは、歪んだ家族が最も多く作り出される非現実的な雰囲気が作り出されるのである [Lidz et al. 1957]。このような家族が最も多く見られるのが男性の統合失調症患者の家族だと考えられており、その家族の母親たちはしばしば巻き込まれすぎに、そして時には魅惑的な振舞いをするように見えるといわれている [Fleck et al. 1963]。

他の初期の出生家族アプローチの多くがそうであるように、リズによって描かれた分離と歪みの家族プロセスは、入院中のごく少数の統合失調症患者とその家族から得た研究結果に基づいたものに過ぎない。リズは、いずれのタイプの家族にも、両親のうち少なくとも一人には明らかな精神疾患が認められることを明らかにしている。ただし、分離と歪みの症例が統合失調症の家族に散見されるものの、統合失調症に広く適用したり、統合失調症を理解したりする上では、こうした家族プロセスの有効性はまだ完全に立証されてはいない。

### （4） 偽相互性

リズと同様にウェインらも、家族システムの崩壊を反映する曖昧で混乱した思考プロセスを進展させるるつぼと家族をみなしている [Wynne, Ryckoff, Day & Hirsch 1958]。彼らのアプローチの背景には、「子どもは成長過程において自分のアイデンティティを実際に試してみたり、その家族環境の中での自分の役割を選んだりすることが

Cornelison, Fleck & Terry 1957]。

家族相互作用の分離様式には必ず、開けっ広げで敵意のある葛藤が伴う。分離的な両親は、絶えず互いが子どもの目に止まることをひそかに邪魔しようと試みる。この点では、彼らの典型的な相互作用は、子どもの忠誠を得るための闘いとして特徴づけることができる。こうした家族でのコミュニケーションが主にもたらすのは、抑圧と反抗の機能である。家族分離が最も起こりやすいのは、女性の統合失調症患者の家族だと考えられていた [Fleck, Lidz & Cornelison 1963]。そういった家族の娘は、両親のどちらかを満足させれば、もう一方の親から拒絶される脅威を伴わなければならないというしがらみにとらわれる。リズらは、この家族プロセスを持続させている力として、両親間の非効率性、不安定性およびパラノイアが挙げられると強調している。

歪んだ家族の相互作用のパターンには、必ず、見るからに他の家族メンバーの要求を受けつけない極度に巻き込まれすぎる母親がいるものである。そのような家族の父親は、その母親の逸脱した子育てをコントロールすることも埋め合わせることもできない。こうした父親たちは受動的であることが多く、しばしば、父親自身が依存症や精神疾患あるいは他の心理社会的問題を抱えている。そのような世界観と適切な両親の振る舞い）に起因すると考えられる。リズはこのような家族プロセスこそ、**分離と歪み**の形態であると論じている [Lidz,

子どもは、奇妙な他の世界観を受け入れることを強制される。その世界観におけるこのような歪みを形成する最も有力な力が家族であると主張した。これらの歪みは、曖昧な境界（すなわち、性別的にも年齢的にも不適切な両親の振る舞い）に起因すると考えられる。

できなければならない」という発想がある。しかしながら、中には健康なアイデンティティを確立するために十分な環境を提供できない家族もある。ウェインら [Wynne et al. 1958] は、「経験の断片化、アイデンティティの拡散、知覚とコミュニケーションの阻害様式、および急性反応状態にある統合失調症者の人格構造におけるかなりの程度引き起こされるといったものは、家族社会構成の特徴からかなりの程度引き起こされる」と述べている (p.215)。

二人の人間が互いの別々のアイデンティティを受け入れる（ある程度まで）とき、そこにはじめて相互作用を最小限にし、必要最低限もしくは制限された目的のためにしか互いを認識しないとき、そこには非相互性が存在することになる。統合失調症の影響を受けた家族では、偽相互性によって真の相違が覆い隠される。その偽相互性においては、家族の一人ひとりがアイデンティティを確立することを犠牲にすることで得た調和と結束への執着、また、家族成員が明らかに相違していることに直面しなければならない事態が生じることになる。このような家族においては、厳格に定義された家族役割構造からのいかなる逸脱も認められないので、偽相互性を維持させている歪んだ論理でそのような逸脱を解釈し直すことで和の幻想が維持されている。

このアプローチにおいて特に注目すべきポイントは、偽相互性を維持し、家族システム内に実在する相違を否認させてしまう家族の相互作用スタイルである。ウェインによれば、統合失調症の影響を受けた家族は、奇妙で、曖昧で、断片的で、まとまりに欠けるコミュニケーションを行うことによって注意や真意を操っているという [Singer &

Wynne 1965；Wynne & Singer 1963]。誰もが、このように多義的で曖昧なことによって、家族の調和がとれたアイデンティティを脅かすものから気を逸らしたり、その脅威を拡散させたりすることができる。しかしながら、こういった相互作用スタイルが、子どもたちの健全なアイデンティティや心理的発達を犠牲にすることになると考えられている。現在ではもはやこういった相互作用スタイルとは考えられていないものの、ウェインがこの奇妙な家族相互作用スタイルを概説した考えは、時の試練に耐えたのである。それらは逸脱したコミュニケーション (Communication Deviance) という表題で現在も研究されているが、より詳細な内容は本章で後述することとする。

### （5）初期の出生家族アプローチのまとめ

統合失調症の病因をこれらの家族プロセス変数から説明できるのではないかという期待も、結局は失望に終わった。マクファーレンとビールズ [McFarlane & Beels 1988] は、「ダブルバインド・コミュニケーション、分離、歪み、および偽相互性といった概念はもはや統合失調症の病因として考えられていない」ということを適切に述べている。家族に関するこれらの初期の構成概念や仮説の多くは、統制群を設定したり、無作為抽出法による臨床的観察法に基づいて定義されたものであった [Mishler & Waxler 1966；Shean 1978]。そのため、現在ではこれらの初期の対人的仮説や理論の大部分が、統合失調症の病因論としては無効なものであると考えられているが、ここでは歴史的背景の説明のために取り上げている。しかしながら、これらの初期の研究で概説されたアイデアには、統合失調症の研究において、より

## 三 統合失調症に対する現代の出生家族アプローチ

家族関係と統合失調症に関する現代の研究では、疾患の原因よりも疾患の機序を説明することに主眼が置かれている。しかしながら、統合失調症における発症の予測因子として出生家族変数を用いた注目に値する研究が散見される。この領域で特に有力であり、今後も有力であり続けると思われる三つの家族変数がある。すなわち、**逸脱したコミュニケーション** (Communication Deviance)、**家族の感情様式** (affective style)、**感情表出** (Expressed Emotion) である。

### (1) 逸脱したコミュニケーション

ウェインとシンガー [Wynne & Singer 1963] は、統合失調症へのある古典的な家族アプローチにおいて、患者の家族がしばしば、奇妙で、焦点の定まらない相互作用様式を互いにとり合っており、そのスタイルがおそらく偽相互性を維持する働きをしていることを指摘している。このような家族成員は、会話する際に共有すべき注意の焦点を見出し、その焦点を維持することが困難である。この家族相互作用と統合失調症に関する研究および仮説を原型に、**逸脱したコミュニケーション** (Communication Deviance : 以下CDと略記する) に関する研究の極めて有力な流れが出現したのである。ウェイン [Wynne 1968, 1981] は、「人は、(特に、幼少期における両親との) 相互作用を通じて、注意を焦点付けたり外部刺激から意味を読み取ることを学習する」ということを理論化している。両親間の奇妙で逸脱したコミュニケーション様式は、両親とうまくかかわったり両親を理解したりできない生物学的傾向と相互に影響し合うと考えられていた。

家族成員の統合失調症の影響を受ける家族は、その成員が居ない時でさえも、奇妙で、非論理的な言葉でコミュニケーションするということや、膨大なエビデンスによって示されている。話題はしばしば脱線し、尻切れトンボのまま急に方向転換してしまうのである。このような相互作用は、注意と意味のぼんやりした焦点によって特徴付けられるもので、この特殊な家族コミュニケーションの様式が、CD [Singer, Wynne & Toohey 1978] と呼ばれてきたのである。

伝統的に、CDはロールシャッハ・テストや主題統覚検査 (Thematic Apperception Test : TAT) などの投影法心理検査に対する親の回答から評価されてきた。通常、このような検査は子どもが居ないところで行われる。ジョーンズ [Jones 1977] が独自に考案したコーディング表に基づけば、親のコミュニケーション行動は、「歪んだ独特な言語」や「誤解」などのカテゴリに分類される。最近では、ヴェリガンらが、ある問題解決場面でのディスカッションに基づいた実際の家族の相互作用課題を用いた手法でCDを評価している (例：Miklowitz et al. 1991 ; Velligan, Funderburg, Giesecke & Miller 1995 ; Velligan et al. 1996]。この評価方法は、逸脱した相互作用コミュニケーション (interactional communication deviance : ICD) と呼ばれ、両親の会話を、「思考の断片化 (idea fragments)」(例：「しかし、ことは、私が言ったようにしたということだ……お前は路地で運転できない」) や、「矛盾または

撤回］（例：「いいや、そのとおりだ。彼女はそうする」）、「曖昧な言及」（例：「それなんだけれども、でも何か違っているような子ども用のもの」）などのカテゴリに分類しては［Jones 1977］。おそらく、TATに基づくコーディング法としてはより高い生態学的妥当性を示したにもかかわらず、この測定方法の結果は概ね類似したものであった。カテゴリの完全なリストと、TATおよびICD手続きのための定義を表4-1、表4-2に示す。

統合失調症以外の患者もしくは健常統制群患者の親に比べて、統合失調症患者の親がより高いCDを示すことは豊富なエビデンスから示唆されている（例：Miklowitz [1994]）。CDは躁病患者の親においてもある程度露呈するものではあるが［Miklowitz et al. 1991］、この研究は、親のCDという側面によって統合失調症が鑑別できるということを示している。とりわけ興味深いのは、この歪んだコミュニケーション形式が、実際に統合失調症患者に典型的なコミュニケーション様式を髣髴とさせることである。したがって、親のCDが、親子双方に存在化した遺伝要因を反映したものなのか、それとも子どもの問題に影響を与える親の行動を反映したものなのかは不明である。

CD研究が進展するなかで、統合失調症の発症を予測する構成概念に関する面白い試みがなされている。ゴールドスタインらの研究では、しばしば親のCDが発症に先行するため、発症前の青年の統合失調症に対して優れた予測因子となることが示唆されている［Goldstein 1981, 1987 ; Goldstein & Strachan 1987］。そのような研究の一つでは、疾患が中等度である一〇代の子どもの両親がそれぞれにTATプロトコルへ回答し、そこからCD傾向の測定が行われた［Goldstein 1985］。一五年後、その子どもたちの統合失調症の生涯有病

## 表4-1　TATによる逸脱したコミュニケーション（CD）採点法

| 要　因 | 定　義 | 例 |
|---|---|---|
| 歪んだ独特な言語 | 語意から外れた使い方．独特なフレーズ．過度の饒舌． | 「彼らは人生のゴールに成功しようとしている．」「この男は，医者になるプロセスを考えるプロセスにいる」 |
| 誤　解 | 知覚表象についての著しい不確実性．ありそうな概念の当てはめ．刺激に対する混乱． | 「これは男の子？　女の子？」「これはそのアーティストの社会的進出を表現したものにちがいない．」 |
| 不安の高まり | 反応時間が短く，課題とは関係のない質問およびコメント． | 「私たち，いつ終わるの？」 |
| 過度に自己関連付けられ自己完結した問題 | 話は宙ぶらりんのままで，過度に自己関連づけされた連想． | 「これは，子どもの頃の私だった．」 |
| 誤った過度の知性化 | 特異な課題設定．誤って使用される複雑な単語． | 「彼はそんなに諧謔的にはしないでしょう．」 |
| 自己完結した問題を総括できないこと | 重要な知覚的要素が無視され，要素の統合がまったく行われない．「わからない」で終わる． | 「この人たちはお互いに何もすることがないのね．」 |

出典：Miklowitz, Velligan, Goldstein, Nuechterlein, Gitlin, Ranlett & Doane [1991].

## 表4-2 逸脱した相互作用コミュニケーション（ICD）評価法

| ICDコード | 定義 | 例 |
|---|---|---|
| 思考の断片化 | 話した考えを断念するか，その考えに戻ることなく急にコメントを終える． | 「しかし，ことは，私が言ったようにしたということだ……お前は路地で運転できない．」 |
| わけのわからない発言 | その会話の流れから理解できないコメントをする． | 「ええと，それはちょうど多分本当に締めくくる場所なんだ．」 |
| 矛盾または撤回 | 最初の発言と矛盾することを言ったり，矛盾した代替手段を提示する． | 「いいや，そのとおりだ．彼女はそうする．」 |
| 曖昧な言及 | 明確な論点を持たずに話す． | 「それなんだけれども，でも何か違っているような子ども用のもの．」 |
| 無関係な発言 | 課題とは関係のないコメントをする． | 「いったい彼らは，こんなふうにどのくらいの数の部屋を持っているのかしら？」 |
| 独りよがりで不適切な応答 | 不合理な推論で答えたり，他者の主張を認めない． | 患者：「時々，庭仕事をするよ．」母親：「あなたの勉強のことについて話しましょう．」 |
| 風変わりな言葉遣いや構文 | 風変わりな言葉の使い方をしたり，言葉を省いたり，言葉の順序が狂ったり，たくさんの不必要な言葉を使う． | 「上下方行ったり，プロセスに沿って，こんなふうに通ってひたすら行きましょう．」 |

出典：Miklowitz, Velligan, Goldstein, Nuechterlein, Gitlin, Ranlett & Doane [1991].

率が評定された．その結果，両親のCD傾向が高いことは，追跡調査時点において子どもが統合失調症圏の疾患を発現することと強く関連が認められていた．類似した研究では，発症リスクが高いと思われる青年が五年間にわたって追跡調査されている [Doane, West, Goldstein, Rodnick & Jones 1981]．この研究では，研究終了時点で，CD傾向が低いか中程度であった親の子どものうち約一〇パーセントが統合失調症を発症したのに対して，CD傾向が高い両親の子どもは五六パーセントが統合失調症を発症していた．

CDに関する他の研究では，統合失調症の経過にCDがどのような役割を果たしているかについて検討された．例えば，ヴェリガンら [Velligan et al. 1996] は，統合失調症患者とその親を一年間にわたって追跡している．この研究では一二カ月の研究期間で，五〇パーセント余りの患者が再発を経験したことが示されている．患者が退院するときの両親のCDは，非再発群に比べて，再発群で有意に高かった．しかしながら，Time 1で親のCDを評価した際には，再発群と非再発群との間で親のCDに差は認められなかった．したがって，この再発した患者の親は，研究期間中にCD傾向の急激な上昇をみせたことが明らかとなった．この研究結果は，CDの高い家族がいる家庭に患者が戻ると，その再発率が高まる可能性があることを示唆している．

フィンランドで行われた養子研究の結果では，子どもたちの統合失調症の発症に及ぼす親のCDの影響力が明らかにされている．統合失調症の母親のもとに生まれることで遺伝的リスクが高く，統合失調症になりやすい子どもがCDの高い養家で育てられた場合は特に，統合失調症を発症しやすかった．しかしながら，遺伝的に低リスクの養子では，養父母のCDと子どもの思考障害との間に何の関係も認めらな

かった [Wahlberg et al. 1997]。これらの結果は、親のCDが、統合失調症の発症に影響を及ぼす先天的な素質と相互作用する家族ストレッサーとなる可能性を示唆していると思われる。親のCDが子どもの統合失調症に対するある種の反応かもしれないと疑ってみるのも理にかなった考え方である。確かに、統合失調症患者との相互作用は、CDを引き起こしそうなものだと思われる。この可能性を検討するため、統合失調症患者とその実母たちが二一—二七六日間にわたって追跡調査されている [Velligan et al. 1995]。ICDは、各家族の問題解決場面でのディスカッションの様子から評価された。その結果、母親のCDの水準は、患者と同様に終始かなり安定的であることが明らかとなった。さらに、母親のCDと患者の症状との相関関係は一切認められなかった。研究期間中に患者の症状が概ね改善したにもかかわらず、彼らの母親のCDレベルはずっと安定していたのである。これは、親のCDが統合失調症患者の居る家庭で暮らした結果ではないということを示唆しているといえる。

親のCDには、歪んだ言語的行動に加えて、非言語的行動の不適切な使用が伴うと考えられる [Goldstein 1984 ; Lewis, Rodnick & Goldstein 1981]。自分の子どもと相互作用する間、高CDの両親は、凝視への嫌悪感や硬直した表情も呈する [Lewis et al. 1981]。これらは強烈に相手を否定する非言語的行動である。同時に、彼らは注意の焦点づけの乏しさという高CDの特徴によく当てはまる。高CDの親は、子どもと相互作用する」とき、言語的・非言語的行動の両方で親の思考と感情がどこか他のところにあること、そして、親子間に若干の緊張があると考えられる。したがって、高CDの親と交流する際、子どもは言語的な経路と非言語的な経路の両方において、断片的で否定的な親の

## (2) 感情表出

家族の**感情表出**(Expressed Emotion : EE)に関する初期の調査 [Brown, Monck, Carstairs & Wing 1962 ; Vaughn & Leff 1976] では、統合失調症患者において再発への脆弱性や社会適応の悪さを引き起こすのは、批判、巻き込まれすぎ、過保護、過度の注目、情緒的反応性といった様式であることが示されている (Hooley [1985] ; Hooley & Hiller [1997, 1998] 参照)。EEは、研究者や臨床家との面接中に表出される親側の批判的態度と情緒的巻き込まれすぎを表すものである。もっとも、カンバウェル家族面接 (Camberwell Family Inverview : CFI) として知られている特別な面接手順を用いて、家族のEEが評価されるると、一家族成員が表出した批判的コメントの頻度、敵意や

行動に遭遇することになると思われる。

親のCDは、統合失調症の進行と結果に影響を及ぼすようである。両親のコミュニケーションが特に非定形で独特である場合、子どもは混乱してしまい、基本的で根本的な社会的現実についてさえわからなくなる可能性がある。これは統合失調症を形成する症候群のなかで極めて中核的な症状である。子どものことはさておき、高CDである親の書いたものを読んだり発話を聞いたりするのは困難なことであり、その親自身のメンタルヘルスを疑わずにはいられない (Goldstein [1987] 参照。反例として Goldstein [1987] 参照)。したがって、患者がそのような両親のケアの下に退院していった場合には、子どもは将来的に再発するリスクを抱えたままであると理解することができる。

情緒的巻き込まれすぎの程度によって、EEが数量化される。一般に、面接中に六つ以上の批判を表出すると、その両親はEEが高い（高EE）とみなされる。

ヴォーンとレフ[Vaughn & Leff 1981]は四つの行動特性の組み合わせとしてEEを表現している。すなわち、巻き込まれすぎ、怒りおよび（または）急性の苦痛や不安、患者に対するあからさまな非難と批判、ならびに患者の症状に対する不寛容である。彼らが行った初期の研究[Vaughn & Leff 1976]では、高EEの親族のいる家庭に退院していった患者の五一パーセントが九カ月以内に再発した一方で、低EEの家族の下に退院した患者はたった一三パーセントしか再発しなかったことが明らかとされている。家族療法プログラムはコミュニケーションや問題解決を改善するので、EEを低減させることは、再発率を確実に低下させることになる（例：Doane, Goldstein, Miklowitz & Falloon [1986]）。

ローゼンファーブら[Rosenfarb, Goldstein, Mintz & Nuechterlein 1995]は、高EE家族もしくは低EE家族の統合失調症患者の親元に戻って間もない若年者を対象に、家庭の果たす役割を検討している。高EE家族の患者は、退院後約六週間の家族相互作用の間に、低EE家族の患者よりも奇妙で破壊的な行動を表出した。また、患者が突飛な考えを口にしたとき、高EEの家族は低EEの家族よりも患者に対して批判的であった。こうした研究は、高EEの家族関係にある悪循環の図式を明確に描写しているといえる。すなわち、高EE家族の患者は、低EE家族の患者よりも一層奇怪で破壊的な行動を表出すると思われるので、こういった高EE家族の親は多くの批判で患者に応じているのである。彼らが家族から受ける否定的反応は、患者にとって

再発可能性をより一層高める要因になると考えられる。EEの概念は、退院した統合失調症患者の再発に果たす潜在的役割のために、かなりの注目を浴びた。家族のEEに関する二五の研究のレビューでは、退院後九〜一二カ月間の再発率が、低EE家族のもとに退院した患者においてはたった二一パーセントだったのに対して、高EE家族のもとに退院した患者にも及ぶことが明らかとされている[Bebbington & Kuipers 1994]。これらの知見は、高EE家族のもとに退院する患者の再発率が、低EE家族のもとに退院する場合に比べて約二・五倍も高いことを示している。同様の知見は、この文献についての最近のメタ分析でも明らかにされており、家族のEEと再発との関連は r = .30 の効果サイズであることが示されている[Butzlaff & Hooley 1998]。

家族のEEに関する研究により、統合失調症患者の再発防止には、三つの顕著な予防因子があることが明らかにされている[Goldstein & Strachan 1987]。第一の予防因子は、統合失調症患者の同居の近親者が低EEであることである。良くも悪くも、ほとんどの統合失調症患者は、退院後には出生家族のもとに帰る。そのため、家族が患者に対して批判的で敵対的な態度を示す場合は、再発する可能性が高くなる。その一方で、低EEは、平静、サポート、および容認の度合いが大きいことを示唆することもあり、再発の可能性が大幅に低下することともあり得る。第二の予防因子は、高EEの親と直接接触する機会が少ないことである（一週当たり三五時間未満）。さらに言えば、高EEの家族による扇動効果を避けることも、ある程度有益であると考えられる。最後に、ゴールドスタインとストローン[Goldstein & Strachan 1987]が明らかにした第三の予防因子は、患者が薬物治療を続けられ

ているかどうかは明らかである。服薬を遵守できる患者であれば、再発リスクが低いことは明らかである。ゴールドスタインとストローンは、以上の三つの因子のうち、退院から一年以内の再発を減らすには、家族の低EEが最も重要であると主張しており、服薬順守とは無関係に予防効果があると考えられることを理由として挙げている。

家族のEEは、ストレッサーとして機能し、回復期にある統合失調症患者の再発を早める場合がある。統合失調症と同様に深刻な心理的問題を抱えている場合でも、回復期にある患者が極めて脆弱な心理的・社会的状態に置かれることで、症状が抑えられ、寛解状態にある場合でも、統合失調症に関連した対人関係の崩壊が依然として続き、患者は対人関係が不安定な状態に置かれることがある。これによって他人からの批判や承認が不快な状態に対する患者の感受性が高まるのは当然である。患者が、これらの不快な対人行動を受けた機会がわずかにしか得られないことがある。このような事態の結果として、家族成員からのEEに圧迫を感じて統合失調症エピソードを再発することもある。

特にEEが高い親は、自身に心理的問題を抱える可能性があると考えられていることに理由がある。ゴールドスタインら [Goldstein et al. 1992] の調査によると、統合失調症患者の親で高EEの場合は、重大な精神疾患の生涯有病率が一〇〇パーセントであった。この低EEの親における四四パーセントの場合は四四パーセントの生涯有病率は高いように思われるが、全米併存症調査（NCS）[Kessler et al. 1994] による生涯有病率は、一般の親集団と同等であり、このような統合失調症患者の低EEの親集団は、一般の親集団と差異のないことを示している。高EEの親で精神疾患の発症率がこのように驚異的

に高いことは、EEが精神疾患の遺伝的指標である可能性を提起しているのであろうか？この問題を検討するために、カッティングとドチャーティ [Cutting & Docherty 2000] は、統合失調症患者に、これまでの人生において楽しかった記憶について話させている。高EEの親を持つ患者は、低EEの親を持つ患者に比べて、親との楽しい記憶が有意に少なかった。全体的に、嫌な記憶に比べて、楽しい記憶に二倍多く親が登場した。しかし、高EEの親は、楽しい記憶と嫌な記憶に、ほぼ等しい割合で登場した。カッティングとドチャーティ [Cutting & Docherty 2000] のこの研究からは、高EEの親が統合失調症患者にストレスフルと受け止められているという、少なくとも間接的な証拠が得られる。

家族のEEに関する研究は、最近も活発に続けられている（例：Cole, Grolnick, Kane, Zastowny & Lehman [1993]；Docherty [1995]；Mueser et al. [1993]）。EEは有用で信頼できる再発予測因子であるという以外に、統合失調症の家族性リスク指標として理解することも有益である [Miklowitz 1994]。高EEの親は、自身に精神疾患の病歴がある可能性が特に高い。このため、親のEEは、精神疾患が遺伝する可能性を示唆するものであると考えられる。さらに、ミクロウィッツ [Miklowitz 1994] によると、高EEの親が、過去の自分自身の心理的問題を自分だけの努力で克服したと思い込んでいれば、子どもに対して批判的になる可能性が特に高いとも指摘している。家族のEEを統合失調症の再発予測因子またはリスク因子と見なすかどうかは、素因ス

トレスの枠組みで解釈することが可能であり、その場合、このような葛藤を抱えた敵対的な家族の態度は、患者にとってストレッサーとして機能する [Hooley & Hiller 1998]。しかし同時に、EEが、統合失調症の息子や娘を世話する負担から生じる親のフラストレーション、およびその負担の評価を反映している場合もあることに留意することが重要である（例：Hooley [1998]；Scazufca & Kuipers [1998]）。

## （3）CDとEEの結合

EEがコミュニケーションの内容を反映しているのに対して、CDはコミュニケーションの様式を反映している。崩壊する可能性がある統合失調症患者の家庭環境をさらに悪化させるかのように、CDの家族は同時に高EEである傾向がみられる（例：Miklowitz et al. [1986]；Rund, Oie, Borchgrevink & Fjell [1995]；反例として Docherty [1995]）。結果的に、CDかつEEの家族の患者には、問題に満ちた相互作用的な家族成員とのやり取りが倍増している可能性がある。高EEの親元へ退院した患者では、同時に曖昧で奇妙で断片的な思考を表出する可能性が高い親では、再発リスクが特に高いことは、少しも不思議ではない。

このCDとEEの二変量を同一の研究に並行して組み入れた場合、統合失調症のアウトカム（例えば、再発回数、入院期間、心理社会的機能の評価点）の予測因子としては、家族のCDの方が家族のEEよりも強力であることが明らかにされている [Rund et al. 1995]。ランドら [Rund et al. 1995] は、スピアマンの順位相関係数を用いて、これらのアウトカムの連結指標との相関が、家族のEEでは .16 であったのに対し、家族のCDでは .94 であったことを報告している。しかし、家

族のEEにはある程度の予測的妥当性があり、家族のCDよりその妥当性が高い。統合失調症の経過に関してはCDとEEの両方を考慮した場合、家族相互作用変数によって最もよく予測できる [Goldstein 1985]。このCDとEEの二つを結合させることで、どちらか一方を使用する場合よりも、予測力が大きくなると考えられる。

## （4）感情様式

感情様式（AS）は、葛藤を含む問題に関する患者同席の話し合いの中で家族成員が示す言語行動を測る尺度である。EEは、患者が不在中に行う面接で家族成員が示す敵意、批判、巻き込まれすぎの態度の行動的発現と見なされることもあるが、ASは、表出された感情構造によって指標化した態度の行動的発現と見なされることもあるが、このような関係を実証することは困難である [Miklowitz et al. 1989]。ASとEEには密接な関係があり、恐らくその構成概念も重複しているが、ASに関しては個別の文献が多数存在し、それによると、統合失調症患者は（EEと同様に）ASによって再発が予測される例が多いことが示されている。

ASの測定は、現状の家族内での未解決の問題についての一連の家族の簡単な話し合いで行われるのが通例である [Doane et al. 1981]。予測されるように、相当量の感情表出が引き出されることになる。このような話し合いからは、話し合いの後で、内容が記録され、家族の発言内容は、サポート、批判、罪の誘導、および押しつけに分類してコード化される。このコード化の一般的な分析単位は、発言者一人当たり連続発言内容の六行分である。このコード体系を完全に記述したものを表4-3に示す。

## 表4-3 感情様式 (AS) コード

Ⅰ. サポート
  A. 一次的サポート．子どものことを心から心配している，あるいは子どもが抱える問題または子どもの態度について強い関心があるなど，親が子どもに直接伝える．例えば，「あなたを心配していることを分かって欲しい」．
  B. 二次的サポート．一部の特異的行動の改善を認めるような，影響力が弱い性質の支持を表明する．

Ⅱ. 批判
  A. 個人批判．この批判には，次の性質が一つ以上ある．不必要またはあまりにも手厳しい修飾語句，幅広い態度内容への言及，子どものパーソナリティや気質への言及．例えば，「あなたの態度は，卑劣で横柄だ」．
  B. 良性批判．この批判は，限定的で，事実に即した，特定の出来事または一連の行動に向けた批判である．例えば，「ジョン，あなたは宿題に取り組む姿勢が悪い」．

Ⅲ. 罪の誘導．罪の誘導効果がある発言には次の二つがある．一部の否定的な事柄に対して，子どもが責めを負うべきだ，子どもに責任があるなどと発言する．親がその事柄で悲しかった，あるいは困惑したなどと発言する．例えば，「あなたは家族に大変な苦労をかけている」．

Ⅳ. 巻き込まれすぎ．押し付けがましい発言は，実際には明確な根拠なしに，子どもの考え，感情の状態，または動機を把握しているかのように伝える．
  A. 批判的巻き込まれすぎ．この干渉は，辛辣な批判的内容を含む．例えば，「あなたは他の人に大切にされて喜んでいる」．
  B. 中立的巻き込まれすぎ．この干渉は，中立的な性質があり，子どもの感情の状態，考え，または好みに言及する．例えば，「あなたは，(私たちに) 怒っていると言うけど，本当はあなた自身に腹が立っているのでしょう」．

出典：Doane, West, Goldstein, Rodnick & Jones [1981] を一部改変．

ASをコード化したデータは，家族を三つのASプロフィール (良性，中間，不良) に分類する．良性ASの家族では，家族相互作用において否定的行動 (すなわち，個人攻撃，罪の誘導，および批判的または中立的押し付け) が見られない．中間ASの家族では，家族の話し合いで否定的な言語行動を表出することもあるが，肯定的な言語行動 (すなわち，第一次サポート) を表出することもある．最後に，不良AS (否定的ASと呼ばれることもある) の家族では，片親または両親が否定的な言語行動を表出するが，肯定的な言語行動は表出しない．

最初に行われたASに関する研究の一つ [Doane et al. 1981] では，高リスクで障害がみられるが精神疾患ではない青年を含む六五組の家族が，家庭内問題の話し合いに参加した．その五年後に青年について追跡評価が行われた．アウトカムの基準として，広範な統合失調症スペクトラム診断 (例えば，統合失調症質パーソナリティ障害を含む) を使用した場合，Time 1 で良性ASの家族プロフィールを持つ青年では，Time 2 で統合失調症スペクトラム診断を受けたのは八パーセントのみであった．Time 1 で中間ASの家族プロフィールを持つ青年では，Time 2 で五〇パーセントが統合失調症スペクトラム診断を受けた．この診断割合は，不良ASの家族プロフィールを持つ青年では五九パーセントに増加した．ドーンら [Doane et al. 1981] は，統合失調症スペクトラム疾患の最も優れた予測には，ASとCDの結合が関与しているとASが統合失調症のリスク指標であることは明らかである．

さらに長期に渡る縦断的研究では，中等度の精神的障害を有する一〇代の若者およびその家族のグループを一五年間に渡り追跡調査している [Goldstein 1985]．ドーンら [Doane et al. 1981] の試験と同様に，

家族は一般的な家庭内問題の話し合いに参加した。その後、家族は否定的ASまたは良性ASのいずれかに分類された。ゴールドスタインの研究結果によると、良性ASに分類された家族内では、一五年間で広範な統合失調症スペクトラム疾患を発症した例は認められなかった。しかし、Time 2で確認されたほとんどすべての統合失調症スペクトラム発症例は、片親または両親が高EEで高ASの家族という状況であった。EEに関する研究と同様に、ASに関する初期の研究による患者の家族の多くが気苦労に支持されている。これらの研究結果は、精神病院をストレスフルな環境からの避難場所として利用していることを示したブラジンスキーらのグループの初期の研究結果と一致している[Braginsky, Holzberg, Finison & Ring 1967 ; Braginsky, Holzberg, Ridley & Braginsky 1968]。

ASは、統合失調症の発症リスク因子であるとともに、再発の予測因子である可能性がある。ある研究によると、病院退院時に統合失調症患者の家族が良性ASプロファイルを持つ場合は、一二ヵ月後の再入院率が四〇パーセントであるが、否定的ASの家族の元に帰った患者の場合は、再入院率が二倍を超える（八三パーセント）ことが実証されている[Doane & Becker 1993]。薬物治療コンプライアンスに関連するASに関する研究結果はさらに顕著で、否定的ASの家族を持つ患者の再入院率が一〇〇パーセントであったのに対し、良性ASの家族を持つ薬物治療コンプライアンスが良好である患者の再入院率はわずか一七パーセントであった。

ドーンとベッカー[Doane & Becker 1993]が、否定的ASの家族出身の患者は、もともと健康状態が悪いため再発しやすい可能性について検討し、その可能性を否定したという事実はさらに興味深い。この研究結果は、家族のASが子どもの病気が重いことに対する反応にすぎないということはあり得ない。初期評価で過度の批判および情緒の巻き込まれた家族の約七〇パーセントは、患者の臨床状態に関わらず、研究期間中その特徴が変化しなかった。さらに、研究期間中に患者の状態が実際に改善したという事実とは無関係に、約二〇パーセントの親は、批判的な態度がさらに強くなった。ドーンとベッカー[Doane & Becker 1993]は、ほとんどの家族にとって、ASは比較的安定するものの、患者の回復状態を反映しており、そのことで治療が困難になる、患者の回復状態とは無関係であると結論している。

家族のASと再入院との関係は、少なくとも次の二つの異なったプロセスの結果である。最も直接的な仮説は、家族のASが、既に脆弱な患者を「正気を失った」状態に押しやるストレッサーであるというものである。回復途上の患者は、深刻な心理的問題を経験することで、先述のような不安定な心理状態におかれることがある。否定的ASの家庭で明らかとなった批判および巻き込まれすぎは、回復途上の患者を過剰に緊張させる可能性があり、疾患が完全に再燃することもある。一方、関連性のある仮説では、家族のASが、回復途上の患者を、家族からの避難のために家庭から病院へ戻る状況に押しやるストレッサーである、というものがある。ほとんどの人は、否定的ASの家庭が嫌悪的な環境であると考えるであろう。恐らく誰でもそのような環境から逃げ出したいと思うのは当然である。過去に病院でそのようにケア

を受けた経験がある患者にとって、寛解および再入院は、否定的ASの出生家族によるストレスフルな拘束環境から患者を開放するという点で有効なこともある。

否定的ASは、統合失調症患者の家庭に特有なものであろうか？この問題を検討するために複数の研究が行われ、統合失調症患者の家族ではこの問題が特に大きいことが、一般に知られている。例えば、双極性障害患者の親と比べて、統合失調症患者の親は、退院後に、患者に対してより巻き込まれすぎて批判的な発言をすることが報告されている [Miklowitz et al. 1995]。神経性無食欲症患者の家族と比べて、統合失調症患者の家族は、否定的なASプロフィールを持つ傾向がはるかに強かった [Goldstein 1981]。この例では、神経性無食欲症患者の一一家族のうち、否定的ASプロフィールが認められたのは一家族のみであった。

家族のASは、統合失調症の発症および経過の両方に関係があると考えられる。一方で、この変数は、これまでCDまたはEEほど広く採用されてこなかった。ホーリィとヒラー [Hooley & Hiller 1997] は、この理由として、ASの評定の信頼性に問題があることを挙げている。その結果として、この変数がほぼ例外なく登場するのは、最初に開発したカリフォルニア州立大学ロサンゼルス校（UCLA）の研究グループが関わった調査研究のみである。それにもかかわらず、現在入手可能な研究知見によると、家族のASは、家族相互作用現象であり、統合失調症の経過にかなりばらつきがあることを説明する変数として、CDまたはEEの経過にかなり同等の可能性のあることが示されている。

### （5）現代の出生家族アプローチのまとめ

一九六〇〜一九七〇年代での早期の数々の失敗にもかかわらず、出生家族における相互作用と統合失調症に関する研究は今日でも行われている。このような長い歴史を持つ一連の研究は、CD、EE、およびASの概念に新しい生命を与えている。これらの家族現象のそれぞれが、リスクを有する青年における統合失調症発症の先行因子であり、退院した直後の患者における再発予測因子としても、一定の役割を果たす可能性があることを示唆するエビデンスが、少なくとも数件は存在する（例：Hooley & Hiller [1997]；Miklowitz [1994]）。これらの変数のうち、EEのような変数は、寛解状態にある患者の再発予測により適している場合があり、一方で、CDのような変数は、統合失調症患者の家族と健常対照群の家族との区別により適している場合がある [Miklowitz 1994]。CD、EE、およびASは、純粋に統合失調症患者の家族に特有なものではないが、各変数は、統合失調症疾患の経過および発症可能性における有力なリスク因子の代表的なものである。統合失調症に対する早期の家族アプローチは、特定の家族変数に対する因果的役割を前提とすることが多いが、それとは異なり、今日の研究のほとんどは、その変数を、統合失調症の素因あるいはASに関する脆弱性に呼応して作用するストレッサーとして扱っている。実際に、現在多くの研究者は、CD、EE、およびASが、永続的な素因と合わさって作用するだけでなく、お互いに組み合わさって作用することで、統合失調症の経過に影響を与えることが多いと考えている。

現代における家族相互作用と統合失調症の概念は、素因ーストレスの枠組みによく適合する。統合失調症を発症させやすい生物学的傾向

を持つ人もいる。このような傾向は、より正式にはコミュニケーションには素因として知られている。奇妙で非論理的な方法でしか注意の焦点を見出し、維持することができない親、および共有すべき注意の焦点を見出し、維持することができない、間違いなくストレスフルなおよび共有することは、間違いなくストレスフルな考えを抱く。敵対的、批判的、同居することは、同様にストレスフルである。残念なことに、これらの破壊的とも、同様にストレスフルである。残念なことに、これらの破壊的ストレスフルな家族の相互作用様式の多くが同時に発生する。親のCDが引き起こす混乱および失見当識、および親のEEおよび否定的なASが作り出す罪の意識、羞恥心、自我境界の混乱といったものには、既に統合失調症の傾向がある人に対して、火に油を注ぐようなものであり、再発の引き金となる。

CD、EE、およびASに関する研究は、今もなお初期段階にあるとみなすことができる。統合失調症スペクトラム疾患においてCD、EE、およびASが果たす正確な機能は、まだ最終的には確定していない。理論的には、こうした現象は、患者の病状に対する反応ではある可能性があるが、それを否定するデータが少なくとも数件は存在する。さらに、これらの変数は、親に障害がある可能性を示す指標となり、遺伝を示唆する可能性がある。先述のように、口論および話し合いの構成が奇異な話し合いのなかで、共有すべき注意の焦点を見出し、維持することができないのと同時に、子どもに対する過度の敵意、批判、および情緒的巻き込まれすぎを示す親の場合、その親のメンタルヘルスが疑問視されることもあり得る。それにもかかわらず、現状のエビデンスでは、これらの家族変数には、統合失調症の経過および一部の統合失調症の発症において、否定できない役割があることが示されている。統合失調症患者が育てられ、退院して行く家庭の実情については、

少なくともある程度は考慮しなければ、統合失調症を完全に理解し、発症を予測することは不可能である。

## 四 統合失調症における全般的対人関係

出生家族の関係および相互作用が統合失調症の対人的研究の中心となっていたことは疑いない。しかし、問題のある対人関係が、統合失調症患者の家族関係の範囲を超えるものであると考えられていることには理由がある。例えば、介護施設に居住する統合失調症患者では、その約三分の二にみられる症状変動の根本的原因は、対人相互作用であることが特定されている [Marley 1998]。最も多く特定された対人相互作用は、他の居住者との関係で、口論、易怒感、および他の居住者に個人資産を盗まれないかという懸念が含まれている。介護スタッフ成員との口論および介護スタッフ成員からの批判が、症状の悪化につながったと指摘している居住者もいる。この種の関係者の衝突は、統合失調症患者の対人的視点では非常に顕著なものである。

統合失調症と対人関係に関してより一般的な興味深い特定領域の一つは、ソーシャルサポートである。統合失調症患者は、一般的にソーシャルネットワークが狭く、健常対照群または他の精神疾患患者と比べて親しい友人が少ないことが報告されている [Erickson, Beiser, Iacono, Fleming & Lin 1989]。エリクソンの研究グループにより、患者のソーシャルネットワークにおける家族の人数と予後との間に負の相関が認められ、逆にそのネットワークに友人および知人の人数が多ければ、予後が良好であることが認められたことは重要である [Erickson et al. 1989 ; Erickson, Beiser & Iacono 1998]。この知見は、

家族から提供されるような種類の「ソーシャルサポート」は、実際には統合失調症の経過を悪化させることを示している。統合失調症患者に明らかに有益なものは、友人によるソーシャルサポートである。しかし、そのような有益なものは、友人によるソーシャルサポートが、不幸にも多くのケースで欠けている。このような友人によるソーシャルサポートが欠けている理由として一つ考えられるのは、ソーシャルスキル欠損によるものであり、統合失調症患者は、ソーシャルネットワークも狭い傾向がある [Macdonald, Jackson, Hayes, Baglioni & Madden 1998]。また、統合失調症の陰性症状により、他人からのソーシャルサポートを確保する能力が阻害されることもある [Macdonald et al. 1998]。

統合失調症患者にとってのソーシャルサポートの影響は、精神症状のみにとどまらないことは明らかである。実際に、ソーシャルサポートが統合失調症患者の長期生存率に影響を及ぼすことがある。クリステンセンら [Christensen, Dornink, Ehlers & Schultz 1999] は、一九三四—一九四四年に国立病院に入院した統合失調症患者一一三二例を調査している。長期にわたる遡及追跡調査期間で、ソーシャルサポートがより多く得られる患者ほど推定死亡率が低かった。クリステンセンら [Christensen et al. 1999] は、生存分析によって、ソーシャルサポートが五件法尺度で一点上昇することは、平均すると五八年におよぶ追跡調査期間で死亡リスクが二五パーセント減少することにつながることを立証している。ソーシャルサポートが得られる場合は、精神症状と長期生存率の二点において、ソーシャルサポートが統合失調症患者に多くの利益がもたらされることは明らかである。

ソーシャルサポートに関する研究によると、統合失調症患者は、友人関係からもたらされる恩恵を享受することが困難である。友情に関する問題に加えて、統合失調症は、兄弟姉妹との親密性が乏しく、衝突が多い一因となっている [Lively, Friedrich & Buckwalter 1995]。リブリィら [Lively et al. 1995] の研究に参加した家族は、病気の兄弟姉妹に対処しようとしたことに関連して、かなり大きな悲嘆とストレスを表出している。

## 拒絶

最後に、うつ病患者と同様に、統合失調症患者は他人から拒絶を誘発することが多いことを示すエビデンスが存在する。例えば、ノーマンとマラ [Norman & Malla 1983] は、多数の学生サンプルに対して、妄想型統合失調症の若者、パーソナリティ障害の若者、またはメンタルヘルス上の問題がない若者を主人公とした短文を読ませた。精神的な苦痛が大きいと判定された主人公ほど、社会的に容認できないと見なした回答者が多く、主人公との社会的距離をより多く取りたいと望んでいた。同様の研究結果が、統合失調症患者との対面による相互作用に関する研究で明らかにされている [Nisenson & Berenbaum 1998]。この研究によると、対面による相互作用で、患者の行動がより奇妙この研究によると、対面による相互作用で、患者の行動がより奇妙な動することがある (p.9) と結論している。この統合失調症に関連した対人的な拒絶効果により、統合失調症患者が友人とのソーシャルサポートネットワークを構築したり、維持することの困難を説明できると

## 五 対人コミュニケーション
### ──統合失調症に関連したソーシャルスキル欠損

統合失調症患者が、混乱しており不満足な対人関係に組み込まれている上に、自身に重大なコミュニケーション障害があることは明らかである。統合失調症に関連したソーシャルスキル欠損に関して行われた一連の広範な研究によると、統合失調症は、基本的なコミュニケーションスキルにおいてしばしば根本的な障害があると強く関連している。これらのスキル欠損は、この症候群のすべてに認められるものではなく、例えば、パラノイア型の患者の能力は他より優れていることがあるが、多くの例で、並はずれて奇妙でまとまりのない他人との関わり方がコミュニケーションを極めて困難で厳しいものにしている。この統合失調症に関連したソーシャルスキルに関する研究では、コミュニケーションに関して、受信ないし解読の側面とともに、表出ないし記号化の側面についても検討されている。これらの各研究領域では、下位プロセス（発信スキルの場合はスピーチ産出および非言語行動の使用、解読スキルの場合は表情の認識、社会的情報、および認識・処理）に明らかな欠損が認められる場合がある。

### (1) 記号化スキル

ベラックらの研究グループは、慎重に設計・制御された一連の実験室実験を通して、統合失調症患者ではソーシャルスキルに障害があり、

健常対照群または精神疾患対照群のいずれよりもその障害が際立っていることを明らかにした（例：Bellack, Morrison, Mueser & Wade [1989]；Bellack, Morrison, Wixted & Mueser [1990]）。これらの研究では、すべての被験者が、ロールプレイアセスメント手続きに参加し、相手との一連の相互作用において、会話の開始、賛成および反対の表明などのスキルが要求された。このような評価場面において、統合失調症患者は、非精神疾患対照群［Mueser, Bellack, Douglas & Morrison 1991］、または気分障害の患者を含む精神疾患対照群［Bellack et al. 1989, 1990；Mueser, Bellack, Morrison & Wixted 1990］と比べて、社会的行動が適切でない傾向がみられた。ソーシャルスキルの欠損は、統合失調症の随伴症状であるだけでなく、より一般的な社会的機能に有意に関係していることがこれらの研究により実証された（Halford & Hayes [1995] 参照）。

統合失調症に関連した記号化ソーシャルスキルの欠損は、様々な範囲の研究で追証されている。例えば、他人からの接触の受諾、他人との接触の開始、効果的なコミュニケーション、活動への参加、集団への参加、友情の形成、および援助要請のようなソーシャルスキルに関する臨床アセスメントを基にすると、統合失調症患者は、双極性障害または大うつ病の患者と比べて、すべての項目で有意に低得点であった［Bartels, Mueser & Miles 1997］。臨床アセスメントを基にした同様の研究結果でも、言語発達、社交性、および責任のような領域では、統合失調症患者は、知的障害患者より評価が劣っており、器質的脳障害患者とほぼ同程度であった［Sylph, Ross & Kendward 1977］。自己報告によってソーシャルスキルを評価した場合、統合失調症患者は、交渉開始能力、葛藤処理能力、および他人に対する情緒的サポートの提

供能力が劣っていると自身を評価していた [Semple et al. 1999]。このようなソーシャルスキル欠損は、統合失調症の陰性症状と特に関係が深い (Lysaker, Bell, Zito & Bioty [1995] 参照)。

## スピーチ産出スキル

効果的な言語的コミュニケーションのスキルは、対人関係を構築し、交渉することはもちろん、情報を伝達する上でも必須の能力である。これらの不足は、統合失調症患者と話せば、ほぼすぐに認められる。スピーチ産出と統合失調症に関する研究において、しばしば取り上げられるテーマは、コミュニケーション障害の発生頻度である。これらのコミュニケーション障害には、漠然とした言及または混乱した言及、言語における情報欠落、および構文的曖昧さのような現象が含まれる。統合失調症患者の会話には、コミュニケーション障害が多く認められる [Docherty, DeRosa & Andreasen 1996 ; Docherty, Hall & Gordinier 1998]。このことは、統合失調症患者の会話を極めて解読困難にし、患者の思考経路をたどることはほとんど不可能である。この種の会話の明瞭さ（不明瞭さ）は、統合失調症患者の社会的機能に強く関連している [Penn, Mueser, Doonan & Nishith 1995]。統合失調症患者におけるコミュニケーション障害と患者家族におけるCDに関する研究結果に著しい類似があることは看過できない事実である。

統合失調症に関する他の会話の問題は、スピーチ産出の低下または阻害であり、会話の貧困としても知られている [Devidson, Frith, Harrison-Read & Johnstone 1996 ; Glaister, Feldstein & Pollack 1980 ; Regin, Pogue-Geile & Oltmanns 1989 ; Rutter 1977a]。これは、不適切に簡略化され限定された会話のことである。例えば、「あなたが幼いこ

ろ、家族はどんな様子でしたか？」との質問に、「大丈夫と思う。」と答えるような場合である。このような詳しい詳しさに欠ける会話相手に対して、十分な回答を得るためには、統合失調症患者が実際に詳しい情報を求め続けける回答が必要になる。さらに、統合失調症患者の、発音が悪い抑揚が少ない傾向がある [Todt & Howell 1980]。このようなスピーチ産出の阻害は、統合失調症に特有なものではなく、うつ病においても実証されている [Ragin et al. 1989]。しかしながら、統合失調症患者においてより慢性的な傾向があり、うつ病では症状が緩和するにつれてより劇的に改善する。

## 非言語行動スキル

非言語行動を効果的に利用することで、口頭コミュニケーション、意思伝達、態度、感情、および情報がかなり豊かになる。統合失調症患者は、非言語的コミュニケーション行動を使用することに、常に支障を来している。例えば、統合失調症患者は、社会的相互作用において他者と視線を合わせることが少ないが [Rutter 1973]、これは、個人的性質に基づく、ある種の相互作用に限定されるようがある [Rutter 1977b, 1978]。統合失調症患者は、感情を刺激するような映画を見ている間、健常対象群と比べて活気が見られることが少なかった [Salem & Kring 1999]。統合失調症行動は、感情を伝える準言語（例えば、口調、話す速さ、抑揚）の使用にも障害が認められる場合がある [Whittaker, Connell & Deakin 1994]。家族相互作用では、統合失調症患者は、精神疾患対象群と比べて、ジェスチャーを使用することが少なく、身を乗り出して相手と話すことも少ない [Simoneau, Miklowitz, Goldstein, Nuechterlein & Richards 1996]。

ソーシャルスキルの記号化の側面についての研究によると、統合失

# 第4章 統合失調症

調症患者は極めてその能力が劣っている。統合失調症患者の言語行動および非言語行動は、ともに筋違いで混乱を示すものであるとともに、表出が困難で、他人との情報共有はさらに困難であるといった現実に立たされていることを示している。残念ながら、統合失調症に関連したソーシャルスキル欠損は、この範囲内に止まらない。解読または受信スキルに焦点を絞った一連の補足研究では、さらに多くのソーシャルスキル欠損が明らかとなっている。

## (2) 解読スキル

対人コミュニケーションでは、記号化あるいは行動産出スキルの他にも、解読スキルが不可欠である。これらスキルは、社会的感受性および情緒的感受性 [Riggio 1986]、または非言語的感受性 [DePaulo & Friedman 1998] と呼ばれることが多い。これらのスキルには、相手の話および非言語行動のかすかな手掛かりをすぐさま察知して、それを読み取る能力が必要となる。これらスキルが、認知的に大変な労力を要するスキルであり、生涯に渡る人間の相互作用を経て完成するスキルであることは明らかである。

統合失調症患者は、対人関係において解読の問題を数多く経験する。これらの対人的な解読スキルの問題は、より一般的な問題に関連しており、対人関係以外の現象を解読する能力が不足していることが同様に現れることも明らかである (Weiss, Chapman, Strauss & Gilmore [1992] 参照)。統合失調症は、その診断基準に本来含まれている定義によると、重大な知覚的問題を多く伴っており、幻覚および解体された認知・情動を顕在化することが多い。それらの知覚的問題が社会的認知をさらに無効にし、統合失調症患者が対人関係の悪化を経験する一因となっていることは明らかである。

## 社会的情報の認識と処理

社会的手がかりの処理能力が阻害される統合失調症患者は多いと考えられている [Corrigan, Wallace & Green 1992；Ikebuchi, Nakagome & Takahashi 1999]。社会的手がかりの不十分な認識および処理は、統合失調症患者に一般的に多く認められるソーシャルスキル欠損に関係している (Corrigan & Toomey [1995]；反例として、Hyronemus, Penn, Mueser, Spaulding, Hope & Reed [1995]；Penn, Corrigan, Mueser, Spaulding, Hope & Reed [1995]；Penn, Corrigan & Martin [1998])。

社会的解読スキルを評価する一般的手法の一つは、PONS (Profile of Nonverbal Sensitivity：非言語的感受性プロフィール) [Rosenthal, Hall, DiMatteo, Rogers & Archer 1979] として知られる評価法である。この手法では、音声を変えた（会話内容をフィルター処理した）ビデオクリップを通して一連の非言語行動の一場面が提示される。被験者は、各ビデオクリップで伝えられた内容を要約する役者の選択肢が提示され、ビデオクリップで見た方を選ぶことが求められる。統合失調症患者は、健常対照群 [Fingeret, Monti & Paxson 1985；Toomey, Wallace, Corrigan, Schuldberg & Green 1997]、または精神疾患対象群 [Monti & Fingeret 1987] と比べて、PONS検査の正答率が劣っていた。関連した知覚検査によると、統合失調症患者は、対人関係の問題認識不足とともに、ビデオテープで提示された役者の感情を言葉で表現し、それを要約する能力が不足していると考えられる [Bedell, Lennox, Smith & Rabinowicz 1998]。

統合失調症患者のコミュニケーション解読スキル不足の本質は、手がかりがより具体的なものから、より抽象的なものに変化するにつれ、

より偽陽性反応を示すことである [Corrigan & Nelson 1998]。具体的な社会的手がかりは、現実の光景（例えば、表情）および音声（例えば、口調）であり、抽象的な社会的手がかりは、感情、規則、および社会的状況についての推測（例えば、「彼は動揺している。」「彼女は自分の思い通りにやろうとしている。」）である。コリガンとネルソン [Corrigan & Nelson 1998] によると、このコミュニケーション解読スキルの欠如は、過剰に包括的な考え方をする傾向、つまり、統合失調症患者が社会的手がかりを誤って認識し、その状況にそぐわないことをあれこれ推測する傾向を反映している可能性が示されている。統合失調症が社会的手がかりに対する注意を散漫にするという対立仮説は、事実上否定されている [Corrigan 1997]。

社会的情報の無効な処理は、統合失調症患者自身の社会的行動の処理にまで及んでいる。カリニとネヴィド [Carini & Nevid 1992] の研究によると、統合失調症患者は、自身の行動の社会的妥当性について、評定者よりも有意に高く評価していた。しかし、精神疾患対照群または健常対照群では、自身と他者評価の差は認められなかった。この結果は、統合失調症に特有と思われる社会的現実に触れる機会の欠如を示唆している。

**表情の認識**

統合失調症患者は、情報処理および感情認識の二つが不足しているという看過できないエビデンスが存在する。この二つの能力不足が表情からの感情の解読に関する研究にまとめられている。他人の感情を検知して解読する能力は、必須のソーシャルスキルであり、効果的なコミュニケーションおよび社交上の関係に役立つ。このソーシャルスキルは、統合失調症患者の多くに障害がみられる特異的なものである。顔写真の感情表現を判断する試験では、統合失調症の被験者は、健常対象群より成績が悪く、他人の顔の表情に気付かないか、別の表情と誤解するかのいずれかであった [Dougherty, Bartlett & Izard 1974；Mandal & Palchoudhury 1985；Mueser et al. 1996；Salem, Kring & Kerr 1996；Whittaker et al. 1994]。興味深いことに、この解読スキル欠損は、感情またはそれ以外の表情など、すべての顔認識タスクに広範囲に及んでいる（例：Mueser et al. [1996]；Salem et al. [1996]）。しかし、他人の目に気づく能力が統合失調症患者に欠如しているか否かに関するエビデンスは賛否両論である [Franck et al. 1998；Rosse, Kendrick, Wyatt, Isaac & Deutsch 1994]。統合失調症のような患者は、感情を認識できることはあるが、感情を適切に表現する言葉が使えない場合、またはその使用を嫌がる場合があることを示唆するエビデンスも存在する [Mandal & Palchoudhury 1985]。

顔の感情表現と統合失調症に関する文献を広範囲に調査した結果、マンデルら [Mandal, Pandey & Prasad 1998] は、次の二つの概論で、統合失調症患者が顔面の喜怒哀楽を認識できないことが説明されると結論している。第一の理論は、これらの障害は右半球脳の二次的症状であると考える。第二の理論は、社会的相互作用を避けたいという欲求から生み出される感情を刺激する環境へ曝されることを防ぎたい、および感情の認知的障害に基づいている。いずれの場合でも、統合失調症患者が社会の認知的障害に基づいている。いずれの場合でも、統合失調症患者が社会的認知障害に基づいている。いずれの場合でも、統合失調症患者が、この基本的だが重要な社会的解読スキルに困難を抱えることは明らかである。

まとめると、社会的手がかりの認識と処理に関する研究、特に顔面表情の認知に関する研究は、統合失調症患者のコミュニケーション解

読スキルの問題を明確に表している。このように解読スキルが不足していることで、統合失調症に苦しむ患者は、文化的な社会的慣習を広く身につけること[Toomey et al. 1997]、および他人の感情状態を正確に認識すること[Morrison & Bellack 1987]が困難となっている可能性がある。そういった行為に失敗することによって、統合失調症患者が対人関係およびソーシャルサポートネットワークを構築し、維持することが、なぜそれほど難しいのかを説明できる可能性がある。

### （3） 発症前のソーシャルスキルと統合失調症

ソーシャルスキル欠損は単に統合失調症による結果なのであろうか？ 統合失調症の症状が、社会的認知、コミュニケーション、およびメッセージ処理のような計り知れない影響を与えることは間違いない。しかし、発症前における社会的行動の問題および社会的能力の不足は、統合失調症発症リスクの顕著な特徴である。この現象を説明するために、ドウォーキンら[Dworkin, Lewis, Cornblatt & Erlenmeyer-Kimling 1994]は、心理社会的問題が発生するリスクがある子どもについて、生まれた家庭が気分障害の親、統合失調症の親、またはメンタルヘルス上の問題がない親の三群に分類して追跡調査した。小児期では三群の社会的コンピテンスに差は認められなかった。しかし、青年期まで追跡した場合、統合失調症のリスクがある群は、親および患者自身が評価した際の社会的コンピテンスが劣っていた。知覚異常、幻想観念、適応障害、および身体的快感喪失の度合いが高いことを基にした統合失調症リスクの有無で二群に分類した大学生では、リスクがある大学生の方がソーシャルスキルに関するロールプレイ検査の成績が劣っており、対人関係の問題解決に関する多肢選択式

テストでは奇妙な敵対的回答を選択した[Beckfield 1985]。最近のドイツにおける研究によると、社会的能力障害（例えば、配偶者・特定のパートナーの不在）は、前駆期に明らかになり、確定診断の二～四年も前には現れることが実証されている[Hafner, Loffler, Maurer, Hambrecht & an der Heiden 1999]。この発症前ないし前駆期の社会的能力は、初回入院年齢、および統合失調症を発症した患者の予後に関して、優れた予測因子となることが明らかとされている[Glick & Zigler 1986 ; Glick, Zigler & Zigler 1985]。総括すると、この研究は、統合失調症を発症しやすい傾向にある人では、症状が現れるかなり以前にソーシャルスキル欠損が認められることを示している。しかし、ソーシャルスキル欠損は統合失調症に特異的なものではなく、統合失調症の前駆期の状態は非特異的であると理解する必要がある。

### （4） ソーシャルスキル欠損と統合失調症のまとめ

統合失調症患者は、ソーシャルスキルに関して重大な問題を抱えていることが多い。重篤なケースでは、統合失調症患者の社会的行動およびコミュニケーション行動は、精神遅滞または器質性脳障害患者のものと区別することができる程度である。緊張型統合失調症などの特定の統合失調症の患者では、社会的行動がほとんど認められないことさえある。

統合失調症に関連するソーシャルスキル欠損には、記号化および解読の二つのスキル不足が含まれる。コミュニケーションを記号化する者としては、統合失調症患者は、コミュニケーション障害を示すことが多い。統合失調症患者の話は、理解し難く、話の流れに付いて行くことも困難である。発音が不明瞭なことがあり、さらに、非言語行動

の使用が不適切で、その場から逃れたり他者とコミュニケーションをとりたくないといったことを連想させることが多い。解読する者としての統合失調症患者は、相手の話の理解に苦しむと考えられる。統合失調症患者は、基本的な社会的な手がかりの認識、および顔面の感情表現などの相手の非言語行動の解読が困難なことがある。統合失調症患者に相手の態度を求めると、観察された態度からは当然とはどうしても思えない型破りな結論を導き出しがちである。ソーシャルスキル欠損と統合失調症に関連する文献で議論されている多数の卓越したテーマにおいて、このようなソーシャルスキル欠損を部分的に説明しているものがある。第一に、統合失調症に関連する社会的行動に関する問題の一部は、認知障害に結びついていると考えられている。スピーチ産出および社会的手がかりの認識のような認知処理に大きく依存しているコミュニケーション課題は、統合失調症患者にとって相当困難なものである。第二に、統合失調症患者のソーシャルスキルは、社交性が阻害されることにより低下している可能性がある。統合失調症者の社会的行動は、相手から開放されて逃避したいという欲求を思わせるが、その理由は、恐らく恥ずかしさまたは他者との交流に対する不安である。統合失調症患者では、社交不安障害および社会恐怖症の割合が比較的高い [Cosoff & Hafner 1998 ; Penn, Hope, Spaulding & Kucera 1994]。ハインセンとグラス [Heinssen & Glass 1990] は、社交不安障害が、認知機能不全とスキル欠損とが相互に作用して統合失調症者の社会的パフォーマンスを妨げると論じている。適度のソーシャルスキルを備えている人でさえ、そのスキルをある程度定期的に使用しなければ、スキルの衰えを経験するものである。統合失調症患者の多くは、ソーシャルスキルが低い状態から出発する場

合があり、青年または若年成人として完全に成長することは決してなく、結局、数年の引きこもりと逃避としてスキルが低下したと見なされることになる。最後に、統合失調症に関係した精神運動性障害は、その多くに生理学的・生物学的な基礎疾患があり、効果的な社会的行動を妨げることがある。統合失調症に多くみられる、より一般的な精神運動性障害と合わせて、身振り、態度、表情、および視線の使用が完全に破綻を来たす場合がある。これらは、基本的なソーシャルスキルを損なう形で、統合失調症者の社会的行動に影響を与えている可能性がある。

## 六　統合失調症と他のメンタルヘルス問題の併発

統合失調症と同程度に重篤な疾患は、他の心理的問題が併発合することが多いことは恐らく理解できる。統合失調症のように、これらの問題もまた、対人相互作用や人間関係と強いつながりがある。全米併存症調査（NCS）の結果によると、統合失調症の一次診断を受けた患者では、何らかの気分変調性障害（大うつ病、気分変調性障害、および躁病エピソード）の生涯有病率が七三・四パーセントと驚くべき割合であることが報告されている [Kendler, Gallagher, Abelson & Kessler 1996]。同研究の結果によると、不安障害の生涯有病率は五八・五パーセント、物質使用障害の生涯有病率は七一・四パーセントであった。従って、大多数の統合失調症患者に重篤な心理的問題が他にあることは明らかである。

これほど多くの統合失調症患者が、抑うつまたは不安状態、またはアルコールまたは他の薬物依存症となる理由は何であろうか？　これ

らの問題が統合失調症の前駆期に顕著になるケースがあることは認めざるを得ない。しかし、このような対人関係の問題の全般的な悪化によって引き起こされる特徴であると説明できるであろう。統合失調症の症候学的行動は、次第に顕著になり、奇妙になっていくため、他者（近くにいる家族を含む）は、統合失調症患者に向けて否定的な反応を示すと推察される。統合失調症患者に見られることが多い極端な社会的孤立は、それ自体が抑うつ症状の一因となる可能性がある。そのような孤立に、妄想的に、そして時には偏執的に他人を考える行為が加われば、うつ病になる可能性が高いことは明らかである。これらと同じ妄想的な思考様式は、他者に対応する以上に、重度の不安を生み出す可能性もある。これらの観点から、統合失調症とは切り離せないものであると見なしても良いであろう。統合失調症のほぼ半数は、何らかの形で不安障害を抱えており、特に社会恐怖症は約一七パーセントに認められる［Cosoff & Hafner 1998］。最後に、対人的問題によって、他の人と同様、統合失調症患者も薬物およびアルコールに依存するようになる場合がある。不快な対人的環境からの逃避または調節手段として、薬物やアルコールに慰めを求める人は多い。対人関係の観点から、統合失調症は、抑うつ、不安、および物質使用障害のような障害と併発することが多いことは驚くにはあたらない。これらの障害により、損なわれた対人関係に過敏に反応することは明らかで、損なわれた対人関係は、統合失調症の臨床像を占める大きな特徴である。

## おわりに

統合失調症の対人的研究は、一連の家族志向アプローチから始まった。これらの初期の対人的視点が際立たせたのは、出生家族の相互作用および対人関係における様々な障害で、それが統合失調症の病因であると考えられた。このような研究から、初期の家族経験と後のメンタルヘルスとの関係について、多くの刺激的な考えが得られた。しかし、これらの理論に基づく家族プロセスから得られた臨床所見の大半が、かなり少数の患者および家族サンプルから得られたものである。ダブルバインド・コミュニケーション、分離、歪み、ミスティフィケーション、および偽相互性といった家族プロセス変数は、一部の統合失調症患者の家族プロセスを説明するには有用であるが、統合失調症の社会的背景に、これらのプロセス変数が顕在するとはもはや考えられていない。

現在の統合失調症に対する出生家族アプローチは、多くの場合、初期の家族の観点に基づいて構築され、CD、EE、およびASの問題に焦点が当てられている。これらの変数はそれぞれ、統合失調症の経過に各変数を結び付けている実証的エビデンスの確固たる基盤に基づいている。これらの現象のすべてが統合失調症に特異的とは限らないが、多くの統合失調症患者が出生家族と同居し、その家族の元へ退院していくことから、これらの変数は、発症および再発の予測因子となる。統合失調症の家族関係に関する今日の研究では、対人的問題への注目およびその配慮が極めて必要不可欠な状況になっている。患者の生育または居住場所である家族背景を真剣に考察しなければ、最も深刻なメンタルヘルスの問題を完全に理解することは不可能であ

る。

　統合失調症における対人的問題に関する一連の補足研究によると、統合失調症患者はソーシャルサポートネットワークに乏しく、ネットワークがあるとしても大きく求められている対人関係には不十分なことが多い。統合失調症患者から、これほど大きく求められているソーシャルサポートは、家族では提供できないと考えられる。現に、家族が実際に提供している、すべてのメンタルヘルス問題のうち、統合失調症では提供できないと考えられる。現に、家族が実際に提供している「ソーシャルサポート」は、効用より害をもたらすこともある。
　対人関係のトラブルに関するものは、統合失調症に特徴的なソーシャルスキル欠損であると思われる。ソーシャルスキル欠損が際立っている、すべてのメンタルヘルス問題のうち、統合失調症は、恐らく最も混乱した社会的行動と結びついている。統合失調症患者は、対人コミュニケーションの記号化および解読の両面で、ソーシャルスキル欠損を示す頻度が高い。
　本章で扱った三つの対人関係の分野、つまり出生家族関係の不良、全般的対人関係の不良、および対人コミュニケーションの不良（ソーシャルスキル欠損）は、決してお互いが無関係なものではない。統合失調症患者の多くが、EE、CD、および否定的なASで評価された家族の中で成長する事実を出発点と考えると、適切なソーシャルスキルが育成できない場合があることは不思議ではない。出生家族における顕在的行為の直接的および社会的引きこもりは、出生家族において満足できるそのような経験の羞恥心および社会的結果である可能性がある。効果的で満足できる対人関係を構築し、維持することが困難なのは、ソーシャルスキル欠損から派生したものであると思われる。対人関係の構築には、少なくともある程度の基本的なソーシャルスキルが必要である。これらのスキルが無ければ、統合失調症患者は、むしろ孤立した寂し

い対人関係の中で生活する運命となると考えられる。このソーシャルスキル欠損によって、統合失調症患者は、出生家族という、自身を受け入れてくれる唯一の対人ネットワークの玄関口に事実上取り残される可能性がある。一方、一部の例では、このソーシャルスキル欠損が、単に統合失調症の経験を引き延ばし、長引かせる場合もある。

# 第5章 双極性障害

## 定義と症状

双極性障害（bipolar disorder）は、躁病（または軽躁病）とうつ病の間で感情状態が揺れ動くことが本質的な特徴である。元々、この問題は「躁うつ病（manic-depressive illness）」とか「躁うつ（manic-depression）」と呼ばれていた。**躁病エピソード（manic episode）**には、自尊心の拡大（誇大）、極端な睡眠の減少、多弁・談話心迫、観念奔逸、注意力欠損、散漫性、精神運動性亢進、判断力低下（しばしば、ギャンブル、無節操な性行動、派手な買い物など、リスクの高い行動を伴う）[American Psychiatric Association 2000]。一方、**うつ病エピソード（depressive episode)**には、主要なうつ病の症状、例えば抑うつ気分、快気分の喪失、不眠または睡眠過多、疲労、絶望感・自己無価値感、集中困難、自殺念慮などを伴う [American Psychiatric Association 2000]。学校や職場での機能や、夫婦間その他の家族関係の深刻な問題も、すべての双極性障害に伴う特徴として示されている [American Psychiatric Association 2000]。グッドウィンとジャミソン

Psychiatric Association 2000]。**軽躁病エピソード（hypomanic episode)**は、躁病エピソードの軽症のものである [American Psychiatric Association 2000]。

躁病（または軽躁病）とうつ病の特徴にもとづいて、患者は双極I型または双極II型のいずれかに診断される。双極I型障害は、少なくとも一回の躁病エピソード（しばしば、うつ病エピソードの直前または直後に発生する）が特徴であり、もう一方の双極II型障害は、少なくとも一回の大うつ病エピソードがあり、少なくとも一回の軽躁病を伴う [American Psychiatric Association 2000]。簡単に言えば、双極I型障害の患者は、完全な躁状態から正常な感情状態までの間を揺れ動き、もう一方の双極II型障害では、完全なうつ病状態と穏やかな躁状態の間で揺れ動くといえる。双極II型障害は女性が男性より罹患しやすい。双極I型障害は男女に同等に見られるが、広範囲な精神症状として、双極II型障害は精神病的混乱を伴う。自殺完遂は、双極性障害の症例で発生し、自殺未遂は四〇パーセント以上にのぼる [Tsai, Lee & Chen 1999]。何らかの型の双極性障害の年間発生率は一・二パーセントであり [Regier et al. 1993]、躁病エピソードを起こす生涯リスクは一・六パーセントと推

Jamison 1990] は、こう述べている。「躁病・うつ病両方の対人的側面は広範囲であり、かつ通常は奥が深い。社交性、衝動性、依存性、敵対性、性的関心のレベルの変動が、躁うつ病の本質的な部分である（p.315）。」

定されている [Kessler et al. 1994]。したがって、比較的まれな心理社会的問題である。

『精神疾患の分類と診断の手引き (DSM-IV-TR)』による気分障害という分類や、「躁うつ病」という表現を見ると、双極性障害は大うつ病と大うつ病との比較をしたくなる。しかし、双極性障害は大うつ病と同じくらい (それ以上でないにしても)、統合失調症とも密接に関係している。単極性うつ病エピソードと統合失調症はいずれも気分障害の分類よりも、双極性躁病エピソードと統合失調症はいずれもより重篤な精神障害の分類に入る。心理的症状も、単極性うつ病よりも双極性うつ病のほうがはるかに頻繁に見られる [Goodwin & Jamison 1990]。グッドウィンらはまた、双極性障害の人はその思考障害の程度に差はなく、その差は質的差異であるとしている。具体的には、躁病は思考の構造に混乱があるが、統合失調症では思考の内容に混乱がある。一方、思考障害は単極性うつ病ではまれである。統合失調症の経過も予測するのに用いられる対人的変数の一部では、双極性障害の経過も予測するはあるが、対人的研究において多いのは、統合失調症の患者と比較する研究もあるが、対人的研究において多いのは、統合失調症の患者（あるいは統合失調感情障害）の双極性障害の患者との比較である。この理由から、双極性障害における対人メカニズムを理解しようとする者にとって、まず単極性うつ病と統合失調症についての関連の研究成果を学ぶことが有用だろう。

## はじめに

対人コミュニケーションの分野では、双極性障害の患者はソーシャ

ルスキル欠損を示すことが知られている。双極性障害と一貫して結びつくようなはっきりとした幼少期の経験はないが、双極性障害を持つ成人の家族内でいくつかの経験が特定されている。統合失調症と同様、双極性障害を持つ成人の家族は、比較的高い割合で感情表出 (第4章参照)、双極性障害を持つ成人のコミュニケーション (communication deviance : CD)、否定的な感情スタイル (affective style : AS) を示す。相手を支配しようとする争いも、患者と家族の間で顕著である。定位家族の体験に関する研究は、双極性障害の患者が親としての役割の中で夫婦間の苦痛や問題を経験しがちであることを示している。全般的対人関係 (general personal relationships) の分野では、対人ストレッサーにより行き詰まった関係および心理的動揺 (agitation) が見られた。双極性障害は、他の多くの対人的な問題 (パーソナリティ障害、統合失調症、摂食障害、薬物依存症など) と共通の症状を示し、これらを併発する。

## 一 双極性障害における対人コミュニケーション
―― ソーシャルスキルとソーシャルスタイル

単極性うつ病の患者とは異なり、双極性障害の患者はひきこもりから異常な社交性や多弁まで、幅広いソーシャルスキル・ソーシャルスタイルを示す。単極性うつ病の患者と最も明らかに異なる対人コミュニケーションの特徴は、躁病エピソードに関するものである。躁病および対人関係に関する古典的な論文では、躁病患者は、よそよそしい操作的である、説得的であるなどの特徴があるとされている [Janowsky, Leff & Epstein 1970]。ヤノウスキーらは、特に躁病相

(manic phases)にある双極性障害患者の行動に顕著な五つのテーマを特定した。すなわち、他者の自尊心の操作、他者の脆弱性および葛藤の利用、責任の他者への投影、漸進的な限界試験、家族を遠ざけるの五つである。ヤノウスキーら[1970]によると、これら社会的相互作用のスタイルそれぞれが、かまってほしいという患者のニーズを満たす助けとなっている。他者の脆弱性につけこんだり、責任をなすりつけたり、他者の自尊心を操作したりするのは、躁病患者は自分自身の自尊心や力や強さがあるという感覚を強化するのが目的である。ヤノウスキーら[1970]は、「自尊心や力や強さの感覚を維持する方法として、躁病患者は、自分が依存しなければならない人たちを管理・操作できるような状況を作り上げる。」と説明している (p.260)。こうした操作的な策略は、自身の自尊心を維持すると同時に、他者からの気遣いを受けられるようにすると考えられている。

単極性うつ病の患者とは異なり、双極性障害の患者はより外交的で誇大で支配的なコミュニケーションスタイルを持っている。社会的相互作用においては、質問のほか自分自身の人生経験についての講釈などの行動が過剰に見られる[Grossman & Harrow 1996]。発話速度の速さや発話に抑制のない思考の混入が見られることもある。ソロヴェイら[Solovay, Shenton & Holzman 1987]は、躁病または統合失調症の患者と面接を行ない、思考障害調査票(Thought Disorder Index : TDI)を用いて言語活動を測定した。このTDIは過剰な装飾、不躾な反応、曖昧さ、奇妙な象徴化、断片化、支離滅裂の有無について測定するものである。躁病患者のTDI得点は、統合失調症患者の得点とは差がなかったが、両群の得点とも正常な対照群の得点より明らか

に高かった。ただし、TDIの特徴の中でも、結合思考 (combinatory thinking)(思考の不条理な組み合わせ、ふざけた談笑、不躾な反応、不可能・突飛な組み合わせ)などの一部の特徴では、躁病患者は統合失調症の患者よりも得点が高かった。ソロヴェイらは、躁病患者の言語反応を解説するために、以下のような例を挙げている。なぜロールシャッハの図版がカニに見えるかという質問に対して、「私はカニ座(Cancer)なんで、きっとカニかと。私の星座はカニ座なんです。星占いの。癌で死んでいく人がいるに……私は癌についても色々と考えるんです。私ならよかったのに。」[Solovay et al. 1987 : 19]。この発話スタイルは、統合失調症患者の家族関係に見られるCDを連想させるものである。

会話の中で、躁病患者は非常に饒舌に話す (多弁)が、しばしば脱線することがある。まるで一連の思考が終わる前に自ら遮るようである。これは思考障害の現れであり、患者の会話を理解するのを難しくしがちである。様々な精神疾患患者のグループの発話を比較した研究では、うつ病患者の発話は最も容易で、統合失調症患者の発話が最も予測が難しく、躁病患者はその中間であった[Ragin & Oltmanns 1983]。

ソーシャルスキルの一部の領域では、双極性障害の患者は健康な対照群と同様に機能的であった(一部の症例では対照群を上回った)。双極性障害の男性患者は、健康な対照群と同程度に外向的で、両群とも単極性うつ病の患者よりも有意に外向的であった(Hirschfeld, Klerman, Keller, Andreasen & Clayton[1986]; Goodwin & Jamison[1990]も参照)。しかし、この同じ双極性障害群の患者群では、単極性うつ病群または対照群の被験者よりも既婚者が少なく、社会的な自信や主張性の

欠如については単極性うつ病の患者と同等であった。全般的な社会適応の評価においては、双極性障害の患者は健康な対照群と同等のように見えるが、特に家族関係の分野ではより多くの問題が報告された[Shapira et al. 1999]。双極性障害の患者は、他者の非言語的行動の解釈においては健康な対照群よりも優れてさえいた[Giannini, Folts & Fiedler 1990]。この効果は、躁病相での患者の超警戒状態（hyperalertness）に起因する可能性がある。

入院中の双極性障害の患者は、単極性うつ病の患者よりも病院職員や他の患者を自分に対して服従的であると見る傾向があった[Benjamin & Wonderlich 1994]。自分を社会的に優越であると見る傾向は単極性うつ病で同様であったが、単極性うつ病群ではこの傾向は見られなかった。このことは、双極性うつ病のソーシャルスタイルの特徴が、単極性うつ病に共通の従属的で抑制的なスタイルよりも、優越的で支配的であることを示唆している。

## まとめ

双極性障害のある人たちのソーシャルスキル・ソーシャルスタイルの研究は、健全な機能と機能障害との興味深い混在を示している。コミュニケーション行動の純粋な分量だけに注目すれば、十分機能的であるように見える。実際これらの患者は、おしゃべりで、外向的で、社会的な感覚も鋭い。ところが、こうしたコミュニケーション行動が、時に対人的に容認し難い程度にまで達することがある。双極性障害患者のソーシャルスキル・ソーシャルスタイルは、同時に混乱した思考も反映しているからである。彼らの発話には奇妙で、特異で、形成が不十分な思考が組み込まれている。この点では、患者の対人コミュニ

ケーションは、統合失調症患者とその家族のコミュニケーションに似ている。双極性障害患者は、他者とうまくやっていくための狡猾な能力を有している場合もあるという事実にもかかわらず、社会適応、特に葛藤と他者の自尊心への危害の面で、問題を抱えている[Wilson, Rosenthal & Dunner 1982]。単極性うつ病が相互作用のスタイルとして回避・冷淡・社会的引きこもりを伴うのに対して、双極性障害は、対人的葛藤に発展しかねない過剰で操作的で奇妙な社会的相互作用のスタイルが特徴となると考えられるのである。

## 二　双極性障害における出生家族での体験

### （1）幼少期早期の経験

双極性障害における出生家族での早期の経験については、一連の遡及的研究で仮説が検証されてきたが、その結果は一様ではない。例えば、成人の双極性障害患者との面接が、その幼少期の経験についてなされ、その結果が幼少期早期に病因となりうる家族の情報提供者の協力を得て行なわれ、いくつかの潜在的に病因となりうる家族経験を明らかにした[Glassner & Haldipur 1985]。すなわち、この研究の患者の大多数が幼少期に第一子または末っ子である、「お気に入り」の子どもである、特別な責任を任されていたなど、家族の中で特別な存在であった。子どもとして、彼らは達成を求められる圧力も受けており、達成すれば報酬が与えられていた。当然のことながら、これらの子どもたちは学校では成績優秀者であった。グラスナーら[Glassner & Haldipur 1985]は、彼らが自力で成功するためのスキルを持たずに、完全主義者として家を出ていることに注目した。ほとんどの場合、症状は彼らが家族から離れるのと同時に出現してい

た。ただし、このパターンはおおよそ早発型の症例に特有のものであり、双極性障害に至る対人的経路の可能性の一つに過ぎないのかもしれない。

一部の研究では、双極性障害患者が表現する自らの幼少期の経験が、健康な対照群の経験と類似したものであった。例えば、双極性障害患者は親との絆（bonding）の報告において、身体疾患の対照群と異なるところがなかった［Joyce 1984］。また、成長期の家庭環境の表現も、表出・葛藤・独立・結束・統制などの面で健康な対照群と似たものであった［Cooke, Young, Mohri, Blake & Joffe 1999］。ペリスら［Perris, Maj, Perris & Eiseman 1985］は、寛解した双極性障害患者と正常な対照群の間に、親の拒絶または過保護の報告についての差はなかったが、患者は親からの感情的な温かみの報告が少なかったことを明らかにした。ポラック［Pollack 1993］によると、ほとんどが双極性障害患者からなるサンプル群では、五三パーセントが虐待の経験を報告した。ただし、関連した研究では、境界性パーソナリティ障害の患者において同様の虐待の経験が示され、双極性障害、反社会的パーソナリティ障害、統合失調症性パーソナリティ障害の患者を含む精神科的対照群のサンプルの中では五パーセント以下であった［Herman, Perry & van der Kolk 1989］。

出生家族での早期の経験が双極性障害の病因と考えられるかどうかは、議論の余地がある。早発型の症例は、特別の注目と達成の要求という特定のパターンを経験することで、依存と注目を過剰に必要とするのかもしれない。グラスナーら［Glassner & Haldipur 1985］は、そのような経験が他者からの羨望、競争、究極的には孤独につながりうると説明した。これらの葛藤は、双極性障害の極端な気分の動揺を説明するものと考えられる。「気分の動揺は、この葛藤の内面化と外面化に対応している。うつ病相にあるときは、外部環境へのすべての興味が失われ、罪責・無気力の症状が起こる。躁病相にあるときは、その裏面が現れる」［Glassner & Haldipur 1985：393］。この議論はさておき、他のメンタルヘルス上の問題の生起に関わる多くの家庭環境の変数の多くは、双極性障害患者と同じ人口群中の他の人々との間では、重要な識別要因として現れない。つまり、双極性障害患者の幼少期早期の経験は一般にとりたてて特徴的であるとは言えない。

### （2）成人の経験

多くの成人の精神病患者は、親と暮らしている。こうした個人は、先の章でも述べたように、新たな定位家族を作ることをせず、出生家族にとどまっている。この文脈における社会的関係とコミュニケーションは、双極性障害の経過の強力な予測因子である。そのような予測変数の一つが感情表出（EE）であり、第4章で論じたように、批判や過干渉を反映した態度や行動の中で明らかに見られる。こうした行動は親と研究者との間で行なわれる標準化面接の中で明らかになるわけだが、実際の家族の相互作用や関係の中でも認められると推察される。

双極性障害の患者を退院後九カ月間にわたって追跡すると、EEの高い家族に戻った患者は、EEの低い家族環境に戻った患者よりも、再発率が五・五倍も高かった［Miklowitz, Goldstein, Nuechterlein, Snyder & Mintz 1988］。関連する研究では、躁病患者の家族は統合失調症の患者の家族と同様に、EEが高い傾向にあった［Miklowitz, Goldstein, Nuechterlein, Snyder & Doane 1987］。この研究では、EEが高い親族と暮らす躁病患者の九〇パーセントが、九カ月の追跡期間の中で臨床的

アウトカムが芳しくなかったが、EEの低い家族と住む患者では五四パーセントであった。この研究チームによる別の研究では、EEが低い家族に戻った者の再発率が三九パーセントだったのと対照に、EEが高い家族に戻った双極性障害患者の二年間の再発率は九二パーセントだった。[Miklowitz, Simoneau, Sachs-Ericsson, Warner & Suddath 1996]。再発の平均期間も同様に示唆に富む。すなわち、EEの高い家庭に戻った患者は三四週であったが、EEが低い家庭に帰った患者は五二週であった。この研究のユニークな点は、EEの高い親とEEの高い配偶者の両方を対象に含めていることである。こうした比較研究から明らかなのは、過干渉と批判というEEの要素において、親は配偶者よりも大幅に得点が高いということであり、患者が出生家族と暮らすほうが、定位家族と暮らすよりもEEが問題になることが示唆される。

ミクロヴィッツら [Miklowitz et al. 1987] は、家に戻った精神病患者が起こす混乱 (disturbance) に否定的に反応する親の傾向を、EEが反映しているのかもしれないと説明している。この批判と過干渉は、患者にとっては重い負担となりがちで、症状の増悪や再発を招く。EEは、家族との個人面談の中で評価されたが、家族の実際の社会的相互作用の中でも現れると考えられている。ただし、この予想は必ずしも経験的に実証されているわけではない [Goldstein 1999 ; Miklowitz et al. 1988 ; Tompson, Rea, Goldstein, Miklowitz & Weisman 2000]。家族のEEは、特に家族が治療プロセスに役立てたはずのケースでも、双極性障害患者の有効な治療を妨げてしまう可能性がある [Tompson et al. 2000]。

双極性障害とEEの研究結果は、統合失調症とEEの研究結果と驚くほど似ている。いずれの場合も、EEの強力な予測因子である。おそらく、この二つの疾患の特質と、患者の側でのこれに対する極度の反応性を同時に生じさせるのであろう。類似点の説明がどうあろうと、統合失調症と双極性障害における家族のEEと再発の類似の研究結果は、極端な混乱から完全な正常性までの連続体の中で、これら二つの問題が近い位置にあるということを示している。

第4章で述べたとおり、家族の相互関係においてEEと行動上の対称にあるのはAS (感情スタイル) である。EEは患者のいないところで家族と面接して測定されるが、ASは実際の家族内の問題解決の話し合いから測定される。家族は、ASにおいて「否定的」「混合」「温和」のいずれかに分類される。否定的ASプロフィールを持つ家族は、問題解決の話し合いの中で、厳しく批判的で罪悪感を起こさせ、押しつけがましい「思考察知」的な発言をしがちである。先述のミクロヴィッツ [Miklowitz et al. 1987] の研究の中で、退院して否定的AS家族に戻った双極性障害患者の九一パーセントが、九カ月の観察期間の予後が悪かった。温和なAS家族に戻った患者は、実際に社会適用に順調な改善を見せた [Miklowitz et al. 1988]。予想されるように、否定的ASは親族の言語行動を通してだけでなく、非言語行動を通じても明らかである。患者の否定的ASの親は、温和なASの親と比較して、家族の話し合いの中でほぼ笑い・うなずく・身を乗り出す・ジェスチャーを交えるなどの親和的な非言語コミュニケーション行動が少なかった [Simoneau et al. 1996]。これらは、他者から支援され受け入れられていると感じるために、人が求める行動である。要するに、ASに見られ

るような主な親族の厳しい拒絶的な行動は、双極性障害の予後の悪さと関係があるということをこれらの研究結果は示している。これと関係があるということをこれらの研究結果は示している。これEEとASのいずれも、家庭内のストレスと苦痛の明らかなサインである可能性がある。システム視点を取るならば、EEとASが患者の疾患への「反応」なのか問うことはほとんど意味がない。システム理論では、すべての部分とそのプロセスが、システム内のすべてのその他の部分とプロセスに関係しているからである。双極性障害の症例において、患者がその親の否定的なAS行動をストレスと感じていることを示している［Altorfer, Goldstein, Miklowitz & Nuechterlein 1992 ; Koenig, Sachs-Ericsson & Miklowitz 1997］。同時に、親の社会的相互作用行動は、子どもの苦痛やコミュニケーション問題から完全に独立しているわけではなく、反応性が低いというわけでもないのは明らかであろう。実際、双極性障害において、患者が親に示す情動的態度は、親のASの予測因子である［Goldstein, Rea & Miklowitz 1996］。逆に、統合失調症においては、親が患者に示す情動的態度が、親のASを予測すると考えられている。したがって、双極性障害においては、症状を持続させてしまう双方向の対人パターンがあるのである。では、なぜEEとASはそれほどまでに回復期の患者にとってのストレスになるのか。ほとんどの人にとって、親は厳しい世界に対する最後の防衛線である。他の対人関係に癒しが見いだせないとき、少な

くとも出生家族には何かの支援を見つけようとすることが多い。これは義務の関係であり、辛い時には、頼れる唯一の避難場所になれる可能性がある。こうした家族の関係が敵意、過干渉、感情的な反応に変わると、かつて人生のストレスから守ってくれるシェルターだったものが、ストレッサーそのものになる。このストレス因を特に辛いものにするのは、それが期待の強烈な裏切りであり、すべての頼れるソーシャルサポートが終わるサインとなるという事実である。患者には、完全な拒絶と疎外感が残される。

CD（逸脱したコミュニケーション）では、社会的相互作用の中で使用される奇妙で特異な不定形の断片化した言語を示す傾向がある。第4章で示したとおり、統合失調症患者の親はCDを示す傾向がある。しかし、CDの問題は統合失調症患者の親に限るわけではない。実際、躁病患者の親の全体的なCDのレベルは、統合失調症患者の親と差がない［Goldstein et al. 1996 ; Miklowitz et al. 1991］。奇妙な単語の使用（単語の変な使い方をする、いくつかの単語をめちゃくちゃな語順で話す、必要のない単語を使うなど）や、無関係な反応（他者の発言の認識ができない）などの特定の種類のCDは、実際に躁病患者の親に現れやすい。前者の例としては、「彼女がちゃんと行動できなかった時に、その道をずっと下って、違う時間がいっぱいあったんだ」、後者の例として、患者が「いつ出発するんだっけ？」と言うのに対し親が「これはきれいな絵だわ」と言うなどがある。ミクロヴィッツら［Miklowitz et al. 1991］の研究では、躁病患者はその親と似たCDパターンを示すという。

CDを評価するために使われる測定方法は、例えばソロヴェイら［Solovay et al. 1987］の調査で使われたように、TDIと重なるところ

が多くある。CDはまぎれもなく、他者とのコミュニケーションを通じた思考障害の現れである。CDにおける親子の類似性は、思考障害の遺伝的伝達を表しているという結論は疑いないところであるし、社会的学習からみた説明からも、CDにおけるコミュニケーション行動を予見することができる。つまり、親が突飛なコミュニケーション行動の原型を作り（モデリング）、それが子どもの会話に組み込まれる。観察学習によって習得する他の行動と同様、子どもは、親がその行動を示しているならばそうするのが正しいと思い込んでしまうのかもしれない。CDを示す親との相互関係、または他の家族との相互関係によってCDを示す親と話す適切な方法だ」と子どもが信じるようになるのかもしれないのである。いずれにせよ、双極性障害患者の親は、統合失調症患者の親と同程度に、CDの問題を示す。どちらの障害においても、この逸脱したコミュニケーションパターンは、患者自身のなかでも散見される。

双極性障害には、これ以外の**家族関係上の問題**も絡んでいる。双極性障害患者の家族の相互関係は、患者と両親の双方による支配しようとする試みの割合が高いことが特徴である［Wuerker 1994］。この支配権争いは、統合失調症患者の家族よりも顕著である。双極性障害患者をケアする家族の大多数が、患者の悲嘆、興奮性、ひきこもりにより、少なくとも中程度の負担があると報告している［Perlick et al. 1999］。これらの家族関係上の問題は、疾病の経過にも影響する。例えば、（近親者を含む）拡大家族とよい関係にあることを示した双極性障害を治療中の患者の六七パーセントは、四年間の追跡期間中に大きな再発がなかったが、関係が良くない患者では二〇パーセントだった［Stefos, Bauwens, Staner, Pardoen & Mendlewicz 1996］。

## まとめ

後の双極性障害につながるような出生家族での幼少期早期の経験について、特別のパターンを特定・再現することは、これまでのところ難しい。しかし、その中でも重要なのが双極性障害の成人の対人力動である。患者とその家族は、統合失調症患者とその家族と同じレベルでCDも現す。家族は、双極性障害患者のケアに関連して、大きな負担を訴えている。一般に、統合失調症と双極性障害の経過には著しい類似点があるのである。要するに、EE、AS、CD、および家族力動には著しい類似点があるのである。要するに、EE、AS、CD、および家族力動には著しい類似点があり、両者が現象学的にも対人的にも、近い関係にある障害であることを示唆している。家族の研究の中で因果関係の問題を整理することは、遺伝や環境の混在も一部にあるので当然難しいが、家族システムの視点では、患者とその家族の双方が互いに影響し合っていると考えるべきであろう。

## 三　双極性障害における定位家族での体験

### （1）結婚および長期の恋愛関係

双極性障害患者の結婚および長期の恋愛関係についての調査は、社会適応の貧しさについて新たな知見をもたらすものである。この分野の研究からわかるのは、双極性障害の人々は同じ人口集団中の他の人々よりも、結婚や安定的な親密な関係が持ちにくいということである［Coryell et al. 1993；Kennedy, Thompson, Stancer, Roy & Persad 1983］。結婚歴のある双極性障害患者のうち、離婚または別居を経験している

割合は、躁病の経験のない対象者の二倍である [Coryell et al. 1993]。このコーエル [Coryell et al. 1993] による研究は、離婚や別居などの問題が、単極性うつ病患者（二六パーセント）よりも双極性障害患者（四四パーセント）に多いことを示している。この問題は、高レベルの葛藤と共感的特徴の減少という双極性障害における結婚の特徴によるのかもしれない [Hoover & Fitzgerald 1981a, 1981b]。

現在結婚しているか長期の恋愛関係にある患者では、その関係はどのようなものだろうか。ペヴェンら [Peven and Shulman 1998] は、「双極性障害のある人は、時には快活、熱狂的、魅力的、開放的であり、また時には地味で、活力がなく、無快感である。軽躁状態では、チャーミングでウィットに富み、一緒にいて楽しい。うつ状態では、いらだたしい、魅力のない、うっとおしい存在である。」と述べている (p. 18-19)。この対人反応における極端から極端への揺れが、双極性障害患者の親密な関係には大きな障害となる。

双極性障害患者の調査結果は、彼らがパートナーからのより情緒的な接触を求めたり、性的関与を求めたりすることを示している [Matussek, Luks & Seibt 1986]。この研究では、患者は単極性うつ病患者よりも、パートナーとの一体感を切望していた。また、葛藤の間にほとんどがパートナーの言うことを拒絶することがより難しいことを表明した。パートナーが双極性障害患者である女性に対する研究では、五六パーセントが親密な関係の中で性的障害（sexual disruption）を経験したという結果を示している。また、ほぼ同じ割合が、その疾病により他者との関係を断ち孤立することになったと述べている [Pollack 1993]。このサンプルの五〇パーセント以上には虐待の経験があり、この結果は心的外傷となった対人経験と気分障害の影響が組み合わさったものとも考

えられる。[Pollack 1993] の研究結果と同様、性生活上の不満は、コーエルら [Coryell et al. 1993] の研究でも双極性障害患者にとって顕著な問題であった。

不満感の高さとと達成感欠如とは別に、双極性障害患者は、その配偶者ほどには結婚に対して悩んでいない。病気のことを知っていたら結婚していなかっただろうと答えたのは、患者の僅か五パーセントであったが、配偶者では五三パーセントにも上る [Targum, Dibble, Davenport & Gershon 1981]。病気のことを知っていたら、自分の配偶者は結婚してくれていなかっただろうと答えた患者は、一一パーセントしかいなかった。つまり、深刻な認識の欠如が示唆されている。双極性障害の患者は結婚に不満を表してはいても、自分が配偶者に与えている負担を過小評価しがちである。これと同じ認識の欠如は、夫婦間の葛藤の評価についても明らかである。配偶者が双極性障害患者である夫婦では、夫婦間葛藤の報告の相関性が僅か $r=0.08$ であったが、健康な夫婦では同じ相関性が $r=0.51$ であった [Hoover & Fitzgerald 1981a]。ターガムら [Targum et al. 1981] の研究をフォローアップしたところ、いくつかの点では同様であるが、他の点ではやや楽観的という結果が得られている。フランクら [Frank et al. 1981] が双極性障害患者とその健康な配偶者に、生まれ変わっても同じ人と結婚しますかと尋ねたところ、患者の八一パーセントが結婚すると答えたが、健康な配偶者は五〇パーセントにとどまった（この研究は総数が少ないため、この差は有意ではない）。しかし、その夫婦の八〇パーセント以上は、自分が知るかぎりの他者と比較して、自分たちの夫婦は少なくとも同程度には良いものだと考えていた。この研究の夫婦もまた交際期間は幸せで順調なものととらえており、結婚がどの程度期待

に添うものだったかという点については、健康な対照群と差はなかった。

双極性障害患者の中で結婚生活の安寧が肯定的・楽観的であるのは、大げさな思い込みの結果だけとは限らないと推測する十分な理由がある。一般に、陽性症状のある精神疾患患者の結婚は、双極性障害患者にも期待されるように、陰性症状のある患者の結婚よりも、満足度が高い[Hooley, Richters, Weintraub & Neale 1987]。陽性症状には、例えば幻覚、思い込み、抑うつ、気分の高揚、壮大などがある。これらは通常の機能には対応するものがない。一方陰性症状には、通常の機能の欠如、例えば無感情、抑うつ、無気力、余暇障害（leisure-time impairment）などがある。ホーリィら[Hooley et al. 1987]は、統合失調症と双極性障害では主に陽性症状のプロフィールを示すとしている。ホーリィらは、陽性症状のほうが陰性症状よりコントロールしにくそうに見えるため、陽性症状の配偶者は症状の責任は患者にはないと考えている。この理由から、陽性症状の患者の配偶者は、パートナーとの結婚とに肯定的な見方を維持できるのである。

より一般的な家族関係をみると、患者の配偶者のEEは、双極性障害の経過に影響を与える[Priebe, Wildgrube & Muller-Oerlinghausen 1989]。Priebe et al. [1989]は、EEが低い親族（ほとんどが配偶者）と暮らす患者の七九パーセントが、九カ月間、精神疾患の症状がなかった一方、リチウム治療を平均二.五年受けているにもかかわらず、EEが高い配偶者と暮らす患者で症状がなかったのは一八パーセントに過ぎなかったとしている。ここでも、患者とその疾病に対する配偶者の見方が、双極性障害の経過に大きな影響を与えている。

自殺は双極性障害の非常に重大な問題である。自殺率は、他のほとんどの精神障害の率をはるかに上回っている。双極性障害患者がなぜこれほど頻繁に自殺を望み、試みるのかを理解する取り組みとして、ツァイら[Tsai et al. 1999]が一五八名の双極性障害患者を検証したところ、そのうち六六名が自殺を試みたと報告している。自殺を試みた患者は、そうでない患者より、配偶者または長期恋愛のパートナーとの重大な問題を経験している者が二.八五倍も多かった。この結果は、双極性障害患者の自殺の主要なリスク要因の一つが、人間関係の不満であることを示唆している。しかし、自殺に先だつ対人的先行要因は、おそらく、双極性障害患者の自殺症例に特有ではないだろう。例えば単極性うつ病の患者が自殺を目論んだときに、対人問題を熟考していないというようなことは考えにくい。

## まとめ

双極性障害は、結婚および結婚後の継続の可能性を著しく減少させる。双極性障害患者の結婚は、親密な関係の切望と、葛藤への対処の問題が特徴的である。これら患者の配偶者は、患者自身よりも結婚生活に対しての見通しが暗いが、患者はそれに気づいていない。また、陽性症状プロフィールを示す患者よりも幸福度が高い。これは、結婚がそれほど行き詰まっていないことを示している。さらに、配偶者のEEは双極性障害の経過に悪影響を及ぼし、精神症状を発症するリスクが高くなる。結婚や親密関係でのトラブルは、双極性障害患者の自殺問題の大きな原因となる。これらの研究結果は、主要な症状プロフィールによって不均質ではあるものの、総じて双極性障害において結婚・長期恋愛関係が損なわれることを指摘している。そしてそれは、双極I型かII型かの区別と共

## (2) 子どもに対する親の影響

双極性障害の親の子どもは、単極性うつ病の患者の子どもと同様、心理社会的問題の生涯発生率が増加する。双極性障害の母親を持つ子どもでの精神疾患診断の生涯発生率は七二パーセントで、身体疾患のある対照群の子どもの四三パーセントや健康な母親の子どもの二六パーセントとは差がある [Hammen, Burge, Burney & Adrian 1990]。しかし、単極性うつ病の母親を持つ子どもでも八二パーセントが精神科診断を受けており、これはこの研究の他のどの群よりも高率である。いずれにせよ双極性障害の母親の子どもは、一般の人口群の子どもと比較した場合、精神的問題のリスクは高くなるが、例外的に可能性が高くなる単極性うつ病の母親の子どもほどではないということである。

双極性障害の親の子どもは、社会行動上の問題を示す傾向がある。例えば、攻撃性、利他的行為や仲間との分かち合いの減少、仲間との社会的交流の減少、ストレスに対する過剰反応などである [Zahn-Waxler, Cummings, McKnew & Radke-Yarrow 1984 ; Zahn-Waxler, McKnew, Cummings, Davenport & Radke-Yarrow 1984]。ザーン-ワクスラーら [Zahn-Waxler, McKnew, et al. 1984] の研究では、子ども観察する直前の一週間に、双極性障害の母親は対照群の母親よりも暗い、おびえる、激怒する、喜びを感じられないなどの兆候が見られた。ザーン-ワクスラーらは、うつ病の患者の子どもと同じ程度に、仲間との葛藤の増加を示してい否定的感情による社会行動上の問題の多くが、親自身の同じ領域にあるものである。こうした問題の一部は間違いなく患者との生活の結果である一方、配偶者のEEも双極性障害の状態が改善するかに密接に関係している。

る問題によって影響されていると論じている。これらの研究の障害の子どもに見られた感情的および社会的行動の問題が、単に心理社会的障害の遺伝的伝達に過ぎないのではないかと疑うならば、うつ病エピソードにおける親子の同調性 (synchrony) に注目するとよいだろう。単極性うつ病または双極性障害の母親の子どもを年間を通じて追跡すると、子どもと母親のうつ病エピソードの診断の発生とタイミングに、高い一致率が認められる [Hammen, Burge & Adrian 1991]。言い換えれば、母親がうつ病の診断可能なエピソードを起こすとき、時間的に近接してその子どもも同様にエピソードを起こしやすいといえる。遺伝的伝達のモデルは親子の一致の説明にはならない。ハメンら [Hammen et al. 1991] は、この現象は親の説明するうつ病の腐食作用 (corrosive effect) の結果 (それが子どもに悪影響を及ぼす) であるか、または同時発生ストレッサー (collateral stressor) の効果 (親子両方が同じストレッサーに影響を受ける) であると示唆している。

双極性障害か単極性うつ病のいずれかを持つ母親の子どもは、特にストレスの悪影響に対して脆弱であることが明らかになっている [Hammen et al. 1991]。さらに、これらのストレッサーが、少なくとも一部は、子どもによる自己生成的なものであることが示されている [Adrian & Hammen 1993]。母親が単極性うつ病の場合と双極性障害の場合との比較では、後者のほうが子どもが家庭内の葛藤に暴露することが少ないという結果であった。ただし、身体疾患の母親および正常な母親の対照群と比較した場合、双極性障害患者の子どもは、単極性うつ病の患者の子どもと同じ程度に、仲間との葛藤の増加を示してい

## まとめ

双極性障害のある親の子どもは、感情的問題と社会行動的問題の両方のリスクがある。こうした子どもでは抑うつ、不安、攻撃性の割合が上がり、他利的行為や分かち合いが減る。特に、ストレスの悪影響に脆弱であり、自分が経験するストレッサーに自ら関与している可能性がある。質のストレッサーの多く、特に対人的な性または双極性障害のある母親にみられる母子のうつ病エピソードの時間的近接性は、これらの子どものトラブルが（1）気分障害のある親との相互作用および暴露、または（2）同時発生的ストレッサーの経験のいずれか（あるいはその両方）の結果であることを示唆するものである。

## 四　双極性障害における全般的対人関係
### ——対人ストレスへの反応

双極性障害は、対人ストレッサーによって、少なくとも一部は活性化・悪化する。何が双極性ストレッサーの原因となっているかの意見を尋ねたところ、ある調査の患者の七四パーセントが対人的要因を挙げていた [Targum et al. 1981]。実際、特定の対人ストレッサーに対する脆弱性を、双極性障害の症状の重症度と結びつける複数の知見がある。特に、

**社会志向性-自律性** (sociotropy-autonomy) は、特定のストレッサーに対して全症候の負の反応を予測する素因を示すものである。すなわち、社会志向性の得点が高い人は、自尊心や自己効力感を他者との相互作用や関係の点で定義付けていた。逆に、自律性の得点が高い人は、自尊心や自己効力感を独立した自律的達成から導き出していた。

理論的には、より社会志向性の高い人のほうが、対人ストレッサーに対してより脆弱であるといえる。

ハメンら [Hammen, Ellicott & Gitlin 1992] は、双極性障害の患者群を社会志向性-自律性とストレスイベント体験について評価した後、一八カ月にわたって追跡調査している。双極性障害の症状は対人ストレッサーを経験すること、および、より社会志向性であることの影響を受けて、悪化していた。社会志向性は、低レベルの対人イベントを経験しても症状が悪化するリスクを患者に与え、一方、社会志向性が低い患者は、高レベルのストレスがかかる対人イベントの場合だけ症状の悪化が認められた。こうした内容は単極性うつ病の患者の中では明らかでなかったことであったが、これ以前の調査などでは [Hammen, Ellicott, Gitlin & Jamison 1989]、この社会志向性-自律性ストレス脆弱性効果に気づいていなかったことには注意が必要である。このことは、対人ストレスイベントと対人脆弱性の間の一致は、双極性障害の単極性うつ病患者よりも、双極性うつ病においてより重要である可能性を示唆している。関連の研究でも、単極性うつ病患者は双極性うつ病患者よりも、対人ストレスイベントを引き起こすことが多かった [Hammen 1991]。この研究では、双極性障害患者は身体疾患の患者や健康な対照群と、対人ストレスイベントの経験の点では有意差は認められなかった。双極性障害の症状は、特に患者が対人的な点から自分の自尊心を定義するという素因を持っている場合には、対人ストレッサーが引き金になることがあるが、双極性障害の患者は実際に単極性うつ病患者ほどには対人ストレッサーを生み出すことは少ない。

ソーシャルサポートは、ストレスイベントの悪影響を軽減すると考えられている。双極性障害の患者の間では、高いレベルのソーシャル

サポートは、症状の出ない「生存可能期間（survival time）」を予測するものである [Johnson, Winett, Meyer, Greenhouse & Miller 1999; Stefos et al. 1996]。しかし、ソーシャルサポートは、うつ病エピソードの防御にはなっても、躁病エピソードには無効ということも分かっている [Johnson et al. 1999]。人が抑うつを感じているとき、他者からのソーシャルサポートは問題の原因への具体的な助けになったり、問題が壊滅的でないように見られる認知の再構築や再構成をしたりする人の心を一時的に問題から切り離す気晴らしになったりするこれらの一つひとつが、少なくとも短時間でも、抑うつ状態の人々が感じる情動的不安の一部を軽減する効果を表す可能性がある。しかし、同じ方略の多くが、躁病エピソードにある人の気分を変容することには、ほとんどまたはまったく効果が無いのである。つまりストレッサーが双極性障害の症状を悪化させる場合には、ソーシャルサポートによって最小化される症状（うつ病）もあるが、役立たない症状（躁病）もあるということである。

## 五　双極性障害と他の精神健康上の問題との併発

双極性障害の患者は、比較的高い割合でB群 (Cluster B) すなわち「演技的一感情的 (dramatic-emotional) 」パーソナリティ障害（反社会的、自己愛性、演技性、境界性）を有する [Turley, Bates, Edwards & Jackson 1992]。双極性障害患者のあるサンプル群では、四五パーセントが少なくとも一つのパーソナリティ障害を持っており、複数のパーソナリティ障害を持っている患者も多かった [Barbato & Hafner 1998]。双極性障害の外来患者におけるパーソナリティ障害率を対照群と比較した

研究では、それぞれ四八パーセントと一五パーセントという結果が報告されている [Ucok, Karaveli, Kundakci & Yazici 1998]。ズッカーマン [Zuckerman 1999] は、双極性障害と境界性パーソナリティ障害のつながりを、以下のように説明している。

境界性パーソナリティ障害は、衝撃的な自己破壊行動と不安定な気分の混合であり、イライラした抑うつ的特徴や、両価的な対人関係、自殺念慮や企図、強烈で不適切な怒りの表出、一時的なストレス性パラノイアまたは解体した症状を伴う。ある意味で、二つの相が混合しており、対人的な問題により反応的になっているという点を除いては、境界性人格は双極性障害に似ている (p. 158)。

しかし、本章での検証が示すとおり、双極性障害の症状は対人ストレッサーによって引き起こされ悪化させられるのであり、境界性パーソナリティ障害の症状によく似たものである。いずれの疾病でも、対人関係は疾病の症状の結果および原因の両方であり、混沌としたものである。

本章の最初で述べたように、双極性障害は統合失調症とも重要な特徴を共有している。時に両者を区別するのが難しいこともある。対人的な視点からすると、おそらく最も顕著な類似性は、家族の相互作用におけるCDおよび否定的ASについての知見である。この家族の相互作用プロセスが、非特異的な精神症状（妄想、幻覚など）への脆弱性または反応性（あるいはその両方）を生むのかもしれないという推測は興味深いものである。ソーシャルスタイルの点では、双極性障害患者は、統合失調症の患者と同様、劇的、奇妙または大げさな感じで他者とコ

## おわりに

双極性障害における遺伝的要因の発見や、その治療薬の有効性が立証されたおかげで、双極性障害の生物学的説明は一世を風靡した。生物学的背景を原因とすることは、患者とその家族の面目を保つことにもなる。しかし、ミクロヴィッツ [Miklowitz & Alloy 1999] が指摘するように、こうした生物学的・遺伝的脆弱性はあくまで背景であり、その前景では対人ストレッサーと家族関係が疾病の経過に重大な影響を与えている。ミクロヴィッツらは、「社会的・環境的要因は、双極性障害に対する生物学的・遺伝的・認知的脆弱性を引き起こす可能性も、逆にこれから防御する可能性もある。」と結論している [Miklowitz & Alloy 1999 : 555]。同様の結論は、アキスカルらも得ている。彼らは、双極性障害の症状は生物学的要因に起因しているかもしれないが、間違いなく対人障害（例：離婚、他者からの拒絶）につながること、そし

てそれが症状の重症度と慢性度を高めることを明らかにしている [Akiskal, Khani & Scott-Strauss 1979 ; Perugi *et al.* 1998]。

単極性うつ病の患者と異なり、双極性障害の患者は（少なくとも躁病エピソードにおいては）、過剰に多弁であり、談話心迫や誇大な考え、連合弛緩、思考脈絡の欠如、注意散漫を示す。過剰な社交性は時に面白く、魅力的でさえある。しかし、その対人コミュニケーションの中の絶望的な無秩序は、思考障害にも一部原因があり、間違いなく適切な社会的行動を妨げる。他の人々は患者の社会的行動に困惑し、混乱し、脅えることすらある。双極性障害の患者は、おそらくは自身の依存ニーズを満たすために、他者を操作する場合があるという示唆もある。

双極性障害患者のうつ病エピソードの間の社会的行動については、あまり研究は多くない。少なくともおそらくは、抑うつ状態にあるとき、患者は単極性うつ病の患者と同じ問題を多く抱えていると推測される。例えば、社会的引きこもりや逃避、対人拒絶、波乱に富んだ人間関係などである。

双極性障害の対人的起源や合併症を研究するために、研究者は出生家族の研究に目を向けている。今のところ、幼少期早期の経験が双極性障害の成人患者の経過に影響を与える明確なパターンは特定されていない。しかし、多くの出生家族力動が双極性障害の成人患者の経過に影響を与えている。いくつかの方法論的に洗練された研究でも、退院してEEの高い家族または否定的なASを持つ家族に戻った患者は、感情的に抑制された家族で暮らす患者よりも再発する傾向が強いことが明らかとされている。CD、家族の負荷、一般的に良好ではない家族との関係も、双極性障害の患者には顕著であり、病気の経過にも影響を与えている可能性がある。こうした

ミュニケーションをとることが多い。心理的・対人的徴候のレベルでは、統合失調症と双極性障害の間にはかなりの重複があり、この一つの問題が極端な心理社会的障害から通常の心理社会的機能までの連続体の上で、隣接した位置にあることを示唆している。

パーソナリティ障害と併発が多かったり、ある程度統合失調症と併発することに加え、双極性障害は摂食障害や薬物乱用障害とも併発する傾向がある。これらのパターンのそれぞれは、第7章と第8章で検討する。当然、こうした問題も、双極性障害で顕著な対人問題のいくつかと関連付けられており、特に夫婦間の問題や出生家族の問題などが注目される。

## 第5章 双極性障害

家庭問題の多くは患者にストレスを与え、症状を悪化させる。家族システムの視点から見ると、これらの問題はその疾病の原因でもあり、結果でもあると解釈できる。

単極性うつ病の患者と同様、双極性障害の患者は恋愛関係や夫婦関係を構築・維持することが難しい。そうしようとすると、深刻な葛藤、親密さの切望、性的障害が生じる。患者は、配偶者に課す重荷についてほとんど気付かない。また、配偶者のEEもこの疾病の経過に影響することが明らかになっている。双極性障害の陽性症状プロフィールを示す患者の場合、そのような症状について配偶者が外的帰属を行なうことによって、夫婦間の問題に多少の息抜きが得られるとも考えられる。親としての役割においては、双極性障害患者は、自分と同じ心理的・行動的問題を持った子どもを育てる傾向が指摘できる。こうした子どもは特にストレスの悪影響に対して脆弱であり、その症状は障害のある親の症状と結びついているように思われる。

最後に、双極性障害の症状は、対人ストレッサーに対して反応性が高い。ストレッサーは一般に疾病のエピソードを招く。他者からのソーシャルサポートはうつ病エピソードを抑制する傾向があるが、躁病の予防には効果がないように思われる。

うつ病と統合失調症という二つの関係深いメンタルヘルス上の問題と同様に、双極性障害は、対人的現象に強く影響すると同時に影響される。混乱した家族力動と親密な関係に伴う問題は、この深刻で消耗性の高い問題の症候に顕著に現れる。生物学的要因はこの疾病の遠因に関与しているが、疾病の持続と経過は、双極性障害患者が経験する多くの対人問題に如実に反応するものである。

# 第6章 パーソナリティ障害

## 定義と症状

**パーソナリティ障害** (personality disorder) は、その人の属する文化から期待されるものおよび規範的基準よりも著しく偏った、行動と認知の持続的で安定的な様式である [American Psychiatric Association 2000]。このような行動と内的体験（＝認知）の様式は、青年期ないし成人期早期に始まり、臨床的に著しい苦痛 (distress) と障害 (impairment) をもたらすものである。また、パーソナリティ障害を示す人々のほとんどは、対人関係の問題を有すると定義されている。DSM-IV-TRによるパーソナリティ障害の公式な診断基準では、少なくとも以下の領域の二つ（またはそれ以上）の領域において、行動と内的体験の問題が、安定的で持続的に顕在化するとも述べられている。すなわち、認知 (cognition)、感情性 (affectivity)、対人関係機能 (interpersonal functioning)、および、衝動の制御 (impulse control) である。その持続的な様式は柔軟性がなく、個人的および社会的状況の幅広い範囲にわたっており、それが臨床的に著しい苦痛または、社会的、職業的ないし他の重要な領域における機能の障害を引き起こしていなければならない [American Psychiatric Association 2000]。このような**機能的柔軟性の欠如** (functional inflexibility) の概念は、目の前の状況に対してしばしば不適切な方略による固定的やり方で、個人が他者と関係を持ち、感情表現を行い、葛藤を解決することを意味するものである [Millon 1990]。なお、具体的なパーソナリティ障害の症状については、後節で議論することとする。

うつ病や統合失調症といった他のメンタルヘルス上の問題についての見解以上に、パーソナリティ障害の科学的で臨床的な見解については未だ不明な点が多い (DSM-III-RおよびDSM-IV-TRの付録参照)。いくつかの他のメンタルヘルス上の問題と同様に、比較的最近になってからDSMに追加されたパーソナリティ障害については、過去十年間にもわたって研究者が認識したことから、総人口におけるパーソナリティ障害の有病率推定は、時に不十分な場合があるといえる。疫学的通院範囲調査 [Regier et al. 1993] および全米併発症調査 (national comorbidity research) [Kessler et al. 1994] の二つの調査では、反社会性パーソナリティ障害 (antisocial personality disorder) の有病率を調査している。反社会性パーソナリティ障害について、前者では一年間有病率が一・五パーセント、後者では生涯有病率が三・五パーセントと報告されている。疫学的通院範囲調査と同時期に行われたネ

## 第6章 パーソナリティ障害

## はじめに

スタッドらの調査では [Nestadt, et al. 1990]、総人口における演技性パーソナリティ障害 (histrionic personality disorder) の有病率を二・二パーセントと推定している。一方、大学生では演技性パーソナリティ障害の有病率は六パーセント程度にまで高いといわれている [Bornstein 1999]。DSM-IV-TRに一二以上のパーソナリティ障害が記載されている事実を考慮すると (付録Bでの今後の研究のための基準案と軸まで含めて)、パーソナリティ障害が総人口において一般的であるのは明らかであろう。実際、約一〇-一三パーセントの生涯有病率推定も報告されている [Weissman 1993]。

パーソナリティ障害についてのより一般的な調査と同様に、この問題の対人面での研究は、数少ない突出した研究例を除いて、いまだ発展途上の段階にある。パーソナリティ障害についての先行研究は、この障害に関する様々な理論や仮説、記述を発展させるような臨床的観察に基づいた「評論」で溢れている。しかし対照的に、統制された大規模サンプルによる科学的な調査研究は随分と少ない。結果的には、パーソナリティ障害の対人的側面に関する先行研究の状況は、やはり数少ない注目すべき例外を除いては、一九六〇年代および一九七〇年代の統合失調症の先行研究とよく似たものとなっている。

虐待、不安定な愛着 (アタッチメント)、親の過剰な関心、親の過干渉、および家庭の混沌 (family chaos) のテーマがパーソナリティ障害の発症の先行研究には多い。そのような早期の対人的経験が、この障害の発症に重要な役割を果たすと理論化している研究もある。このため、パーソナリティ障害を抱える人についての出生家族での体験に関する研究比べて、**定位家族での体験** (family-of-orientation experiences) に関する研究ははるかに少ないのが現状である。その第一の理由は、パーソナリティ障害がありながら、安定する定位家庭を構築する人々が稀有だということである。一方で、現存する研究例によれば、パーソナリティ障害を抱えた人が結婚したり、安定した恋愛関係を構築した場合には、その関係が苦痛や不満によって特徴付けられることが示されている。さらに、対人的問題は種々の家族関係に留まらず、**全般的対人関係** (general personal relationships) の領域にまで及ぶ。パーソナリティ障害を抱える人には、暴力的で不安定な対人関係をもつ者が多い。彼らはしばしば対人的拒絶を引き出し、他者との葛藤や孤独感を体験している。また、**対人コミュニケーション** (interpersonal communication) の研究領域では、ある特定のタイプのパーソナリティ障害を抱える人々には、関心を引くための機能として他者とのコミュニケーションを利用する傾向があることが知られている。なお、パーソナリティ障害の問題を強固に複雑化している要因は、他の心理社会的問題との高い併発率であろう。調査研究では、パーソナリティ障害を抱えた人々において、抑うつ、統合失調症、双極性障害、摂食障害、物質使用障害、および身体表現性障害などの問題との驚異的に高い併発率が明らかにされている。

他の多くの心理的問題と同様に、ほとんどのパーソナリティ障害は、実質的な定義の上では、問題のある対人関係と関連したものである。最も決定的な対人関係崩壊の実証的根拠は、**出生家族での体験** (family-of-origin experiences) の領域にみられることがある。親による

# 一　様々なパーソナリティ障害の対人的記述

最近では、一〇の異なるパーソナリティ障害（これらに加えて、除外項に述べられている特定不能のパーソナリティ障害がある）がDSM−Ⅳ−TRにおいて公式に認められている［American Psychiatric Association 2000］。しかしながら、何年にもわたって様々な診断分類が改訂・追加されており、これは将来的にも続くものと考えられる。パーソナリティ障害を体系付け、記述し、位置づけるのに有効な方法としては、**支配─服従** (dominant-submissive) と**敵対─養育** (hostile-nurturant) の次元を用いたリアリィ［Leary 1957］の対人的円環がある［Blackburn 1998；Kiesler, van Denburg, Sikes-Nova, Larus & Goldston 1990］。例えば、依存性パーソナリティ障害 (dependent personality disorder) のある人々は、服従的かつ養育的な象限にあるが、一方で、自己愛性・演技性ないし反社会性パーソナリティ障害のある人々は、支配的かつ敵対的な象限に位置づけられる。図6−1から明らかなように、パーソナリティ障害患者の大多数は円環上の敵対的な半円に分類されることになる。ブラックバーン［Blackburn 1998］は、すべてのパーソナリティ障害には、多かれ少なかれ対人的な影響があるものの、依存性・自己愛性・演技性といった円環上の外縁に位置づけられる障害には、よりはっきりとした対人的な影響があると主張している。

ところで、メンタルヘルス上の問題への対人的アプローチの先駆者であったリアリィが、パーソナリティに対するより次元的な観点を指向し、医学的疾病モデルを避けていたことを忘れてはならない。このような観点では、パーソナリティ障害は、連続したパーソナリティ特

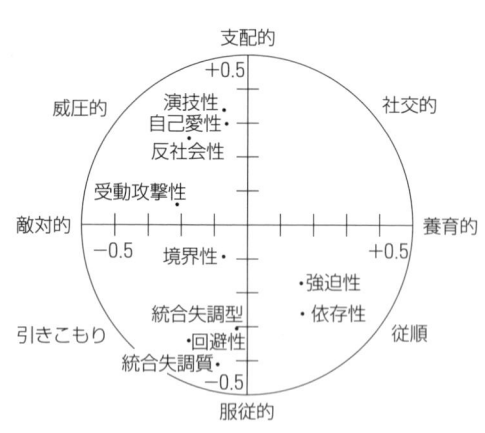

図6-1　対人的円環：支配─服従，敵対─養育軸による「ミロン式臨床多軸目録Ⅰ」
（Millon Clinical Multiaxial Inventory；MCM-I）パーソナリティ障害尺度の相関関係の概要

出典　Blackburn [1998].

性のより極端な位置にあるものとして特徴付けられることになる。どこまでが"健常"で、どこからが"異常"(abnormal)であるかを精密に特定することの難しさは、パーソナリティ障害という概念に顕著な、曖昧さと不明瞭さを際立たせるものである。パーキンソン病や神経性大食症について考えるのと同じような考え方で、演技性パーソナリティ障害を病気としての何らかの実体があるように考えるのは賢明ではないだろう [Millon 1990]。むしろ、パーソナリティ障害には高血圧により似通った性質があるかもしれない。──つまり、通常の現象の際立った型であって、健常者が病的とみなされるような任意の"カットオフ・ポイント"があるに過ぎない。

すべてのパーソナリティ障害における対人的な影響を完全に概観することは本章のねらいから外れるため、いくつかの障害の対人的な影響に絞って議論することとする。取り上げる障害の選択は、種々の障害の対人的な影響・原因・結果に関する科学的研究が参照可能であるかを主な基準としている。なお本章で紹介するパーソナリティ障害の記述は、パーソナリティ障害の現代的理解の土台を築いたと言っても過言ではないセオドア・ミロンの著作から、かなり多くを引用している。より包括的な議論と多様な障害の記述は彼の主要著作に譲る (例: Millon [1981] [1990]: Millon & Davis [2000])。

## 二 境界性パーソナリティ障害

境界性パーソナリティ障害 (borderline personality disorder: 以後、BPDと略記) は、最も頻繁に診断されるパーソナリティ障害である [Widiger & Trull 1993]。精神疾患の入院患者および外来患者の約一五─二五パーセントがこの診断を受けている [Gunderson & Zanarini 1987]。その主要な特徴は、対人関係・感情・自己像の不安定さを含むものである [American Psychiatric Association 2000]。BPD患者は、激しく多様な気分を表出する。そうした気分は、易怒感から多幸感、かんしゃく、時に自傷行為にまで及ぶ。この気分変調性は、かなり全般にわたる常軌を逸した冷淡な行動、解離した自己像、見捨てられることを避けようとするふりかまわない努力、衝動性、自殺の行動および脅し、空虚感、怒りの制御の問題、および一過性の妄想様観念が組み合わさったものである [American Psychiatric Association 2000]。ベンジャミン [Benjamin 1996] は、BPDの対人的基盤について、"見捨てられることへの病的な恐れとともに保護的関与への願望がある (p.124)" と簡潔に述べている。BPD患者に特徴的な、他者からの情緒的サポートに対する願望は、自我の弱さと自己同一性の混乱の徴候である [Millon & Davis 2000]。また、BPDがうつ病を併発することが多いのは驚くべきことではない。

その診断の増加に比例して、BPDに関する研究は他のパーソナリティ障害よりも多くなされている。こうした研究の大部分は、とりわけパーソナリティ障害の対人的な側面に焦点をあてたものである。不安定な対人関係および見捨てられることを避けるためのふりかまわない努力はBPDの診断基準の一部であるため、この障害にネガティブな対人的背景および結果が含まれていると主張することはトートロジーである。セーガル [Segal 1996] は、"多くの境界性徴候は関係性の文脈において早期に生じるように思える。その場で患者の精神症状の根本的要素が発現するのは闘いの場であって、その他者との関わりは闘いの場であって (p.27)" と記した。事実、BPDに関する研究は、DSM─Ⅳ─

TRの診断基準の概略をはるかに超えて、成人期と幼少期の両方で対人的問題が蔓延する様式を示している。

BPDの人々が、職業的・社会的のみならず親密な関係の長い既往歴を有していることは、ちょっと見かけただけの人にさえも、はっきりと分かることだろう [Modestin 1987; Trull, Useda, Conforti & Doan 1997]。こうしたBPDの症状は、社会的葛藤や孤独感と正の関連がある [Johnson, Rabkin, Williams, Remien & Gorman 2000]。また、この障害の症状は、**遊びの愛**（ludus：ゲームをしているような）で**狂気的な愛**（mania：躁的な、独占欲の強い）の恋愛スタイルとも関連している [Arnold & Thompson 1996]。したがって、BPDのある人々は、自分が恋愛しているという感じを味わうことがほとんどない [Benjamin 1992]。

BPD患者は、極めて多くの対人的問題と苦痛を経験している。トルルら [Trull et al. 1997] は、BPD患者には過剰な対人的依存欲求 (interpersonal dependency needs) があり、それがとりわけ対人的喪失 (interpersonal loss) に対する脆弱性を高くすると述べている。一方で彼らは、結局は他者から動揺 (agitation) と拒絶 (rejection) を引き出してしまうような、操作的な戦略を採ることがしばしばある。それゆえに、BPD患者は、ひどく必要としている関係を得られない傾向がある。この現象は、距離のとり方に問題がある結果だと思われる [Melges & Swartz 1989]。この仮説によるとBPD患者は、他者と付き合い始めたり別れたりするときには、いつもネガティブなフィードバックを受ける。その結果、BPD患者は、愛着と回避との間で揺れ動くことになる。残念ながら、BPD患者は対人的経験か

ら学習することがほぼ皆無であり、しばしば彼らは、ある関係から他の関係に移ることで問題を再現してしまうのである。

BPD患者が産出したり体験したりする対人的苦痛の構成要素の大部分は、感情的不制御 (emotional dysregulation) である。先述の通り、見捨てられることへの不安、過剰な怒り、気分反応性は、すべてこの障害と関連する問題である。双極性障害および単極性うつ病患者と比較しても、BPD患者は敵意を伝えたり受け取ったりする傾向が多いことが明らかにされている [Benjamin & Wonderlich 1994; Stern, Herron, Primavera & Kakuma 1997]。顔面表情認知についての調査では、BPD患者は、恐れの表現を過度に認識する傾向以外は、健常統制群および性的虐待歴のある統制群と同様に振舞うことが示されている [Wagner & Linehan 1999]。この知見は、対人的文脈でBPD患者個人の恐れの体験を増加しかねない他者という存在において、恐れを見出す過敏性やレディネスとBPDが関連することを示している [Wagner & Linehan 1999]。

いくつかの他のメンタルヘルス上の問題と同様に、BPD患者は他者からの対人的拒絶を引き出す [Carroll, Hoenigmann-Stroval, King, Wienhold & Whitehead 1998]。この拒絶の影響がどれほど強力かを精査するために、キャロルら [Carroll et al. 1998] は、BPD患者と自己愛性パーソナリティ障害（後述の通り、激情的に人をいら立たせる症候群）患者のそれぞれに対する他者の対人反応を比較した。この二群のうちBPD患者群に対して他者は、安全でなく、活力に欠け、非活発で、変わりやすく、不安定だと感じていた。キャロルら [Carroll et al. 1998] はBPDの対人的結果は、自己愛性パーソナリティ障害と関連するものよりも、はるかにネガティブであると結論している。対人葛

藤、情緒不安定、愛着と回避との間での動揺が圧倒的に多いことを考慮すれば、BPD患者がそのようなネガティブな対人印象を形成するのは当然だといえる。

ところで、BPDに関する対人的な研究において、出生家族での体験はこれまでも焦点とされてきた（例：Gunderson, Kerr & England [1980]；Links [1992]）。ネグレクトといえるほどの母子間あるいは父母の養育態度の拙さは、BPD患者によく見られるテーマである[Gunderson et al. 1980 ; Nordahl & Stiles 1997]。このような親の養育態度の拙さは、他の精神疾患群と同様に、過保護と結び付けて考えられている[Links 1992]。もう一つ、出生家族に関してBPD患者によくみられる現象として、BPD患者が自分の母親を、自分とは無縁で、敵意があるように認識していることがあげられる[Benjamin & Wonderlich 1994]。この認識された敵意はまた、今現在の対人関係（例えば、他の患者や病院職員との関係）の認識にも波及する。同様のテーマは、父親や母親を攻撃的で拒絶的だと評価しているBPD患者を受け持ったスターンら[Stern et al. 1997]の知見にも見られる。しかしながら、これらの患者はまた、彼ら自身が自分たちの親に対して攻撃的であることも示している。これは、成人期に葛藤をもたらす対人関係の先行要因が、思春期直前とは限らないにせよ、明らかに思春期の対人関係中にその起源をもつことを表している。

出生家族との分離（separation）と喪失（loss）のテーマはBPDには一般的なものである[Links 1992 ; Links & Munroe-Blum 1990]。リンクス[Links 1992]はこの喪失が、親の死よりもむしろ離別や離婚によるものであると主張している。もちろん、そのような場合にはBPDの傾向は特に強まると主張している。もちろん、そのような場合には親の葛藤も強まるので、そのこと自体が

症状に寄与する可能性はある。いずれの出来事にせよ、そのような早期の喪失は、子どもの不安定な愛着や、成人のBPDに顕著な依存的愛着、見捨てられることへの恐れを説明するものである。

多くのBPD患者の経歴にある性的虐待の経歴は、出生家族における有害な境界侵犯の恐れを示すものである。近親相姦の経歴は、BPD患者に関する二つの調査事例において、それぞれ一九パーセントと三五パーセントにものぼったと報告されている[Stone 1990]。それどころか、"幼少期の性的虐待"というより大きなカテゴリーでみると、全てのBPD患者の約七〇パーセントで発生していると推定されている[Paris 1994]。幼少期の性的虐待の知見と出生家族での処遇との関係は、注意深く解釈する必要がある。まず第一に、二一件の研究を概観すると、幼少期の性的虐待とBPDとの関係の効果量は $r=.28$ であり、中程度のマグニチュードしかないことが分かる[Fossati, Madeddu & Maffei 1999]。さらに、幼少期の性的虐待は、その虐待が親戚以外によってなされるとき、BPDとの関係がより強いといわれている[Fossati et al. 1999 ; Norden, Klein, Donaldson, Pepper & Klein 1995]。これらの知見は、家庭内文脈での性的虐待がBPDの主要な危険要因であることに疑問を投げかけるものである。しかしながら、より一般的な文脈では、こうしたトラウマティックな対人行動の影響が、この障害において何らかの役割を果たしていることは明らかといえる。第二に、家庭内文脈において性的虐待のあるところには、重大な家庭内機能不全が共存している[Paris 1994]。このことはすなわち、虐待それ自体が、障害を引き起こすものなのかどうか、あるいはそのような行為を許容したり、ともすれば仕向けたりしかねないような悪意あるものであるときに、BPDの傾向は特に強まると主張している。もちろん、そのような場合には親の葛藤も強まるので、そのこと自体が家族を形成するものなのかどうかについて疑問を投げかけるものであ

る。こういった知見は、BPD患者が、見捨てられたり、ネグレクトされたり、虐待されたりした幼少期の関係を内在化する潜在的可能性があることは間違いないと考えられる。そのことが成人期に自己遺棄・攻撃を促進しているという仮説につながるものである[Benjamin 1996]。

BPD患者の親には、自身が効果的に子どもを育てることを妨げる心理社会的苦痛があると思われる[Gunderson et al. 1980]。こうした問題は父母双方に認められる場合がほとんどであり、"二親性欠損(biparental failure)"として特徴付けられる現象である[Links 1992; Shachnow et al. 1997]。三〇名のBPD女性患者とその六〇名の両親を対象とした調査では、七三パーセントの家族で、両親ともに第一軸(Axis I)ないし第二軸(Axis II)の診断を満たしていた[Shachnow et al. 1997]。また、祖父母の六〇パーセントにおいても、精神疾患(特に物質使用障害あるいは気分障害)を有していた。BPD患者の、一親等以内の親族について同様に分析したところ、これら親戚の一八パーセントはBPD患者と同じく気分障害、約二五パーセントは物質使用障害、二五パーセントは反社会性パーソナリティ障害であることが明らかにされている[Zanarini, Gunderson, Marino, Schwartz & Frankenburg 1990]。親の精神疾患がこれほどまでに高い割合であることは、病的で非効率的な養育とBPDの発症が結びついているという仮説に一致する。ザナリーニら[Zanarini et al. 1990]は同時に、こうした知見は、この障害が親から遺伝することを裏付けると同時に、遺伝学的要素があると解釈できると述べている。遺伝子と家庭環境がもたらす正確な相対的影響については、今後の研究で立証されるべき課題である。現状では、総人口における親よりも、BPD患者の親において、メンタルヘルスの悪化がはるかに多く認められることがる。

ベンジャミン[Benjamin 1996]は、BPDの発症につながる出生家族における四つのプロセスを示している。第一に、**家庭の混沌 (family chaos)**が挙げられる。これには、取っ組み合いの喧嘩 (fights)、浮気 (affairs)、中毒 (intoxication)、法律上のトラブル (trouble with the law)、自殺企図 (suicide attempt) などが含まれる。この家庭内力動は出生家族において、劇的で、メロドラマ的な性質を創り出すものである。第二に、これらの家庭に共通する**トラウマティックな遺棄 (traumatic abandonment)**が挙げられる。後にBPDを発症する子どもは、他者から性的虐待を受けている期間、まともな世話や保護なしに放置されていることがほとんどである。そのような子どもたちは、この遺棄を自分が悪いことをした結果だと解釈するかも知れない[Millon & Davis 2000]。第三に、BPDを発症する患者の家庭には、**自律性回避と依存性促進 (shun autonomy and promote dependency)** の傾向がある。こうした家庭の子どもは、自分には欠点があり家庭がその唯一の救いだと信じるように社会化されている。最後に、これら家族が、**苦難に即応した養育 (nurturance in response to misery)** のみ提供することが挙げられる。これらの家族は、無力感や激しい苦痛の表現にのみ即応して養護的な世話を与えるが、他の時にはそうしないことによって、そうした表現を強化している。総じて、これらの出生家族の過程が、BPDを象徴するアイデンティティの混乱、感情的になる傾向、見捨てられることへの恐れ、自殺のほのめかしを促進すると考えられている。

## まとめ

BPD患者の対人的背景には特筆すべきものがある。孤独感、葛藤、見捨てられることへの恐れの主題が広く認められるのである。うつ病患者と同様に、対人的拒絶はBPD患者にとっても注目すべき問題である。これは依存的な愛着と回避との間で揺れ動くBPD傾向による結果といえるものかも知れないもので、自分を受け入れてくれる友人や家族の成員にさえも嫌悪感を引き起こす様式である。出生家族での体験は、安定性や養護を欠いていることがほとんどである。むしろ、関与不足、頻繁な虐待、拒絶、精神症状は、後々にBPDを発症する人々の親から生じていることが分かる。BPD症状が特に生じやすいのは、親の過干渉がネグレクトや虐待と結び付いたときである［Links & Munroe-Blum 1990］。こうした種々の養育行動の有害な組み合わせは、BPDを特徴づける対人的な愛着─回避における葛藤の下地となっている。

## 三　自己愛性パーソナリティ障害

自己愛性パーソナリティ障害（narcissistic personality disorder：以後、NPDと略記）は、パーソナリティ障害の中でも最も対人的に不快なものの一つである。NPD患者は、注目や賞賛への貪欲な渇望と結びついた自己価値（self-worth）や特権（entitlement）の感覚を誇大化しているいる。症状は、自己の重要性についての尊大な感覚、成功や権力についての空想へのとらわれ、自分が高い地位と権力のある人たちと付き合いがあるべきという信念、過剰な賞賛、貪欲な特権意識、個人的利益のために他人を不当に利用する、共感の欠如、他人を嫉妬する、ま

たは他人が自己をに嫉妬していると思い込む、そして尊大で傲慢な態度などが含まれる［American Psychiatric Association 2000］。個人的利益のために他人を不当に利用するこの行動のネガティブな影響は、NPD患者の傲慢的な愛と保護を望む一方、心理社会的な水準では、NPD患者は積極的な愛と保護を望む一方、非難されたり、無視されたり、他者に支配されたりすることへの恐れを同時に抱いている［Benjamin 1996］。

NPDの持つ性質は、親密な対人関係の形成や維持を劇的に阻害するものである。スヴラキッチは［Svrakic 1986］、臨床的観察に基づいて、NPD患者が表出する様々な破壊的関係のモチーフを記述している。これらの一つが、**変容**（metamorphosis）の追求である。つまり、権力のある他者と付き合ったり親密であることは、劣等感や不全感を変質したり脱却することにつながる。スヴラキッチは［Svrakic 1986］、"自己愛性パーソナリティの核心は、多かれ少なかれにされる不全感および劣等感の体験にある"と記している（p. 222）。二つ目のモチーフは、**選択的な対人的反発**（selective interpersonal repulsion）あるいは、NPD患者が自身の葛藤を投影するものに対する嫌悪の系統的な迫害である。NPD患者は、自身が受け容れがたい自己の側面が、他の個人の中にあると認識したならば、その個人は見限られ、こき下ろされてしまうことになる。最後に、**批判されることへの病的な非寛容さ**（pathological intolerance of criticism）は、NPD患者を批判することによる二重に悪い結果である。スヴラキッチ［Svrakic 1986］は、批判が、（1）その人の虚栄の感覚を脅かし、（2）その人の劣等感や不全感の内的体験を強めることを示唆している。したがって、NPD患者は攻撃性や激昂をもって批判に応じることになる。

NPD患者が、満足のいく、親密な対人関係を構築することはまずあり得ない。この問題の一部は、NPD患者の敵意や他者をこきおろすことに由来している。このことが、いわゆる「自己愛のジレンマ」(narcissist's dilemma) を構成している。すなわち、他者を軽蔑したまま、他者からの非難や拒絶の兆候に用心深くなっている。問題のないサブタイプの人は、他者に及ぼす彼らの影響に気づくことが全くない一方で、極めて注意が必要なサブタイプの人にとっては、他者からの非難や拒絶は、極めて注意が必要なタイプのNPDの人にとっては、確実に実質的な悪化の一因となるに違いない。おそらく、科学的に最も妥当なNPDの病因論は、社会的学習理論に基づいたものである。すなわち障害の原因と注目されるほどの、過剰で無条件な親からの評価と崇拝ともいえるのである (例: Benjamin [1996]; Millon [1981])。そのような対人的文脈において、親は自分の子どもの世話をし、子どもが自分を特別だと感じるようにすることに完全に専念する。そのことで、親自身のニーズをものともしないで、子どもは他者のニーズへの気づきや理解力を成長させることができなくなる。同時に、そのような環境下で何年も生活することは、失敗に直面する中で絶えず強化・洗練されるはずの、自己価値を不当に高く感じることに結びつく。ベンジャミン [Benjamin 1996] は、この社会的学習現象を、家族からの無欲で非随伴性の愛情と、服従、絶えず存在することに対する親の服従、絶えず存在することへの脅威) を同定することによって明らかにしている。この説明には、本障害を特徴付ける共感の欠如や誇大感を説明する表面的妥当性が十分にある。

社会的学習によるNPDの説明は一定の評価を受けたものであるが、こちらで本障害については精神力動的説明が特に広く知られている。

NPD患者が体験する対人関係上のトラブルにおいて重要な要素は、彼らの行為に対する他者のネガティブな反応である。二つの研究で [Carroll, Corning, Morgan & Steven 1991; Carroll, Hoenigmann-Stovall & Whitehead 1997]、ビデオ提示されたNPD患者をみせられた被験者が、拒絶や否定的感情を示したことが明らかにされている。これらの知見は、抑うつ者が他者をイライラさせ、他者からの拒絶を引き出すことを示した研究 (例: Coyne [1976]) を彷彿とさせるものである。たとえNPD患者が別の理由で拒絶されていたのだとしても、最終的な結果は、抑うつ者が体験したものと似通っている。すなわち孤独感やソーシャルサポートの欠如、他者との葛藤的な相互作用である。

他者からの拒絶は、他者と現実のかかわりがまったくなかったとしても、NPDを著しく悪化させる原因となり得る。ギャバード [Gabbard 1989] は、NPDを、問題のないサブタイプから極めて注意が必要なサブタイプまでの連続線上のいずれかに位置づけられると主張している。問題のないサブタイプの人は、他者に及ぼす彼らの影響に気づくことが全くない一方で、極めて注意が必要なサブタイプの人は、他者からの非難や拒絶の兆候に用心深くなっている。対人的相互作用にしばしば付随する対人的な悪化の一因となるに違いない。おそらく、科学的に最も妥当なNPDの病因論は、社会的学習理論に基づいたものである。すなわち障害の原因と注目されるほどの、過剰で無条件な親からの評価と崇拝ともいえるのである [Rothschild, Dimson, Storaasli & Clapp 1997] や婚外関係への興味と関連があるといわれている [Buss & Shackelford 1997]。また既婚者では、NPDは家庭内暴力 [Rhodewalt & Morf 1995]。それにもかかわらず、NPD患者は、彼らを非常に高く評価する人がたくさんいると感じている [Rhodewalt & Morf 1995]。NPDの症状は、ソーシャルサポートを受けることと負の関連があり、孤独感や他者との衝突と正の関連がある [Rhodewalt & Morf 1995]。すなわち、他者からの肯定的な関心と受容を彼らにさらに求めるのである一方でそれと同時に肯定的な関心と受容を彼らにさらに求めるのである

も同様に、その病因として早期の対人的経験が指摘されている（例：Fiscalini [1998]；Svrakic [1986]）。この先行研究では、コフートとカーンバーグによるアセスメントの違いに基づいた論争がある（この議論のより深い理解のためには、[Akhtar & Thomson 1982] および [Fiscalini 1993] を参照されたい）。

コフート [Kohut 1968] の自己心理学的な観点によれば、NPDは妨害された発達の顕在化であるとされる。誇大性による自己中心的な感覚は、初期発達においては標準的であると考えられる。この段階では、幼児は親からの全般的な庇護や世話を期待し、自己と向き合う際の他者像となる**自己対象**（self objects）を発達させる。いずれ幼児は親の不可避な短所に気づいて、自分が脆弱だと感じるようになる。そうすると、防衛的に両親を理想化し、自己誇大感に引き返すのである。これらは、幼児が不確実な外界に向き合う際の強さの源になる。通常こうした自己愛は、共感および自己と他者のより現実的な評定に取って代わられる。しかしながら、母親の共感や承認が不完全である場合、誇大化した自己は生活に内在する脆弱性に対する防衛として残存することになる。

対照的にカーンバーグ [Kernberg 1975] の対象関係論では、NPDは幼少期の感情的欠乏や母親の共感に欠けた育児の補償であるとしている。こうした行動は、子どもが自分は愛されていないと感じることにつながり、結果的に自分の親に激しい怒りを投影することになる。防衛として子どもたちは、親に褒められる自己の側面を寄せ集めた**誇大化した自己**（grandiose self）、空想化された自己、および理想化された親を作り上げることになる。さらに、NPDで同時発生する劣等感[Kernberg 1975]、コフート [Kohut 1968] 以上に、NPDでは誇大化の感覚に焦点を当てている。カーンバーグはNPDは**口唇期憤怒**（oral rage）の重要性を強調した。元来は、無条件の愛情や承認を与えない保護者に向けられたこうした強力な攻撃性が、NPDの原因であると考えたのである。このように、コフートがNPDの原因をより病的発達を強調している一方、カーンバーグは、NPDの心理社会的な発達に焦点を合わせている[Akhtar & Thomson 1982；Fiscalini 1993]。

### ま と め

NPDは、自己の誇大感や対人的傲慢、個人的利益のための他人の不当利用、過度な賞賛への願望、共感の欠如にかかわるものである。NPD患者の相互作用は、変容の探求（権力のある他者との付き合いによって劣等感を乗り越える）や、選択的な対人的反発、わずかな非難でさえ病的に反応することによって特徴付けられている。これらの特性や性質は親密な対人関係をほぼ不可能にさせることは明らかである。NPD患者は、他者から注目や賞賛を得たいというニーズと他者への軽蔑との間にとらわれている。彼らの対人的生活は、葛藤、孤独感、他者からの拒絶といった特徴がある。社会的学習仮説では、このパーソナリティ障害が過剰な親の賞賛および注目の結果であると考えられている。またNPDの精神力動論では、他者との関わりにおいて自己像の発達が妨害されたり病理的であることに焦点を当てながら、初期の親子関係が強調されている。

## 四 演技性パーソナリティ障害

演技性パーソナリティ障害 (histrionic personality disorder：以後、HPDと略記) は、過剰な情緒性と人の注意をひこうとする広範な様式を呈するものである。その社会的相互作用は、不適切に性的に誘惑的あるいは挑戦的な行動、浅薄ですばやく変化する感情、過度に印象的だが内容の詳細がない話し方をする、自己演劇化、といった特徴を持つ [American Psychiatric Association 1994]。また、HPD患者は、自分への関心を引くために絶えず身体的外見を用いたり、対人関係を実際以上に親密なものとみなしたり、他者の影響を受けやすいに、ミロンとデイヴィス [Millon & Davis 2000] はHPD患者について、背景に追いやられることを嫌い、自分が特別であると感じさせられることを望み、承認されない時には怒りや嫉妬を感じやすい傾向があると述べている。ベンジャミン [Benjamin 1996] は社会的行動構造分析を用いて、HPD患者が他者から無関心にされることへの恐れを感じている間、積極的な愛情や保護を切望することを見出している。間違いなく、HPD患者の対人的なわざとらしさは注目を引こうとする悲痛な叫びであり、彼らの症状のほとんどは、この主目的のために利用されている。HPDの特質は対人関係の質に必然的に現れることになる。すなわち、この障害の表出には他者との相互作用が必要なのである [Nichols 1996]。

HPD患者の対人領域において、何かが深刻に歪んでいることは明らかである。HPD患者は、障害のない仲間よりもしばしば身体的魅力があると判断されるものの、この身体的魅力は、投影や退行のよう に未熟な防衛機制 (defense mechanisms) への依存性の高さと結びついたものである [Bornstein 1999]。これらの知見は、成熟した対人的なコーピングスキルや問題解決スキルを獲得していないために、身体的魅力によって注目を得るうわべだけの対人関係の様式を表すものである。健常な統制群と比べるとHPD患者は、浮気性にも関わらず性的自己主張性の得点が低く、性的能力への恐怖症的な態度が散見される [Apt & Hurlbert 1994]。また、このことから推察されるとおり、HPD患者群は統制群よりも夫婦関係の満足感を低く報告していた。さらに、性的倦怠や性機能不全とともに、性的没入傾向がかなり高水準を示していた。ジョンソンら [Johnson et al. 2000] は、同性愛男性を対象としたユニークな研究を行い、HPDの症状がソーシャルサポートの受容と負の相関を、対人葛藤と孤独感と正の相関を有することを見出している。一方、疫学的研究を行ったネスタッドら [Nestadt et al. 1990] は、HPDの有病率が既婚者よりも離婚あるいは別居した人々で約五倍も高いことを明らかにしている。

HPD患者の幼少期の対人的体験を遡ってみると、混乱した様式がしばしば見受けられる。例えば、性的虐待は、HPD患者の家庭環境ではしばしば認められる。同様の研究で、B群パーソナリティ障害 ("劇性−感情性" (dramatic-emotional)：すなわち、反社会性パーソナリティ障害、BPD、HPD、およびNPD) では、彼らが、親の関与不足と過保護とが組み合わさった様式を体験していることが明らかとされている [Nordahl & Stiles 1997]。親の過保護と性的虐待は、一見相反するように思われるが、ともに境界規制 (boundary regulation) のまずさを示すものである。一方、HPDに関連する出生家族の他の過程には、高い達成志向、知的・文化的志向、および親の統制

志向が含まれている [Baker, Capron & Azorlosa 1996]。ではいったい何がHPDを引き起こすのだろうか？ 他のパーソナリティ障害と同様に、この障害は気質（temperament：遺伝的性質によるもの）と性格（character：経験によって形成されるパーソナリティの発達的側面）の融合によって生起するといわれている [Oldham 1994]。HPD患者の性格は、親がほとんど罰を与えず、予期できない報酬を与えることが、しばしばこの障害に先行していると考えられる。専門家は、対人的相互作用と強く結び付いている報酬の確保、自己有能感の亢進、および賞賛のための賞賛を志向する行動を生起させることにつながるのである [Millon 1981：Nichols 1996]。

社会的学習仮説が発展する中で、ミロンとデイヴィス [Millon & Davis 2001] は、以下のように述べている。親が折に触れて賞賛を提供していると、子どもは欲求不満となり、ほめ言葉や愛情を得るために大げさに行動するようになる。両親がその重要行為を認識してやらないかぎり、悪循環が形成され、子どもは親からの肯定的反応を確保するために、ますます演技的・劇画的な行動を起こすことになる。この行為の様式は、なかなか消失しない他の古い習慣と同様に、幼少期の家庭から成人期の対人関係にまで引き継がれる。

HPDの精神力動論では、元来は **ヒステリー性格** (hysterical personality) という障害であると考えられていた [Breuer & Freud 1960]。その症状は、幼少期の性的虐待の結果であると信じられており、虐待のトラウマティックな記憶が抑圧されると考えられてきた。この強固な抑圧傾向によって、HPD患者に顕著にみられる漠然とした浅はかな認知様式が説明できると考えられていたのである。精神力動的観点

からすると、HPD患者が社会的相互作用において性的な側面を特徴を持ち込むことは、性的な攻撃にさらされたり、凌辱されることへの恐れに対する防衛なのである。HPD患者は、自分が恐れているこの恐れと引き換えにこの恐れを支配していることを自ら引き寄せることで、性的魅力と引き換えにこの感覚を高めるのだろう。反証可能性という点で難はあるものの、この精神力動的観点は、明らかにこのHPDの原因と結果を対人的経験のなかに位置付けていることが分かる。

社会的行動構造分析に基づくベンジャミン [Benjamin 1996] の心因仮説 (pathogenic hypothesis) は、社会的学習理論と精神力動論との間の何処かに位置づけられる。ベンジャミンは、HPD発症時に顕著に現れる三つの幼少期の対人的体験を特定している。第一に、たいてい外見が良く、子どもらしい愛嬌や色気があるので、人から愛されていたことである。第二には、身体的外見や色気が、自分が他者に求めるものを得るために役立つことを幼少期に即座に学んでいることが挙げられる。最後に、幼少期の家庭環境が、予測不能で混沌としていたことの甚だしい混沌であって、家庭内で演劇のセンスを磨き上げられるくらいの甚だしい混沌であって、子どもはそこで役を演じるのである。

## まとめ

HPD患者は、一心不乱に注目を求めることに人生を費やしており、注目を得るために性的な行動や浮気を売り込むことと、そうした行動がもたらす不測の事態への恐れとの間にとらわれている。HPD患者の対人的なわざとらしさ、感情的な軽薄さ、浅はかな認知スタイルは、幼少期の家族経験に起因するものと考えられる。社会的学習理論と精神力動論の立場によれば、性的虐待や過保護に現れるような親の境界

## 五　反社会性パーソナリティ障害

反社会性パーソナリティ障害 (antisocial personality disorder：以後ASPDと略記) の鍵となる特徴は、他者の権利を無視し侵害する広範な様式である [American Psychiatric Association 1994]。この様式は、社会的規範に適合できないこと、人をだます傾向、虚言、衝動性、攻撃性、他者の安全を考えない向こう見ず、無責任、他者への悪事に対する良心の呵責の欠如に現れるものである。この様式は一八歳までに顕在化し、一五歳以前の行為障害が前兆とされている。ASPD患者は、社会のルールや規範があたかも自分には適用されないかのように振舞う。全てのパーソナリティ障害の中でも、このASPDは最も敵意に満ちた特徴を持つものである [Kiesler 1996]。

ミロンとデイヴィス [Millon & Davis 2000] は、現在DSM-IVがASPDと分類しているものを記述するために、**精神病質** (psychopathy) と**社会病質** (sociopathy) の用語がしばしば用いられてきたと述べている。彼らによれば、これら二つの区別はこの障害の原因に基づいて行われる。すなわち、精神病質が生まれつきの傾向から生じる一方、社会病質は拙い子育てに典型的にみられる不十分な社会化から生じるのである。

他の全てのパーソナリティ障害のように、ASPDも数多くの深刻な対人的背景と結びついている。レイら [Rey, Singh, Morris-Yates & Andrews 1997] の優れた比較研究によれば、成人期前期にASPDを発症した青年は、法律上のトラブル、乏しい職歴、早期の同棲といった特徴を表していた。他方、他のパーソナリティ障害を発症した者は、社会的孤立や他のタイプの対人関係の問題を示していた。また、ASPD患者は、**遊びの愛** (ludus：ゲームをしているような) の恋愛スタイルを示し、**美への愛** (eros：性的) の恋愛スタイルを示さない傾向がある [Arnold & Thompson 1996]。「遊びの愛」の恋愛スタイルは、他者と関係をもつための親密な手段がないという点でASPDによく合致しており、世の中のほとんどの人にとっては苛立たしく見えるものであろう。他者のこの苛立ちと不愉快さが、ASPD患者にとって関心事でないことは明らかである。逆に、そのような人にとっては、他者に仕掛ける操作と"心理戦"が満足感と楽しみの源となると思われる。

予想されるとおり、ASPD患者の出生家族歴には問題が多い [Nichols 1996]。両親とのまずい関係と身体的虐待の経験は、ASPDの症状に結びつく [Norden et al. 1995]。また同様に、虐待といえるほどの酷いネグレクトが、ASPD患者の家族歴においてかなり共通してみられる [Luntz & Widom 1994]。とりわけ別居、離婚、死別、あるいは投獄による両親の不在が、これらの家族に広く認められるのである [Tantam 1995]。タンタム [Tantam 1995] は、ASPD患者が幼少期に動揺と犠牲者の苦痛という代理恐怖を、ある種の公正な罰に再コード化すると主張している。この転化した感情反応は、虐待やネグレクトを受けている期間に親から習得された可能性を考慮する必

侵犯、および親による強化が随伴しないという家族力動が、HPDの特徴である感情・認知・社会的行動の様式を始動させると考えられる。

要がある。言い換えれば、先々ASDになる成人の親が、子どもの苦痛に対する情緒的無関心を形成している可能性があるといえる。つまり、その無関心を子どもが最終的に内在化するというのである。その後、彼らがそれによって他者と付き合うようになるというのである。

親のネグレクトと虐待がASPDを導くと断定することは、単純化しすぎなのかもしれない。親の虐待は、ASPD患者の攻撃性と敵意を十分に説明しうるものだが、コントロールされたり社会的規範の遵守することに対する彼らの抵抗については説明できていない。彼女は、散漫で非情的にASPDを導く親のネグレクトと虐待との**組み合わせ**こそが、より特異しつけによる親のネグレクトと虐待との**組み合わせ**こそが、より特異的にASPDを導くものであると主張している。先々ASPDになる成人の親（おそらく彼ら自身が心理社会的問題の受容と、抑制の効かない衝動に突き動かされた厳格なしつけとの間で揺れ動くことだろう。ベンジャミン [Benjamin 1996] によると、自律性および他者からの不干渉に高価値を置いているにもかかわらず、このことが子どもをいかなる押し付けに対しても憤慨するようにするのである。こうした記述は共感性阻害説と同様に、直観的にはかなり魅力のあるものではあるが、まだ十分に検証され、実証的支持を得ているわけではない。

## まとめ

ASPD患者には社会的な良心が欠けていると思われる。彼らは不謹慎にも何ら良心の呵責を感じることなく、自己の利益のために他者を利用し、操作し、攻撃するのである。彼らはしばしば法を犯し、自分の仕事や対人関係に支障を来たしている。また、恋愛関係への彼ら

の志向は、相互に意味のあるつながりを築くことより、ゲームをすることに近いものである。一方、ASPD患者の家族歴には、身体的虐待とネグレクトに満ちた相当の機能不全がしばしばみられる。散漫で非情な親のしつけもまた、ASPDの病因を考える上で重要だろう。こうした障害のある家族過程は、心理的動揺を伴った代理恐怖の置き換えをモデリングすることで、また厳格だが散漫なしつけの結果としてて敵意と荒々しい自律性を作り出すことによって、ASPDに影響すると考えられる。

## 六 依存性パーソナリティ障害

ASPDが対人的円環の敵意—支配 (hostile-dominant) 象限に位置付けられるならば、依存性パーソナリティ障害 (dependent personality disorder；以後、DPDと略記) は、ほぼ対極にあり、養育—服従 (nurturant-submissive) 象限に位置付けられる。おそらく、主要なDPDの特徴は対人的服従の強い感覚である。この障害のある個人は、拒絶への強い恐れとともに、世話されることへの強い欲求を感じている。その他の症状には、日常のことを決めるにも他者からの助言と保証がなければできないこと、自己の関する決断について他者に責任をとってもらうことを必要とすること、拒絶されることを恐れるために他者の意見に反対を表明することが困難であること、自分自身の考えで計画を始めたり、または物事を行うための過度の努力、一人になると落ち着かないと感じる育を確保するための過度の努力、一人になると落ち着かないと感じること、親密な関係が終わったときに、自分を世話し支えてくれる基盤となる別の関係を必死で求めること、自分が世話されずに放っておか

れるという恐怖で、非現実的なまでにとらわれていること、などが挙げられる [American Psychiatric Association 1994]。

DPD患者は、素直で騙されやすい認知スタイルを示す一方、人生において成熟した自立した役割を十分に身につけられていないようである [Millon 1990]。彼らは自己像が貧弱で脆いために、自分にとって重要な課題に取り組んだり、自分の欲求を満たせる責任を他者に委ねてしまっている。自己像が繊細であることは、彼らが有能でなく生活上の課題を引き受けることを示している。DPD患者はそうでない人と比べて、肯定的な社会的行動の頻度が少なく、他者との直接的なコミュニケーションを減じ、親しい友人との肯定的な相互作用が少なく、友人からの支援も少ないことが報告されている [Overholser 1996]。

DPD患者の対人的スタイル（例えば、弱々しく服従的に振舞うなど）は、他者からとりわけ保護・養育・支配の対人反応を引き出すようにできている [Millon & Davis 2000]。ミロンとデイヴィス [Millon & Davis 2000] はまた、他者からの受容と承認を必死で探し求めることは、特にストレスに曝された時に強く発現すると述べている。他者からの養育や世話を確保できない手がかりが一つでもあろうものなら、DPD患者は自分が世界でただ一人取り残されたかのように思って茫然自失となるのである。

暗示を受けやすく、従順な傾向があるにもかかわらず、DPD患者は高い孤独感を報告することが知られている [Johnson et al. 2000 ; Overholser 1996]。このことは、彼らが築く対人的つながりの確実さに疑問を提起することにつながる。オーバーホルサー [Overholser 1996] は、依存的な欲求が満たされない場合にDPD患者が自分本位に多くを要求するようになるので、この注目希求が他者からの対人的拒絶を引き出し、さらに依存的欲求を悪化させることになると仮説を提起している。この仮説に一致して、ジョンソンら [Johnson et al. 2000] は、DPDの症状はソーシャルサポートの受容と負の相関があり、葛藤正の相関があることを見出している。

権威主義と結びついた親の過保護は、子どもの自立性や自律性の感覚を発達させることを妨げるとともに、子どもの依存的行動を強化するといわれている [Bornstein 1992]。子どものあらゆる依存的欲求に応対することで、親は不注意にあるいは過分に無意識に依存性を促進してしまうので、周囲の状況において手探りで支配する感覚や自律性の感覚を発達させる、子どもの自然な傾向を抑制するかもしれないのである。過保護に準じて、過剰なコントロールも良かれと思ってなされると思われるが、それは世話してくれる人と離別した際には、子どもの根本的な社会的有能性や安心感が発達するのを妨げることになる。事実、健康な統制群と比べてDPD患者群は、出生家族において、より強力な親のコントロールを経験するといわれている [Baker et al. 1996]。一方で、身体的・性的虐待、母親・父親の世話、母親・父親の過保護に関する他の調査では、DPD患者の出生家族歴に特異なものはないとする報告もある [Nordahl & Stiles 1997 ; Norden et al. 1995]。ただし、これら各研究のDPD群の対象者は少数であるため、こうした知見の解釈には注意が必要である。

## まとめ

DPDは、離別への恐れと同様に、すがりついたり服従的になったりする行動に帰結するほどに世話されたいという強い欲求と関連して

いる。他者とつながりを持ったり、世話をして欲しいという強い願望があるにもかかわらず、DPD患者はそうでない人々よりも、社会的相互作用から報酬を得ることが少なく、ソーシャルサポートが少なく、より強い孤独感を経験する。DPDに関する代表的な対人理論は、手探りで行動する感覚や自立性の感覚を刺激することを阻害するような、極度に過保護な親の養育態度にその原因を位置づけている。

## 七　パーソナリティ障害と他のメンタルヘルス問題との併発

パーソナリティ障害を抱える多くの人々にとって、心理社会的問題の範囲はそれだけに留まらないことが多い。他の心理社会的問題を抱える多くの人々もまた、同様にパーソナリティ障害を併発することもあるパーソナリティ障害が他のパーソナリティ障害を併発することも興味深いことである [Marinangeli et al. 2000]。例えば、ある研究ではHPDとNPDの併発率が三〇・四パーセントにのぼると推定している [Watson & Sinha 1998]。

大うつ病患者におけるパーソナリティ障害の割合は驚くほどに高い。大うつ病性障害のうち、約二〇—五〇パーセントの入院患者と約五〇—八〇パーセントの外来患者がパーソナリティ障害を抱えているという [Corruble, Ginestet & Guelfi 1996]。これらの主なものはBPDとHPDである。ダヴィラ [Davila 2001] は、共通する対人的問題の存在を指摘することで併発率の高さを説明している。定義によると、パーソナリティ障害を抱える人々は厳格で、そうでなくとも問題のある対人的スタイルをもっている。ダヴィラ [Davila 2001] によると、このパーソナリティ病理 (personality pathology) は、抑うつを導くような

対人ストレッサーを生成する。実際に、ダヴィラら [Davila, Cobb & Lindergh 2001] は、恋愛状況におけるストレス生成 (stress generation) に影響を与える対人的スタイルを同定している。これらには、服従、見捨てられることへの恐れ、自尊心から他者に頼るといった依存的なスタイル、および完璧主義、厳格さ、他者への不信を反映した強迫性スタイルが含まれる。こうしたパーソナリティプロフィールはDPDや強迫性パーソナリティ障害のものと著しく似通っている。

パーソナリティ障害はまた、統合失調症や双極性障害のある人々にも顕著である。双極性障害の約二八パーセントの患者は、少なくとも一つのパーソナリティ障害の基準を満たしているという [Kay, Altshuler, Ventura & Mintz 1999]。また、入院時の統合失調症患者の三〇—四五パーセントが同時にパーソナリティ障害を抱えていることを明らかにした研究もある [Torgalsboen 1999]。この併発の問題は、統合失調症や双極性障害と同じくらいに深刻であり、対人行動や対人関係に重大な影響を及ぼすものである。統合失調症では、病型によって他者との関係についての両価性を反映する行為と同じように、妄想様観念が重度の引きこもりや回避的行動を促進する。同様に、双極性障害を抱える患者の気分変動性は、引きこもりから誇大的、演劇的および貪欲な自己権利主張を示すところに至るまでの広範な対人行動を生み出すものである。これらの障害を結びつける一つの手がかりは不適応的な対人行動である。パーソナリティ障害に内在するこの行動は、それが生み出す有害な対人的結果のために、しばしば統合失調症や双極性障害の否定的な症状を持続させ、慢性化させることになると思われる。

アルコール依存症や他の物質使用の問題は、ASPDの男性の約三

分の二、女性の約三分の一に認められる［Koenigsberg, Kaplan, Gilmore & Cooper 1985］。この特異的なパーソナリティ障害は、一般には物質使用障害に先行して現れる。というのも、ASPDは一五歳以前に現われる行動様式によって部分的に定義されているからである（例えば、行為障害）。したがって、物質使用障害が発現しているようにみえる後半か二〇代前半まで現われないことになる。社会化に関する問題は、一般には親の手中にあるものだが、両方の問題に対して鍵となる対人的な先行要因であると考えられる。非効果的な養育、反社会的行動のモデリング、および物質使用のモデリングは、幼い子どもがASPDと薬物やアルコールへの依存の両方を二重に生じさせやすくすることにつながるだろう。

抑うつ、統合失調症、双極性障害、その他のパーソナリティ障害の併発だけでなく、パーソナリティ障害の発生は、摂食障害、物質使用障害、身体表現性障害との間でも同様に問題となっている。これらの問題とパーソナリティ障害との併発についてのより深い論議は本書の7、8、9章に述べられている。さしあたり、抑うつや統合失調症と同様に、これらの問題が様々なパーソナリティ障害と通ずる対人的主題を共有していることは指摘しておかないだろう。摂食障害、物質使用障害、および身体表現性障害の場合には、パーソナリティ障害に元来備わっている厳格で不適応的な対人行動が、心理社会的問題を発展させやすくすることについては検討の余地がある。

## おわりに

パーソナリティ障害は、他者に対する融通の利かない全般的に不適

応な様式によって部分的に定義されるものである。パーソナリティ障害が、多くの他の心理的な問題と同じくらい理解されず、研究されていないにもかかわらず、これらの時に謎めいた病気の原因と結果の両方において、対人関係は突出した役割を果たしているようにみえる。多くの仮説は、そのいくつかには実証的な支持もあるが、出生家族での早期の体験が、いくつかのパーソナリティ障害の発症に決定的なメカニズムとなりうることを示唆している。過剰な賞賛と注目、身体的および性的虐待、一貫性の無い強化、そして拒絶を含む家族の相互作用が、パーソナリティ障害の人々における幼少期早期の体験にまつわる記述には多く認められる。おそらく、これらの病的な対人的経験の結果として、パーソナリティ障害のある人々は、彼らの社会的環境で他者と関わる上で、極度に不適応的かつ他者の欲求に対して不適当な様式を発達させるのであろう。結果的に、対人的問題と苦痛の持続性がほとんど保証されることになり、パーソナリティ障害をとりわけ手に負えなくさせるのである。

# 第7章 摂食障害

## 定義と症状

アメリカ精神医学会（APA）[2000] は、摂食障害を二つの異なったサブタイプ（神経性無食欲症：anorexia nervosa と神経性大食症：bulimia nervosa）として位置付けている。肥満は近年メンタルヘルスの問題としてよりも病的な状態として見なされている。神経性無食欲症の定義上の特徴には、正常な体重を維持することへの拒否、体重が増えることへの強烈な恐怖感、自身の歪んだボディ・イメージが含まれている。神経性大食症は、コントロールできないむちゃ食い、体重の増加を防ぐための不適切な代償行動（例えば、嘔吐をしたり下剤や利尿剤の乱用をする）、自己評価が体型と体重の影響を過度に受けることと定義される。二つの障害の主な差異は、神経性無食欲症の人は自分の体重を正常かそれ以上に維持することができる一方、神経性大食症の人は期待される体重の八五パーセント以下になることである。抑うつやアルコール依存症と似ているが、摂食障害、特に神経性無食欲症では死に至る要素がある。神経性無食欲症に苦しむ人たちの長期死亡率は一〇パーセント以上に達すると見られている[APA 2000]。摂食障害の標準化死亡比（実際の死亡数を期待される死亡数で割る）は二五年以内で特に顕著である。

二五年以下の人で三・六、二〇―二九歳の人で九・九、三〇歳以上で五・七となっている [Nielsen et al. 1998]。女性に限ると、神経性無食欲症の有病率は〇・五パーセント、神経性大食症は一・三パーセントである [APA 2000]。DSM-IV-TR [APA 2000] では、これらの障害について対人関係の問題にまで言及して記載している。神経性無食欲症に関連する特徴として、社会的なひきこもりや性的関心の減少が含まれている。神経性大食症に関連するむちゃ食いのエピソードは対人関係上のストレッサーがしばしば引き金になるとしている。

対人関係と摂食障害の研究では、対人関係上の労力とメンタルヘルスが典型的なトピックであることが一般的である。摂食障害に関連するいくつかの対人関係の問題について、その知見では少なくとも一世紀遡ることになる [Lasegue 1873]。ラセーグの特筆すべき業績の一つは、「両親遮断」つまり悪影響を及ぼす両親の強制力から引き離し患者を入院させること、を提案したことである [Lasegue 1873]。特に、出生家族との関係はこの種の知見の中では重要なポイントである (Kog & Vadereycken [1985]；Vadereycken, Kog & Vanderlinden [1989]；Waller & Calam [1994]；Wonderlich [1992] 参照)。

最後に、このような摂食障害の特徴に関する研究が急増したのは、この二五年以内で特に顕著である。

## はじめに

先述したように、対人関係のパラダイムから派生した研究は、出生家族での体験に焦点を当ててより広く摂食障害を理解していくべきであるといえる。極端な家族の適応性や凝集性、家族の感情表出、不適切な両親の養護性、乏しい親の過干渉、性的虐待、親のコントロールへの反抗が、摂食障害の人の家族史における重要なテーマである。いくつかのモデルや理論では、こうした出生家族での体験が摂食障害の進展に決定的な役割を果たすことが示唆されている。対人コミュニケーションの問題が、こうした精神病理学的な家族経過に二次的に繋がる場合もある。特に、幼児期の性的虐待が適切なソーシャルスキルの発達を阻害することに繋がり、それが今度は摂食障害の進展の一因となるといった知見もある。摂食障害の人の全般的な人間関係に関する最近の研究は、対人関係の困難さであることを示唆している。対人関係の拒否や苦痛な人間関係にこの種の人たちには共通している。出生家族での体験に強い関連を見出したことで、既婚者の間では摂食障害と夫婦間の苦痛とに強い関連があることが示されている。他の心理学的な問題のように、摂食障害は抑うつ、境界性パーソナリティ障害（borderline personality disorders: BPD）、物質使用障害、不安障害のように併存する他の心理社会的な問題の繋がりの中に位置づけられるのである。

## 一 摂食障害における定位家族での体験

### （1）家族プロセス（家族過程）という変数

摂食障害の人の対人関係に関する関心は、すべてというわけではないが概ね出生家族における関係に焦点が当てられている。ミニューチンら［Minuchin, Rosman & Baker 1978］の研究はこうしたアプローチの最先端である。彼らは、神経性無食欲症の患者の家族における相互交渉に注目した。こうした家族における相互交渉はしばしば機能していないことに注目した。こうした家族における相互交渉はしばしば融通の利かない、柔軟性のない形で葛藤を最小限に抑える。こうした相互交渉のあり方が障害の特徴へと絡むのかどうかが議論されている。その他の家族機能の研究者や臨床家には、摂食障害を家族関係の中、あるいはその周辺に位置づけていると考えている者もいる。ルートら［Root, Fallon & Friedrich 1986］は、「重要な他者は、過食症が明らかになる以前から、たとえそれが微妙な言い回しでも、現在の人間関係の特徴を誇張するような表現をすることでしばしば過食症の特徴に影響しあうのである……個人の問題に思われるが、過食症はその環境が患者のニーズに合っていないというサインなのである」（pp.4-5）ということを論じている。家族システムの展望からすると、維持されるものであると理解でき、障害そのものは家族のメンバーのうちの一人が

摂食障害になることで影響を受けると仮定されている。家族プロセスという変数は、摂食障害の原因やその進展を説明しうる点で研究者たちの大きな注目を集め続けている（例：Strober & Humphrey [1987]；Wonderlich [1992]）。こうしたことを説明するために、家族の凝集性や家族の適応性に関する研究例がいくつか報告されている。システム的な研究は、この変数について、もし何一つ言いすぎではないとしても、健康的な家族機能に不可欠なものは、二つの家族関係の次元であると強調している［Olson 1993］。多次元的な研究では、摂食障害は家族の凝集性が低いことと関連すると示唆している［Blouin, Zuro & Blouin 1990；Humphrey 1986；Steiger, Puentes-Neuman & Leung 1991；Waller, Slade & Calam 1990a］。摂食障害の子どもは、親の報告まで比較的安定した結果である（例：Attie & Brooks-Gunn [1989]；Waller et al. [1994]）が、摂食障害の子どもは、親が感じる以上に、家族の凝集性が低いと感じている［Dare, Le Grange, Eisler & Rutherford 1994］。一般的に、家族との相互交渉についての女児の評価は、母親や特に父親が行う評価よりも摂食障害の予測をするうえでは診断的な有用性は高いのである（Waller, Slade & Calam 1990b）。家族のメンバーが感じていることが実際は"正しく"とも、親と摂食障害の子どもは家族の凝集性を感じる視点が違うという事実それ自体が診断には重要なのである。

家族の適応性に関する研究は、凝集性と摂食障害の症状との関連はほとんど出ていない。家族の適応性と摂食障害の症状との関連は否定的な結果がいくつか出されている（例：Dare et al. [1994]；Waller et al. [1990a］）。しかし、ハンフリー［Humphrey 1986］の研究では、家族内がより混沌としており、組織化されておらず、境界線をほとんど引くことがないとしているが、摂食障害の患者の間では適応性が精神病理学的に高い水準にあることが示唆されている。ほとんどの研究で、家族は潜在的に有益でない家族プロセスをもたらすと考えられている。家族関係は潜在的に有益でない家族プロセスをもたらすと考えられている。（非常に適応的か、ほとんど適応的でないかのどちらか）と思われる。

統合失調症（4章を参照）のように、家族の感情表出が摂食障害として表面化している［Le Grange, Eisler, Dare & Hodes 1992；van Furth et al. 1996］。ファン・ファースら［van Furth et al. 1996］の研究では、摂食障害の患者とその家族との相互交渉において、母親の感情表出（EE）は、治療に対する患者の最終的な転帰や反応を二八—三四パーセント説明することができるとされている。家族の相互交渉の評価は、母親がどれだけ隠し立てをせずに重要な意見を述べるかの程度によって、発病前の体重、病気の期間、BMI（肥満指数）、発病時の年齢のような他の重要な予測因子よりも患者の転帰を予測するという点で重要である。

不適切な親のプレッシャーは、摂食障害の人の家族の中では特に大きな要素であるとされている。精神科疾患の統制群、非精神疾患の統制群の両方と比較すると、摂食障害の患者の一人は、親からの過度のプレッシャーを経験していた［Horesh et al. 1996］。ホレシュら［Horesh et al. 1996］は、次のように述べている。「性別（ジェンダー）に適さないプレッシャー、年齢に適さないプレッシャー、子どもの能力に合わない不適切なプレッシャー……。青年期の子どもは何となく、誇張された女性の行動様式を強要されるのではないか、子ども自身が話題にするほど成熟していないにもかかわらず親が性的なトピックを話題にしているのではないか（親の性交渉のような）、子ども自身というより

はむしろ親の熱望が反映された活動に取り組ねばならない と感じ取るのである」(p.925)。研究者たちの仮説では、こうしたこ との場合はさもなければ自尊心が低いともされている [Joiner, Heatherton & Schmidt 1997；Vohs, Bardone, Joiner, Abramson & Heatherton 1999]。子どもに社会的地位を得ることを求めることで、 両親は「完璧以外はすべて失敗である」という態度を無意識に伝えて いるのである。そうした態度を感じとり、体重やボディ・イメージの 完璧を追求する子どもはこうした葛藤を乗り越える、あるいはコントロール したいような痛ましい自己認識への逃避反応として、むちゃ食いに没頭 してしまうのである [Heatherton & Baumeister 1991]。

摂食障害に影響を及ぼす他の家族変数としては、情緒不安定な感情 表出 [Garfinkel et al. 1983；Waller, Calam & Slade 1989]、低い水準の家 族間のコミュニケーション [Neumark-Sztainer, Story, Hannan, Beuhring & Resnick 2000]、親の育児の欠如 [Webster & Palmer 2000]、親の過保 護や教育熱心 [Calam, Waller, Slade & Newton 2000；Rhode & Kroger 1992；Rorty, Yager, Rossotto & Buckwalter 2000]、過度の親の管理 [Ahmad, Waller & Verduyn 1994；Wonderlich, Ukestad & Perzacki 1994] が挙げられる。この最後の変数は特に、摂食障害の症状が管理との苦 闘を明瞭に表しているという点で重要である。特に摂食障害や性的虐 待を体験した女性の間で、外的な原因帰属（例えば、自分の運命を自分 でコントロールしている感覚がほとんど持てない）は共通して見られる [Waller 1998]。コントロールされることの苦闘の原因が親による場 合でも、そのような女性が他者との関係を拡大しようするのは当然の ことである。

摂食障害におけるこうした家族内の過程の逆説的な本質は、まさに ベンジャミンの社会行動モデルの構造的分析 [Humphrey 1989] とい

と感じ取るのである。

過度の親のプレッシャーは、子どもにとって完璧であることを追求 したいと思わせる。完璧主義は、自己志向的な側面（自分自身が完璧で あることを期待する）や社会的に規定された側面（他者が完璧を期待す ることを受け入れようとする）の両方を生じさせるのである。完璧主義

であることを期待する）や社会的に規定された側面（他者が完璧を期待す であることを期待する）や社会的に規定された側面（他者が完璧を期待す

レヴィン [Levine 1996] の摂食障害患者の家族についての研究では、 摂食障害に起因する家族のメンバーの四つのメカニズムを規定してい る。そのうちの二つは、両親の不適切なプレッシャーであることを示 唆している。一つは社会的地位や完璧さを過剰に強調すること、もう 一つは美しさ・外見・瘦せ具合への過剰な関心である。

アメリカ社会では、小さな子どもでも、体操・フィギュアスケー ト・バレー・美人コンテストのような競争活動に容易に巻き込まれて しまうことがある。三-四歳の子どもが真剣にそのような活動に励む と、自分が将来追求したいことに疑問を感じることをたいてい避けにくくなる のである。そうした場合、その活動への動機はたいてい両親から発生 しており、さらにこうした活動は身体的な外見を強調するものであ る。こうした背景によって、後に摂食障害に発展する危険性が大きく なるのである。

う研究で見事に描かれている。特に、ハンフリー [Humphrey 1989] よりも、神経性無食欲症の患者の親よりも、神経性無食欲症の患者の親は同時に自分の娘の育児と元気づけることをするが、無視やネグレクトも行うことを見出している。対照的に、神経性大食症の患者やその親は、反感を抱いていることのサインを見せる。ハンフリーは、こうした混在したメッセージによって神経性無食欲症の娘が親から離れることに対して両価的になるのかどうか検討している。

## （２） 母娘関係

摂食障害を罹患する男性と女性の割合はおおむね一対一〇である [Lucas, Beard, O'Fallon & Kurland 1988]。これは、男性に比べて女性の間でボディ・イメージや体重の管理により強い関心があるからだろうと思われる [Hsu 1989]。子どもの発達において、同性の親との関係の重要さが広く影響することを考えれば、摂食障害における母娘関係はより大きな注意が必要である。摂食障害の女児には、過保護は母親の存在（例：Rhodes & Kroger [1992]）、育児としての関わりの少なさ [Palmer, Oppenheimer & Marshall 1988] は周知のことである。こうした知見を踏まえると、摂食障害の娘の母親が、実際家族が感じ取っていることよりも家族の凝集性を強く欲しているという知見には何も驚くべきことはない [Pike & Rodin 1991]。摂食障害の若い女性グループが回顧的に母親との関係を述べた内容には、感情的な冷淡さ、無関心さ、拒否が統制群よりも含まれていたということである [Rhodes & Kroger 1992]。

食事の自制は、母親から娘へと順を追っていくものである、とするいくつかの研究がある。ヒルら [Hill, Weaver, and Blundell 1990] は、

母親の食事の規制とその青年期の娘の食事規制との間には $r=.68$ の相関関係があることを見出している。また別の調査では、母親の自分の体のサイズに対する満足度と、その娘の自分の体のサイズに対する満足度との間の相関関係は $r=.77$ であるとしている [Evans & Le Grange 1995]。こうした特殊な母娘のサンプルには摂食障害の既往が見られた。

非常に丁寧に統制された研究では、スタインら [Stein et al. 1999] が、神経食思不振症の既往がなく神経性大食症と診断された発端者である母親を対象に、摂食障害の割合について調査をした。調査結果では、神経性大食症の発端者である母親の二六パーセントが何らかの摂食障害（例えば、神経性無食欲症、神経性大食症、特定不能の摂食障害、むちゃ食い障害）の診断をどこかの時期に受けていたのである。この割合はまったく摂食障害の既往がない統制群の母親よりも有意に高いのである。もちろん、家族研究では摂食障害の遺伝や環境の効果も混在している。

このように、母親の摂食障害と娘の摂食障害との間の関連なのか、遺伝的寄与であるのか、母親が関与している社会的な環境の関連なのかは明らかになっていない。

娘のボディ・イメージに対する母親の態度に関する調査では、母娘関係の負の親子像を描き出している。ある研究では、摂食障害ではない娘の母親が、自分の娘に想定している体重よりも、摂食障害の娘の母親は自分の娘が体重をもっと減らすべきであると考えていることがわかった [Pike & Rodin 1991]。不幸にも、これらの母親は一様に、自分の娘について、娘が自分自身のことを評価している以上に魅力がないと評価しているのである！ これは実に興味深いことで、摂食障害の人は典型的には自尊心が低く、ネガティブなボディ・イメージを持

つとされている[Attie & Brooks-Gunn 1989]。それゆえ自分自身について、魅力度を膨らませて評価することがないようである。母親へのインタビュー研究でのデータによれば、神経性大食症の娘の母親は、統制群よりも自分の娘に対してより管理的であり、より高い期待を抱いていることが示唆されている[Sights & Richard 1984]。母親との関係のあり方は、そうしたネガティブな傾向があり、過度の見積もりは青年期の女子にとって過剰に辛辣になってしまう可能性がある(Pierce & Wardle 1993を参照)。

摂食障害の子どもの母親に注目することは、"母親非難"であるという。女性の研究者からの批判もある[Rabinor 1994]。ラビナー[Rabinor 1994]は、子どもの問題の原因に関連するとして、母親に注目する傾向は精神分析学派の遺産であり、過剰に母親の役割を強調し父親の影響を低くしていると批判している。しかし同時に、精神力動的な志向の理論家は、摂食障害の女子の多くが、共感のない過保護な母親との(対人関係においても、精神医学の中においても)葛藤への手段として食べ物を使用しているとも述べている[Beattie 1988]。摂食障害の病因の遺伝について、母親の役割に関するデータは価値がある。それらのデータが価値がなく、また見当違いな点に焦点を当てているのか、理論的に追及する領域が有益なのかどうかは、父親からの比較可能で対応するデータによって、将来的に実証されるのが最良であるだろう。

## (3) 幼少期の性的虐待と摂食障害

摂食障害の研究で、非常に興味深い一つの原因となりうる対人関係の現象は、幼少期の性的虐待である。摂食障害で幼少期に性的虐待を受けていた人による報告で共通しているのは、総じて暴力に近いもので、特に家庭内で実行されたということである。この虐待はしばしば犯罪、困惑、反発、他者への不信を生じさせる。こうした虐待は潜在的に危険な心理社会的反動は後の人生において親密な人間関係を困難にする可能性がある。

### 対照的な知見と考えうる解釈

摂食障害、特に神経性大食症の人の中で性的虐待の遍歴が、単独で偶然発症する可能性よりも多く併発することを示唆する根拠は少なからず存在する。しかし、このトピックについての数多くの研究が混在したままである。例えば、摂食障害の患者の間で幼少期に性的虐待を受けていた割合は概ね七〇パーセントであるという見積もりがある[Oppenheimer, Howells, Palmer & Chaloner 1985]。ある研究では、摂食障害患者の六五パーセントが身体的虐待を経験しており、二八パーセントがレイプされた経験をしていたとしている[Root & Fallon 1988]。

こうした統計は、摂食障害の人の間で幼少期の性的虐待が、かなり高い発症率であるかのような衝撃的なものであり、摂食障害の人の背景に性的虐待が起きるのはかなり低いことを示唆する別の疫学的見積もりとはあまりにも対照的な示唆である。例えば、ある二つのレビュー研究では、性的虐待を受けた女性と被虐待の経験のない女性との間で摂食障害が高率に発症する根拠はないと結論づけている[Coover, Kinder & Thompson 1989 ; Pope & Hudson 1992]。さらに、ある研究では、平均的な体重の女性と神経性大食症の女性との間ではわずか七パーセントしか身体的接触を含めた性的虐待の既往がなかったとしてい

る [Lacey 1990]。女性全般の中で性的虐待の発症率は二七パーセントあるため、レイシー [Lacey 1990] のサンプル対象が一般対象よりも性的虐待の発現が低いかのように見受けられる。さらに事態を複雑にするが、また別のレビューでは、一般の人でよりも摂食障害の人の間での方が、性的虐待の割合が高いとされている [Connors & Morse 1993]。

幼少期の性的虐待と摂食障害についての文献からどんな結論が描けるのだろうか？　まず最初に、こうした発現の見積もりのバラツキは、"性的虐待"の広く矛盾した操作的な概念で説明できる可能性がある。二番目に、こうした見積もりのもとになるサンプルが同質のものではないということである。例えば、一般の人から抽出されたサンプルよりも臨床サンプルのほうが幼少期の性的虐待の既往が高いことは当然予想されるということである。三番目に、幼少期の性的虐待が後々、摂食障害を促進するための必要十分条件でないということである [Kinzl, Traweger, Guenther & Biebl 1994]。このように、あるサンプルでは性的虐待の割合が高く、別のサンプルでは低い割合になっているということを説明することができる。

**媒介要因としての対人コミュニケーション（ソーシャルスキル）欠損**

多くの調査で、摂食障害を促進する危険因子あるいは脆弱因子として性的虐待を取り上げている（例：Connors & Morse [1993]；Vanderlinden & Vandereycken [1996]）。この過程に関して、特によく議論されてはいるが知見に乏しいモデルが、マリンクロットら [Mallinckrodt, McCreary & Robertson 1995]（図7-1を参照）によって提案されている。このモデルによれば、幼少期の性的虐待、特に近親

相姦が、家族環境や親子の愛着の機能不全に寄与するとしている。性的虐待についてのこのような変数の組み合わせが、子どもの社会的コンピテンスの発達を阻害すると考えられている。マリンクロットら [Mallinckrodt et al. 1995] は、社会的コンピテンスを、自己効力感を持っているという感覚、感情的なニーズに応じる能力、親密さを経験できる能力、否定的感情を調整するために他者との関係を活用できる能力、と定義している。こうした基礎的な社会的コンピテンスを発達させることができない場合、性的虐待や摂食障害との間をつなぐ原因になりうると考えられている。摂食障害は、子どもが機能不全で対人関係を介さない手段であるにもかかわらず、自己効力感が持っている感覚や感情を調整した結果であると言える。マリンクロットら [Mallinckrodt et al. 1995] の調査では、このモデルの妥当性を示すための説得力のある根拠を提示している。例えば、近親相姦を逃れた臨床サンプルの中で摂食障害と判明したの

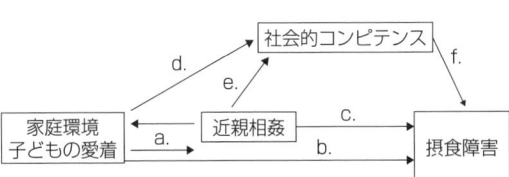

図7-1　家庭環境・愛着・近親相姦・社会的コンピテンスと摂食障害についての概念モデル
出典：Mallinckrodt, McCreary & Robertson [1995]

は三九パーセントであるが、幼少期の虐待を経験していない人の間ではわずか一七パーセントとなっている。余談ではあるが、臨床サンプルという背景の中では虐待の割合は高くなるという予想に反して、近親相姦から逃れた臨床サンプルの中で摂食障害の割合は四七パーセントで、近親相姦の経験のある学生サンプルの中ではその割合は二四パーセントであった。この研究で、母からの共感的な温かさや表現がほとんど見られず、近親相姦から逃れてきた人は、摂食障害を促進すると報告している。さらに、近親相姦の遍歴がある人は、幼少期の虐待の既往がない人よりも社会的コンピテンスが低い得点を付けているのである。

マリンクロットら [Mallinckrodt et al. 1995] が主張するモデルの基盤となる仮説は、おそらく近親相姦という家族環境が、社会的コンピテンスやスキルの発達に対する適切な背景が与えられないということである。彼らはこの仮説の理由について二つの考えを提案している。最初に、愛着としての健康的な接触をもたらす心地よさや"安心感"が崩壊することで、近親相姦が発達過程を阻害するということである。このように近親相姦による虐待のある背景のある子どもは、他者との愛着的な対人関係を形成することが難しい経験をするのである。次に、マリンクロットら [Mallinckrodt et al. 1995] は、性的虐待が、内的な感情状態や飢餓感を感じ分類する能力である"内受容的な気づきを阻害する"のではないかと主張している (p. 179)。自分自身の感情反応に気づかない人は、社会的な行動を適切にコントロールすることが難しく、ソーシャルスキルを発達させることに問題があるのかもしれない。ソーシャルスキルの欠陥を含めた似たような仮説は、一般的に精神病理学の文献では広く知られていることである。しかし、マリンク

ロットら [Mallinckrodt et al. 1995] が主張するモデルは、ソーシャルスキルの欠損、つまり性的虐待を含む機能不全となっている家族環境を前提にしているという点で独特である。

問題のあるソーシャルスキルについての文献が、他のメンタルヘルスの問題に同じように摂食障害においてもそれほど多くはない。しかし、このような人たちにとってソーシャルスキルの問題があるという証拠を示唆しているのは事実である。例えば、複合的なケースが挙げられるような一つのテーマとしては、アサーションの困難さが規定する (例：Williams, Chomove & Millar [1990])。この調査グループは、摂食障害の症状と主張性との間で強い負の相関あることを記している。似たような結果では、神経性無食欲症の女性が、他者との間で葛藤状態に陥った際、自分の考えや感情を主張することを抑制する傾向があるとしている [Geller, Cockell, Hewitt, Goldner & Flett 2000]。臨床観察では、"摂食障害の患者は、典型的にコミュニケーションスキルが乏しい"とも言われている [Riebel 1989：69]。リーベル [Riebel 1989] は、典型的な患者について"弱い自我境界の人が多いとしている。(意見や要求として辛辣な取り込みをしてしまい、支援を受ける傾向がある。結果として患者は、どこで他者の希望を聞くのをやめ、自分の希望を話し始めるのかがわからないからである。"と述べている (p. 70)。論文研究では、エスペレージ [Espelage 1998] が摂食障害の女性について、人間関係、家族との関わり、教育的な関与というように多岐にわたるソーシャルスキルの欠損について概観している。この研究は、社会的コンピテンスの評価が行動観察に基づくという点で、特に通常とは異なるものである。また別の研究では、違う種類のソーシャルスキ

の欠損について根拠を述べている。食事の偏りがある、あるいは食事制限をしている、その両方が当てはまる青年期の女子は、凶器を用いた強盗、あるいは強盗を重ねるような攻撃的な行動に関与する可能性が三倍から四倍あるのではないかとされている [Thompson, Wonderlich, Crosby & Mitchell 1999]。他者に対するこの種の攻撃は虐待の遍歴がある人たちの間で想定されるものである。摂食障害の人のソーシャルスキルに関する研究には、大きな価値があるが現時点では少なくとも、ある種のソーシャルスキルの欠損があること、こうした問題には幼少期の性的虐待からの発達的な連続性があるのかもしれないという暫定的な根拠しかないのである。

性的虐待という因子が、どのように摂食障害に発展していくかを完全に理解することはできないかもしれない（去勢理論の考察の下段を参照）。これは、虐待が機能不全となっている家族環境を複雑化するため、どうしようもないことである [Connors & Morse 1993 ; Kinzl et al. 1994 ; Schmidt, Humfress & Treasure 1997]。この二つの現象の関連にはトートロジーな面がある。自分の子どもに性的虐待を実行する、あるいはそれを容認するような家族にはその他の大きな問題も存在する。こうしたその他の問題も、家族の影響を受けた子どもにとって摂食障害を促進するには十分な要素である。この点に関する重要な研究では、家族の心理社会的要因（例えば、家族のコミュニケーション、親からのモニタリング、親の養育）がコントロールされた後でさえ、性的虐待を報告する若者が、病気のような食事をする危険が高まっていると報告している [Neumrk-Sztainer et al. 2000]。現時点で、幼少期の性的虐待は後の摂食障害を促進する危険因子であると考えられる。この関連は虐待の遍歴の結果として、乏しいソーシャルスキルに

よって媒介されたのかもしれないのである。

## まとめ

家族環境、母娘関係、幼少期の性的虐待についての十分な調査結果は、神経性無食欲症と神経性大食症の病因論において、家族という要因を非常に明確に指し示している。こうした家族関係の構造相互作用の様式が、機能不全を非常によく表現しているのである。適応、凝集性、感情表出（EE）が過剰で異常な水準は、摂食障害の子どもの家族に共通している。過度で不適切な愛着が、こうした家族の多くに実際見出されている。摂食障害の子どもの親が盛んに、そして攻撃的に自分の野心を自分の子どもに投影しているということは周知のことでそれだけの根拠もある。精神科的な問題の既往が、神経性無食欲症か神経性大食症のいずれかに診断される患者の家族の中で四八パーセントもの家族において根拠が示されている [Pantano et al. 1997]。母娘関係に関する知見では、摂食障害の娘は、しばしばボディ・イメージに高い関心があり、過剰なダイエットをし、母親自身が摂食障害であることが示されている。最後に、幼少期の性的虐待は、摂食障害の人の一部で、その背景に存在している。摂食障害に進展するというほど必要不可欠な根拠とは言えないが、この虐待が、自分をコントロールし感情を調整することを取り戻す機能として、不適切な食事に導いてしまうような社会的コンピテンスの発達を阻害すると考えられている。

# 二 摂食障害における全般的対人関係と出生家族での体験

## (1) 男女交際・恋愛関係およびその他の関係

以前から述べられていたことだが、すべてが出生家族での体験という文脈に焦点を当てていたわけではない。摂食障害の人の他者との個人的な人間関係を解決することは困難であると考えられている〔例：Herzog, Pepose, Norman & Rigotti [1985]；Schmidt, Tiller & Morgan [1995]）。摂食障害の症状は、デート／恋愛関係における低い満足感や親密さと関連している〔Evans & Wertheim 1998〕。オマホニーとホールウェイ〔O'Mahony & Hollwey 1995〕は興味深い研究を行っている。彼らは、神経性無食欲症の患者と、一般の女性を比較しているが、それと同様に、身体的な状態や外見を歪ませる職業や趣味（例えば、ダンス、運動競技、プロモデル）を持つ女性との比較をしている。神経性無食欲症の群は、比較する群のいずれよりも孤独感で有意に高い得点となった。加えて、孤独感と食事の問題との相関は、神経性無食欲症の群ではより高かった（$r = .65$）のである。一般の人の群（$r = .28$）のいずれよりも、神経性大食症の女性についての研究では、そうした女性は家族のメンバーと同様に友人からのソーシャルサポートが少ないと感じていることが示唆された〔Grissett & Norvell 1992〕。このような女性群よりも、社会的状況、特に社会的な出会いや他者との親密な関係を築く状況において、社会的コンピテンスが低いと感じていた。こうした対人関係の問題のいくつかは、摂食障害の人の個人的な人

間関係に対する歪んだ見方から生じているのかもしれない。摂食障害の人の特徴として、独占欲が強く依存的な恋愛スタイルと強く関連し、比較的健康的で情熱的な愛情の様式を基盤とした友人関係とは負の関連を示している〔Raciti & Hendrick 1992〕。関連した研究では、EATにおける、ダイエットとむちゃ食いに夢中になるという下位尺度の得点が高い女性は、遊び（ゲームで遊ぶ）やマニア（依存的、独占的）のような恋愛形式に賛同する傾向が見られた〔Worobey 1999〕。摂食障害の症状がある女性は、性的表現を搾取的とみなし〔Evans & Wertheim 1998〕、女性とではなく男性との関係について、困難である、不満足であると見ている〔Thelen, Farmer, Mann & Pruitt 1990〕。このような研究では、摂食障害の人、あるいは少なくとも摂食障害の傾向がある人は、安定してスムーズな人間関係にはならないような、愛情的でロマンチックな人間関係になるような性格上の態度をとっている。このように親密な人間関係にしていくことが機能的に困難な態度へと発達したことの原因は、こうした歪んだ人間関係を構築するような幼少期の家族体験により形成されたのかもしれないと断定したくなるものである。

〔Sobal & Bursztyn 1998〕。これに、確実に摂食障害である人の間のすや対人的な関わりの欠如を部分的に説明しうる。ソーバルとドニエストル〔Sobal & Bursztyn 1998〕の研究では、七〇〇人以上の大学生に神経性無食欲症か神経性大食症のいずれかの人とデートをしたいと思うかを自由回答で尋ねている。その反応の大部分が、否定的予想であることが明らかとなった。回答は、困難さ、ストレス、フラストレーション、嫌いという内容であった。学生たちには、デートを

第7章 摂食障害

する、愛情にまで達するような関わりを、神経性無食欲症か神経性大食症と関わる人に対して持てるかについての考えを尋ねた。報告された不快感と関わる水準との間には明確な強い線形関係が見られた。より深い関わりについての考えとともに不快感さの関わりであればあるほど、関わりについての考えとともに不快感さの報告が多くなったのである。ソーバルら[Sobal & Bursztyn's 1998]の研究では、摂食障害と対人関係を理解するための重要な要素を加えている。人は、関わりを持つこと、特に摂食障害のある人と親密な人間関係を持つことに否定的な感情を持つ傾向があるとしている。
抑うつの人と同様に、摂食障害の人は対人拒否を引き起こす。抑うつの人と似ているが、摂食障害の人は実際、他者を探し求めるが対人拒否を引き起こすように思われる。自己確認理論から生まれた仮説では、人は自己概念と一致する情報を参考にするということが議論されている。ジョイナー [Joiner 1999] は神経性大食症の症状と体への不満足感、知性、ソーシャルスキル、外見というような領域で他者からネガティブなフィードバックをもらうことへの関心と関連があることを見出した。ジョイナー [Joiner 1999] は、神経性大食症の女性の間で自己確認へと駆り立てることの原因が、自分の状態を維持したり悪化させたりすることに影響するにもかかわらず、対人反応を求めてしまうことにある、と記している。

## （2） 夫婦関係

しばしば摂食障害と青年期とは関連する。しかし、神経性無食欲症や神経性大食症の場合は、二〇代や三〇代の人の間で早期に発見される。やや驚くべきことに、摂食障害の人の多くは、結婚後や子育てをしていても正常な成人の外見を少なからずも維持することができる。

しかし、摂食障害の人との結婚は、悲劇的に苦しいものである。身体的な親密さは、結婚と摂食障害の研究上取り上げるべきテーマである[Heavey, Parker, Bhat, Crisp & Gowers 1989 ; Morgan, Wiederman & Pryor 1995]。例えば、多くの神経性無食欲症のサンプル[Heavy et al. 1985]からのケース記録を調査すると、結婚している人の間で一〇パーセントしか性的関心がないことが示唆され、七二パーセントが性行為を積極的に回避していることが示唆された。研究者たちは、患者の家族体験における強い性的葛藤や葛藤の回避があることを見出している。ここで繰り返すのであるが、幼少期の家族体験による相互交渉で形成された問題が、こうした神経性無食欲症の女性の結婚関係に移行されるということには当然疑いの余地がある。こうした結婚関係における身体的な親密さの問題が、摂食障害の寛解後の数年間持続することとは不思議でもある。モーガンら [Morgan et al. 1995] は、調査対象者の女性のおおよそ四〇パーセントが、平均して約二年間身体的な症状は何もないにもかかわらず、連れ合いと臨床的に重大な性的不和を経験していた、としている。結婚（あるいはいかなるロマンチックな／性的な）関係での関わりが減少したことは、神経性大食症の人たちや摂食障害ではない統制群の間でよりも、神経性無食欲症の人たちの間でより共通していたと記している。

しかし、結婚上の問題は、神経性大食症の人たちでも検証されている。健康な統制群と比較して、神経性大食症の人は、結婚上の悩みをより多く抱えていた[Van Buren & Williamson 1988]。実際、こうした結婚上の悩みの程度は、結婚上のセラピーを求める人たちとも大きくは異ならないのである。ヴァンビューレンとウィリアムソン[Van Buren & Williamson 1988]の調査では、配偶者からの評価が結婚上の

悩みであることが示唆されている。彼らの研究で、神経性大食症の女性は問題解決スキルが乏しく、葛藤を回避していることが部分的に説明している。このような点が、そうした人たちの結婚の状況を部分的に説明しているのかもしれない。

## まとめ

全体として見受けられることだが、現在得られている根拠では、摂食障害の人について、他者との対人関係は家族との関係と同様に阻害されているということが示唆されている。摂食障害の人が愛情やロマンスに対して機能不全な態度になる傾向があり、神経性無食欲症の場合、身体的な親密さや関わりを回避する傾向がある。摂食障害の人は、自己確認を追い求めるがために、自分の状態を悪化させるような対人反応を求めるのである。摂食障害の人にとって結婚することや人間関係についての辛さは、すでに実証されている。摂食障害の人について、苦痛な家族体験と成人期の恋愛関係、あるいは結婚関係との間に関連があるかもしれない点は見過ごすことはできない。多くの事例で、神経性無食欲症あるいは神経性大食症の人は、自分の家族体験により対人トラブルになってしまっているように見受けられる。すでに示されてきたことだが、こうした家族との相互交渉は、しばしば葛藤に対処できない、過剰な家族間の凝集性、しばしば暴行に近いような行為といったことを特徴とされてきた。驚くべきことではないが、そうした保護者に育てられた子どもは、愛情、乏しい葛藤解決スキル、身体的な親密さを恐怖から回避する、といったように独占的で依存的な態度を発達し続けている。他者との対人関係の満足感がどのようなものであるかは明白である。また、もし仮に摂食障害の人の個人の問題が、一般の健康的な人間関係への障壁というほどではないとするならば、一般の人が摂食障害を持つ人と親密な関係を持つことに、ここまで気乗りしない、不快感を覚える、といったことはないのだろう。

## 三 摂食障害における対人関係のメカニズムについての理論的根拠

モデリングの作用は、摂食障害の原因となるメカニズムを規定するかもしれない。とりわけ母親をモデリングすることは、数多くの論文により、摂食障害の病因について示唆されている(例：Silverstein & Perlick [1995])。社会的学習 [Bandura 1977] が示唆するところでは、人はモデルを通じて行動を学習するとされている。他者の特徴の中でモデルにする対象が、高い社会的地位を保っていると認知される、対象と似ているという時に、学習作用が強化されるのである。こうしたそれぞれの条件は、典型的な母娘関係に問題がない場合である。ダイエットやボディ・イメージに娘が関心を持つと以前から示唆されている (Paxton et al. [1991] も参照)。摂食障害の娘の母親は、しばしば自分が摂食障害の症状を持っている。社会的学習理論によれば、娘は母親の制限した食行動を観察してそれを模倣するのである。それはおそらく母親がダイエットには見返りを受けていると娘が感じ取るからである。マスメディアがこうした社会的学習にかなり影響力を持つかもしれないということは、研究者の間ではすでに共通の主張である。不自然に痩せている魅力的なモデルは、社会的な賞を受賞する者として共通に認識されてきたのである (例：Harrison [1997]；Harrison & Cantor [1997])。

# 第7章 摂食障害

精神力動を重視した理論（対象関係論や愛着理論）の中で、摂食障害と家族体験の関係についての研究は、意識の存在で占められている（例：Beattie [1988]；Dolan, Lieberman, Evans & Lacey [1990]；Rhodes, Kroger [1992]）。こうした理論の強調点は、青年期の女子の母親との関係をコントロールしようとする葛藤が、食べ物に象徴されていると解釈している点である。母娘関係の不満足感をひそかに表現する手段としては、子どもからすれば、母親の過保護や関わりを拒否することを表しているのかもしれない。ロードとクローガー [Rhode & Kroger 1992] は、摂食障害の青年期の女子が、第二の母子分離、つまり個性化の過程（これは幼児が母親との関係を体験するという仮説に似ているのだが）に苦闘しているかもしれないということを提案し、このアプローチを支持している。彼らは、摂食障害の女性が、摂食障害の男性よりも母親の過保護を同時に経験しつつもかなり強い分離不安があり、正常な分離スコアでは低い得点であるとして、そのアプローチに支持的なデータを示している。むちゃ食い行動と痩せることへの追求は、依存的な葛藤やパーソナリティの区別 [Friedlander & Siegel 1990] を予期するものであり、さらには分離・個別化という重要性を強調するものである。

調査研究や臨床場面の両方において、摂食障害の人の間で、幼少期の性的虐待の割合が上昇しているように見受けられるのは、摂食障害の人を特徴づけることに結びつけることができるからかもしれない。ある研究者たちは、摂食障害になる人たち、とりわけ神経性無食欲症の場合、性的接触を回避・反発する手段として、犯罪者になる場合があるとしている（例：Hall, Tice, Beresford, Wooley & Hall

[1989]；Rorty & Yager [1996]）。こうした視点によると、神経性無食欲症は、自分自身が他者には性的な魅力がない状態にする手段になっているととらえることができる。こうした点で、自分自身を破壊しているにもかかわらず、こうした手段をとることでより良い人間関係へと作用する（例えば、性的虐待から身を守る）のである。こうした位置づけを支持する興味深いものに、いわゆる"体重への性的な障壁"と呼ばれる研究がある [Weiner & Stephens 1996]。彼らは、摂食障害の患者が、自分がトラウマのような出来事と関連づけている体重を避ける傾向があるとしている。例えば、もしある女性が、自分が一一〇ポンドの体重の際に性的虐待を受けるとすると、その体重は過去のトラウマ体験を想起させる引き金となってしまうのである。これがその体重を回避しようとして、強迫的にかつ限局的な食事へと動機づけているのである。ウェイナーとスティーブン [Weiner & Stephens 1996] は、神経性大食症よりも神経性無食欲症について、より適切な理論となっている。それは神経性大食症の人は、一般的に正常な体重を維持するからである。そうした記述に伴い、ローティとイェーガー [Rorty & Yager 1996] は、推測するに神経性大食症が、犯罪者に対しての怒りから、そして保護を提供しない者に対しての怒りから、活性化される可能性があり、魅力的でない自分を見せようとすることに繋がるのかもしれないと論じている。怒りや抑うつのような感情に対処できないことは神経性大食症の人に共通している、と彼らは述べている。彼らが示唆したことは、神経性大食症の人に、外傷体験への対処というメカニズムとして、正常ではない食行動に至るということである。

非性化のアプローチの第二版(その後の非性化のアプローチ)は、性的なトラウマというよりはむしろ、性的な成熟、近づきつつある性行為への恐怖や否認[Crisp 1988]に準じているという考え方である。したがって、摂食障害は、青年期に起こる身体的変化に関連する不安定さによって引き起こされると考えられる。機能的には、特に神経性無食欲症は、前青年期の自分を守る手段であり、性的な存在として自分自身を規定することを回避する手段ともなっている。このように性的な成熟からの心理生物学的な退行として解釈できるのである[White 1992]。非性化の"反発"という仮説のように、このアプローチは、他者との性的関係に関する強い関心を前提としている。障害された食事を通して、自分の体を傷つける程、強い関心への対処とも言えるのである。

摂食障害における家族の役割を理解するための最近のアプローチの中で、一番広く受け入れられているものは、**素因-ストレス**モデルからの考え方である。この考え方は、神経性大食症あるいは神経性無食欲症と関連する性格特性や気質における異常なもの展させるのである。食事の摂取は、子どもがコントロールできるものである。痩せている体型を維持することで制限された食事に対する"達成感"を得ることができる。この意味で、機能不全である家族関係)もある。親が公然と子どもに関わり、過干渉になると、子どもはしばしば異常な行動に走ってしまうのである。こうした条件が、痩せていることが理想のようにすでに美化され描写されている社会的文脈の中で青年期に強調されることで、摂食障害(とりわけ、抑うつ、社会不安、アルコール依存のような他の問題とは異なり、より理解可能なものではあるが)へと進記した研究が重要なものであると示唆している(例:Brookings & Wilson [1994];Steiger,Stotland, Trottier & Ghadirian [1996];Vitousek & Manke [1994])。Steigerした病理学的な特性は、親から子へと渡るものかもしれず[Steiger et al. 1996]、摂食障害への素因や脆弱性を形成しているかもしれないのである。摂食障害に関する基本原理として明言できることは、その他の事象において辛辣な家族体験が引き金になるようなことである(例:Stober & Humphrey [1987])。このように素因となるような家族や社会的な人間関係についての特性や気質の相互作用が、最終的には摂食障害に繋がると考えられている。

素因-ストレスモデルが、家族の相互作用によってもたらされるストレスの結果として、摂食障害の進展を予期するが、ストレスがかかった際に摂食障害の進展にまで進展させるという素質もあまり理解されていないのである。結局、多くの他の心理学的な問題のある人やそうした問題を全く持たない人も含め、そうした人たちの背景から問題となる家族体験を見出すことができる。摂食障害に進展する素因は、その人個人の遺伝的に決定されている気質の一部であるとする研究者もいる。しかし、他の心理社会的な問題よりも、摂食障害を抽出するような特異的なストレッサー(例えば、機能不全である家族関係が明らかにコントロールされることに熱心であることに対して葛藤が生じるのである。親が学業や完璧であることに熱心であることに対して葛藤が生じるのである。親のストレスという特異的な性質への"機能的な"反応と言えるかもしれない。

## 四　摂食障害と他のメンタルヘルス問題の併発

辛辣な親子関係が、しばしば神経性無食欲症や神経性大食症と関連があるとされているため、多くのその他のメンタルヘルスの問題が摂食障害と共変する傾向があることは驚くべきことではない。主となる問題は、抑うつ [Blouin et al. 1990 ; Wonderlich & Swift 1990a]、境界性パーソナリティ障害：BPD [Waller 1994 ; Wonderlich & Swift 1990b ; Wonderlich et al. 1994]、物質使用障害 [Watts & Ellis 1992]、不安障害 [Bulik 1995] である。重要なことは、これらの関連するメンタルヘルスの問題がいくつかのケースにおいて、①摂食障害それ自体というよりも、乏しい家族関係とより強く関連する、ということである。摂食障害の患者の中でBPDの高い発生率（四〇パーセントにも達する）が特筆すべきことであるが、BPDの症状の中には対人関係の困難さ、怒りの感情をコントロールすることの未熟さ、衝動性、感情の不安定さというものが含まれている。幼少期の性的虐待がBPDと神経性大食症の両方に関連するという事実も特筆すべきことである（例：Claridge, Davis, Bellhouse & Kaptein [1998]）。

摂食障害とパーソナリティ障害との併存の仕方は、摂食障害のタイプによって異なるという根拠が示されている。特に、神経性大食症はかなり高い割合でBPDと関連し、一方で神経性無食欲症は、比較的、回避性パーソナリティ障害と高い割合で関連するのである [Skodol et al. 1993]。こうしたパーソナリティ障害による割合の違いは、神経性大食症（例えば、葛藤回避のアプローチ）と神経性無食欲症（例えば、社会的評価への関心）との異なる対人関係のメカニズムに反映されるのである。

摂食障害における不安障害の割合も非常に高い [Bulik 1995]。より大規模な研究では、神経性大食症と診断された発端者の間で、不安障害を併存した者は、恐怖症が四二パーセント、全般性不安障害が一一パーセント、パニック障害が九パーセントであった [Kendler et al. 1991]。ブリック [Bulik 1995] は、より多くのケースについて、まず最初に不安障害があり、その後に摂食障害になると論じている。さらに彼女の分析では、自覚している社会不安のあり方（外見や痩せていることに非常に強い関心を抱かせるような類い）が、摂食障害に進展するうえで強く影響していると結論づけている。この場合、再び対人関係や社会的関係への関心が、不安障害と摂食障害との間で共通してみ見受けられる。他の対人関係に繋がるメンタルヘルスの問題が、摂食障害に併存することは、親密であり親密な対人関係のネットワークに問題があることであり、摂食障害が演繹的ではあるが常に存在するということである。

### おわりに

対人関係の問題が共通して存在するように、摂食障害と過去（例えば、幼少期）との間に関連があることは否定できない。辛辣で機能不全に陥った家族体験が、神経性無食欲症と神経性大食症との両方に共通している前例がある。こうした問題を抱える人の家族は、適切な境界線を引いてそれを尊重すること、変化に適応すること、お互いの批判を包含することが困難である。かなり多くのケースで、特に神経性

大食症に進展し続けるような人の場合、家族内の境界線を侵害することが、幼少期の性的虐待という形となっている。こうした家族の親は時おり、子どもに対して不適切で過度なプレッシャーをかけているのである。

悲劇的なことに、対人関係の問題は、摂食障害の所産として家族体験が残る場合には、対人関係の問題が完全に終了したとはいえないのである。このように青年期の人たちは、機能不全である家族から訣別し、他者との親密な関係を持ちたいという信念からも訣別するのである。摂食障害の人は、ある部分では性的に成熟することの不安から、他者との身体的な親密さを避けるのである。不運なことに、他者は摂食障害を持つ人との恋愛関係、あるいはその他の対人関係を、特に持ちたいとは思っていないのである。

神経性無食欲症と神経性大食症の人が結婚すると、結婚には満足していない自分に気づかされるようである。対人関係を発展・経験してこのように先の段階であっても身体的な親密さを回避し葛藤を回避するスキルが乏しいという根拠がすでに示されている。驚くべきことではないが、摂食障害の人の配偶者は、その結婚状態に決して幸せではない。

摂食障害に関連した対人関係の問題の広汎さと深刻さは、家族と対人関係のセラピーが、いかに効果的であるかで説明することができる。

(例: Fairburn et al. [1995]; Russell, Szmukler, Dare & Eisler [1987])。摂食障害患者が対人関係の見方を理解して改善することに焦点を当てたセラピーは、たとえその他の障害に焦点を当てていなくとも伝統的な認知あるいは行動療法よりも効果的である。もしこのような患者の

対人関係や家族関係が健康であれば、摂食障害の症状は周囲が注目するほどではなく、普及していなかったかもしれない。
数多くの対人関係が、摂食行動を説明し、記述してきた。これには、親の不適切なダイエットや食行動のモデリングも含まれる。母娘間の分離・個性化における葛藤を象徴的に意味するとされる精神力動的な解釈。性的虐待あるいは、迫りくる性的な成熟への回避手段として、自分自身の反応を試みること。以前から有する気質に、ストレッサー（おそらく家族体験からくるもの）を経験することで摂食障害を促進することを示唆する素因ーストレスモデル。神経性無食欲症と神経性大食症は、抑うつ、BPD、不安障害を含むいくつかの他の心理社会的問題と併存する。こうした対人関係との関連を示す文献を熟読することで、共通した対人関係の前例や内容が明らかとなるであろう。これらに共通しているのは、他者からの拒否、幼少期の性的虐待とトラウマ、育まれなかった家族関係である。

最後に、摂食障害の人すべてではないが、極めて辛辣な対人関係や家族関係を経験しているということは重要なことである。いかなるメンタルヘルスの問題と同様に、摂食障害は様々な要因が原因であるが、そのうちの一つが対人関係である。しかし、神経性無食欲症と神経性大食症の経験を正しく評価するためには、こうした問題が深く内在しているかもしれない社会的・対人関係における関連について、注意深く考察することが必要である。

# 第8章 アルコールとその他の物質使用問題

## 定義と症状

DSM-Ⅳ-TRにおける**物質使用障害** (substance use disorders) は、それぞれ**物質依存** (substance dependence) と**物質濫用** (substance abuse) の二つのグループに分けられている [American Psychiatric Association 2002]。物質依存は、耐性(望むような効果を得るために大量の物質を摂取することが必要となること)、離脱(使用中止による身体的、心理的苦痛、初めに意図した以上に大量にあるいは長い期間にわたって使用すること、物質を使用することへの持続的欲求があること、物質を得るために過大な時間を費やすこと、物質を使用したことによる社会的、職業的、ないし娯楽的活動の崩壊、物質使用による問題を認識しているにもかかわらず、その物質を継続することといった症状に関連する、物質使用の不適応的な様式である [American Psychiatric Association 2000]。これらの診断基準から明らかなように、対人関係の障害(社会的、職業的、ないし娯楽的活動の減少や放棄)は、診断のために必須というわけではないが、物質依存の基本的症状なのである。物質濫用の基本的特徴は、有害な効果をもたらす不適応的な物質使用様式である。これらの有害な効果は、例えば、職業的、社会的、ま

たは家庭内の重要な役割義務を果たすことができないこと、身体的危険のある状況(例:物質使用による能力低下中に自動車の運転をするなど)で物質を使用すること、物質使用によって法律上の問題が引き起こされたり、悪化しているにも関わらず、物質使用を継続することが生じること、物質使用によって対人関係の問題が引き起こされたり、悪化しているにも関わらず、物質使用を継続することなどである [American Psychiatric Association 2000]。ここでもやはり、物質濫用の症状として、対人関係の問題が重要な役割を果たしている。

アルコール依存症は、物質使用障害の一般的診断のうちの特定の分類の一つである。**アルコール依存症** (alcoholism) という用語は、一般的に、アルコール依存 (alcohol dependence) と(または)アルコール濫用 (alcohol abuse) について用いられる。アルコール依存の定義的特徴は、より一般的概念である物質依存の定義的特徴と同様である [American Psychiatric Association 2000] (先述参照)。アルコール依存をアルコール濫用から区別する点は、アルコールに依存する個人に、アルコール耐性、離脱、アルコールに関する強迫的行動が認められるという点である。しかしながら、双方のケースにおいて、物質は身体的、職業的、対人関係の問題において、最悪の状態に至るほど使用されてしまう。多くのケースにおいて、これらの問題が、症状の出現以前に明らかとなることもある。出現した症状は、やがて物質の大量使用に

よって悪化しているまさにその問題に対処するために、アルコール（または）それ以外の薬物を使用するという状態に至るのである。疫学的通院範囲調査（Epidemiologic Catchment Area study）から得られた結果によれば、一九歳以上では、将来において、七・四パーセントがアルコール使用障害の何らかの状態を経験すること、九・五パーセントがアルコール依存症を含む物質使用障害の何らかの状態を経験することが示されている [Regier *et al.* 1993]。全国併存疾患調査（National Comorbidity Survey）から推定される生涯罹患率は、アルコール依存が一四・一パーセント、アルコール濫用または物質依存全般の生涯罹患率は、二七パーセント近くに達する。一七歳では、物質濫用または物質依存の罹患率はちょうど一〇パーセントを超え [Kilpatrick *et al.* 2000]、アメリカの高校生を対象とした調査では、薬物使用は一九九〇年代初頭以来、増加傾向を示している [O'Malley, Johnson & Bachman 1999]。物質使用障害は、男性では女性のおよそ二倍の出現率である。男性では、物質濫用あるいは物質依存の生涯罹患率は、驚くべきことに三五・四パーセントにも達する。

性別、抑うつ、アルコール濫用／アルコール依存の間には、興味深い関連性がある (Swendsen & Merikangas [2000] の抑うつと物質使用障害に関連する併存疾患の議論を参照)。男性は抑うつ状態に陥った時、しばしばアルコールによる慰めを求める。その結果、国家の権威やヘルスケア専門家の注目が彼らの苦痛に向けられることになり、うつ病と診断されるよりむしろ、アルコール依存症を有していると診断される傾向にある。このことは、大うつ病の診断が、女性対男性では二対一の比率となっている理由の一部を説明しているのかもしれない。アルコール摂取が禁じられているアメリカのサブカルチャー、アマン派を対象とした気分障害についての他に類のない調査では、気分障害の率は全体的には男女で等しい値となり、実質的には全人口におけるアルコール依存症は男性の抑うつを覆い隠してしまっている可能性があるということである。 [Egeland & Hostetter 1983]。一つの明らかな結論は、全人口におけるアルコール依存症は男性の抑うつを覆い隠してしまっている可能性があるということである。

## はじめに

対人間の問題は、物質使用問題を持つ人々の生活において、頻繁に生じる傾向にある。

対人コミュニケーション研究では、そのような個人の多くは、ソーシャルスキルに問題を持つということを示している。ソーシャルスキルに問題を持つ者は、物質使用に手を染めるよう仲間からプレッシャーを与えられた時、それに抵抗できないかもしれない。そして（または）、他者との間に解決すべき問題が生じたとき、物質使用による慰めを求めるかもしれない。ある文献では、アルコール依存症と**定位家族体験**（family-of-orientation experiences）について明らかにしている。他者との距離の置き方をうまく調節できないこと、育児の問題、対人間の葛藤、夫婦間の苦痛のような成員のアルコール依存症によって影響を受ける家族（時に「アルコール依存症家族（alcoholic families）」と呼ばれることがある）の中で顕在化している。そのような家族では、アルコール摂取は実のところ逆説的なことに、その相互関係に対して一時的に安定をもたらすことがある。家族の相互関係において明らかな対人間の葛藤は、例えば仲間や同僚との関係のような、全般的な個人間の関係性にも波及する。また、青年期の薬

第8章 アルコールとその他の物質使用問題

物使用に関する文献も存在する。この文献では、**出生家族体験**（family-of-origin experiences）に焦点が当てられている（その他の三つの領域における要因も影響している可能性があるが）ことが特徴である。薬物を使用・誤使用する多くの若者が、結束力の低さや過度の密着を示す家族から生まれており、虐待の経験を持つことや、親の物質使用行動をモデリングしていることもまた、家族背景を見るに明らかである。物質使用障害に関連する対人問題は、例えば抑うつ、不安、双極性障害、人格障害のような、対人コミュニケーションや対人関係を阻害する、他の心理学的問題との併存によって複雑化することがある。

## 一 使用・誤使用の社会的解釈

本章でレビューされる研究の多くは、物質ないしアルコールの**依存**または**濫用**に焦点を当てている。物質**使用**の研究は、濫用や依存に導くメカニズムを同定することを意図していることから、青年期の若者のみを対象に検討されている。物質使用と誤使用の差異は、社会的解釈であり、我々の社会はこの解釈を未だ検討している途上にある。アメリカ社会は、ある種の薬物の使用を許容（また場合によっては法的に認可）している。しかしながら、対象に子どもや青年が含まれる場合には、どんな薬物の使用も問題があり、薬物"問題"の性質を帯びるという考えもある。この仮定の真偽に関わらず、相当数の研究が青年期の物質**使用**に注目している理由の一つとなっている。同様に、成人や子どもによる違法薬物の使用には問題があるが、使用と濫用の差異は曖昧であるという考えもある。物質濫用の診断基準（例えば、物質使用の結

果として職業的、社会的、ないし家庭内の重要な役割を果たせないこと等）もまた、青年に適用した場合には、妥当な基準とは言えないのかもしれない。

アルコール依存症に付随する対人間の問題についての文献もあるが、これらの研究は、その他の物質使用問題による対人問題とは区別した上で検討がなされている。上記に示したように、アルコールは、その摂取がある制限範囲の中に含まれている限りは、大多数の社会において、受け入れられている物質である。コカインやヘロイン、アンフェタミンのような物質は、社会的スティグマ（烙印）が大きく、社会的許容度が小さいので、アルコール濫用／依存の問題とは異なるという、演繹的な論の進め方は一理も二理もある。しかしながら、アルコール依存症者とそれらの薬物依存症者への社会の反応が異なるのは、物質固有の性質の違いのせいではなく、むしろ社会的慣習の結果であるということを、認識することが重要なのである。

## 二 アルコール依存症の対人関係における特徴

### （1）アルコール依存症における対人コミュニケーション——ソーシャルスキルの欠損

その他のメンタルヘルス問題と同様、アルコール依存症はソーシャルスキルの欠損に関連することが複数の研究で示されている。しかしながら、他のメンタルヘルス問題についての研究とは異なり、アルコール依存症におけるソーシャルスキルの欠損に対しては、学術的関心が限られており、これに関連する知見は不確かなものしかない。

フォイ、マッシー、デュエル、ロス、ウォーテン [1979] は、アルコール依存症治療プログラムにおいて、入院患者と接触する中で、患者の多くが対人問題を抱えていることに注目した。特に、彼らは同僚と上司との相互関係において、ソーシャルスキルの欠損を示すことが明らかとなった（例：自己の考えを円滑に伝えることができず、「衝動的な」言動をとりがちであるなど）。大多数の患者にとって、仕事に関連する問題は飲酒問題を招いていた。アルコール依存症の入院患者が、様々な顔の表情を対象としたその他の研究では、彼らが顔の表情を解読するスキルに乏しいことを明らかにしている [Philippot et al. 1999]。この稀少な解読スキルの研究では、アルコール依存症の入院患者が、入院患者はアルコールによってもたらされる感情の強度を過大評価し、幸福な表情を否定的な気分の表れと解釈するという一般的傾向を示すことを明らかにした。また、ピューアーとプライヤー [1988] の研究では、アルコール依存症者は、他者とのコミュニケーションにおいて不安を経験しやすいことを示した。

青年期の問題飲酒についての数少ない研究として、ホヴァとガッフィ [1991] は、一三歳から一六歳ではソーシャルスキルと飲酒行動の間に明確な直線関係があることを明らかにした。飲酒をしないティーンエイジャーの群は、ソーシャルスキル得点が高く、次にある程度の飲酒をする群の得点が高く、問題飲酒のある群の得点が最も低かった。この研究では、ある程度の飲酒をする群の一一パーセントと、問題飲酒のある群の五〇パーセントがソーシャルスキル尺度で「不全」状態の範囲にあることが示された。ところで、アルコール依存症者の中には、ソーシャルスキルの欠損を示す者もいるのだが、社会的機能が充分に発揮されている者もいる。

例えば、トゥエンティマンら [1982] は、アルコールの拒否、自己の意思を円滑に伝えること、ポジティブな感情を表出することといった行動の一連のロールプレイを通じて、アルコール依存症の入院患者のソーシャルスキルの大規模調査を実施した。コントロール群である消防士の群と比較して、入院患者はアルコールを拒否するという場面で、よりスキルが不足していると評価されたが、その他の社会的な場面ではそうではなかった。さらに、入院患者群は実際、コントロール群間の会話のよどみなさの指標において、コントロール群よりロールプレイでより良い成績を示した。同様の研究として、アルコール依存症の被験者が、ロールプレイテストでよりスキルのロールプレイテストで、ロールプレイのソーシャルスキルテストでいることが示された [Monti, Corriveau & Zwick 1981]。また、アルコール依存症の被験者が、ロールプレイのソーシャルスキルテストで「典型的な」反応をすることができなかったが、コントロール群よりも上手に振る舞うことができるように教示された場合は、コントロール群との差は見分けがつかなかった [Patterson, Parsons, Schaeffer & Errico 1988]。

ソーシャルスキルとアルコール依存症の研究は、ソーシャルスキルの欠損が、アルコール依存症のあるケースで問題となっている可能性があることを示している。しかしながら、ソーシャルスキルの欠損が全面に波及するものではないことを推測させる結果も存在している。むしろそれは、アルコールを勧められたときに、うまく断ることや拒否するなどの社会的場面に限定されているのだと言えるかもしれない。さらに、アルコール依存症者がソーシャルスキルに問題を抱える時、その問題は、スキルのような能力そのものの欠損というより、スキルの実行の欠損によることが多いと言えるのかもしれない。そのような

場合、飲酒問題が長引くことで、個人間の熟練した行動を生み出すモチベーションとエネルギーを低下させる可能性が生じることもまた指摘できる。

## (2) アルコール依存症における定位家族体験

### 一般的な家族の相互交流

おそらく、メンタルヘルスについての研究では、アルコール依存症の分野ほど、家族システム理論が影響力を持ってはいないだろう[Steinglass 1985]。家族システム理論は、実態に即したモデルというよりはむしろ、概念モデルであり、問題のある行動の原因と結果を、より大きな意味での家族システムの中に位置づける。家族行動は、家族内外の動的な性質に応じて成長し変化しようとする傾向であり、現状を維持するという調節メカニズムへの反応であると考えられている。家族をシステムとして捉えた時、システムのある側面の障害は、システムのその他の側面に家族システムに影響を与えるものである。スタイングラス[1985]は、アルコール依存症の概念を適用し、ちょうど子どもや仕事を中心に生活が形成されるように、家族の中の成人のアルコール依存症を中心に生活が形成されるケースがあることを示した。

アルコール依存症と家族成員についての成人の初期の研究[Steinglass, Weiner & Mendelson 1971]では、家族内でポジティブな感情の表出が抑制されていると、飲酒中になると非常に多くの意見が述べられるようになることを示した。これ以降の研究では、アルコール依存症の成人が酩酊している間に、そのような家族間の相互交流が実際にパターン化され、構造化され、予測どおりの結果を示すことを明らかにしている[Steinglass 1979, 1981b; Steinglass & Robertson 1983; Steinglass et al. 1971]。このように、アルコール摂取は、家族関係を安定化させる現象を通じて、関係性の適応を助ける機能をもたらす。このことから、スタイングラスら[1971]は、ある家族では「アルコールシステム（alcoholic system）」というものが存在しており、飲酒は実のところ、家族を維持し、安定させる家族システムの不可欠な要素であることを示唆した。同様の家族へのポジティブな効果は、家族の成員が、自分達自身の相互交流のビデオテープを見て評価した研究でも示されている[Schweitzer, Wilks & Callan 1992]。家族にアルコール依存症の父親を持つ青年期の子どもと、その母親は、家族間の関係性について、アルコール依存者のいない家族関係よりも不安が低く親密な関係性を持っていると評価した。ただし残念なことに、飲酒は、より深刻な長期間にわたる悪影響という犠牲を払いつつ、家族の問題に一時的な「解決」しか与えないと考えられる。

飲酒は、家族間の関係性に一時的な肯定的効果をもたらすのだが、いくつかの実験室実験では、飲酒に関するネガティブ効果も証明されている。例えば、ヤコブ、リッチー、ツビトコビッチ、ブレーン[1981]は、アルコール依存の父親を持つ家族に、父親が飲酒している時と飲酒していない時のそれぞれの場合について、様々な調査票の項目についてディスカッションさせた。そのディスカッション中、飲酒していない状況に対して、飲酒している状況では、家族はよりネガティブな感情を表出していた[Billings, Kessler, Gomberg & Weiner 1979]。父親がアルコール依存症ではない家族の関係性には、飲酒状況による影響はなかった。

父親のアルコール依存症が家族の関係性と子どもの養育に与える悪

この研究では、少なくとも片方の親がアルコール依存症である家族を対象に、おもちゃでいっぱいの部屋で、一、二カ月の乳幼児との触れ合いを五分間観察している。親の行動を観察したところでは、アルコール依存症の親は、自由に遊んでいる乳幼児に対して敏感な対応を示さなかった。例えば、特に父親は、より言葉を発することが少なく、ネガティブな感情を表出し、乳幼児にあまり反応しないといった対応が見られた。さらには、自己記入式の調査票では、アルコール依存症の親はそうでない者と比べて、配偶者に対してより攻撃的であることが示されている。エイデンら［1999］による家族観察の研究では、アルコール依存症の親はそうでない親と比べてはるかに抑うつ的であり、この抑うつが、親のアルコール依存症と乳幼児への対応の関連性に影響しているのだという独自の見解を示している。このように、大多数のアルコール依存症の成人では、効果的な育児はアルコール依存症そのものによって直接的に妨げられるか、養育行動にネガティブな影響を与える抑うつのような併存症状によって妨げられることになると言えるだろう（第2章参照）。

家族の交流と関係性において、アルコール摂取とアルコール依存症の様々な影響を説明するために、アルコール依存症についての様々なサブタイプが提唱されている。その例として、ヤコブ、クラーン、レオナルド［1991］では、**断続的飲酒**（episodic drinking）か**常習的飲酒**（steady drinking）かの違いがサブタイプを特徴づけている。家族の相互関係の中では、断続的飲酒をする大人は常習的飲酒より、否定的側面を表していた。さらに、ヤコブら［1991］の研究では、家族の成員が、断続的飲酒行動よりも常習的飲酒行動をとるケー

スの方が、子どもの積極的行動が認められ、また、子どもと母親の双方にとって、より問題解決がなされることを明らかにした。

アルコール依存症についてのさらに有益な区分は、**反社会性の高低**によるそれぞれのサブタイプである［Jacob, Haber, Leonard & Rushe 2000］。これらのサブタイプは、飲酒によって生じる、社会的にネガティブな結果、疎外感、対人関係の崩壊、権力者への否定的態度をそれぞれチェックする尺度に基づいて定義される（高得点＝より反社会性が高い）。家族の夕食時の会話を調べた家族の観察では、高い反社会性を持つアルコール依存症者のいる家族では、妻、夫、子どもは、コントロール群の家族と比較して、より積極性が低く、意見の相違を伝え合う姿勢に乏しいことが明らかとなった。反社会性の高い状態では、家族の相互交流は積極性が低いことが特徴的ではあるが、彼らは一方で「慎重である」ようにも思われ、お互いに意見の相違を表明することを注意深く避けていた。

この相互交流のパターンは、アルコール依存症の発症にとって興味深い示唆を与えている。アルコール依存症を進行させる人にとって、意見の相違を表明することを避ける傾向は、家族の問題を自己の内面化させているということなのかもしれない。不満を表出する代わりに、個々が自身の中でのみ考えを巡らせているのである——そうすれば、恐らく家族はその問題に気付かないため、本人にとって不快な行動をとられるようなこともない。慎重であり、かつ意見の不一致を避けるという本人の傾向は、アルコール依存症の家族にとっては、意図せずして、本人の飲酒行動をチェックできない原因となるかもしれないのである。あるケースでは、家族が本人の行動を罰することで、問題飲酒を規制する力を持っていることがある。しかしながら、家族

# 第8章 アルコールとその他の物質使用問題

システムが反社会性の高いアルコール依存症によって影響を受けている場合、このような規制機能は効力を発揮しない可能性があることになる。

スタイングラス [1981a] は、アルコール依存症の影響について、様々な多様性があることを考慮し、「**家族アルコールフェーズモデル**」を提唱した。この観点によれば、家族内のアルコール依存症者の飲酒行動に対して、家族は様々なフェーズ（期）を移行するのである。「**持続的な飲酒** (stable-wet) **期**」とは、継続して飲酒している時期が、「**持続的な断酒** (stable-dry) **期**」とは、一貫して禁酒している時期を指す。禁酒の時期が始まる、あるいは飲酒行動の発現により禁酒の時期が終わった時、家族は「**移行** (transitional) **期**」にいる。スタイングラス [1981a] は、家族の相互交流における「**反応内容の変動性** (content variability)」（言語的交流における情動及び意思決定行動の範囲）及び、「**距離の調節** (distance regulation)」（家庭内でのスペースの使用と移動の割合）が、フェーズに比例して変化することを明らかにした。「持続的な飲酒期」では、家族の相互交流は中程度の変動性を示すが、距離については本人と最も距離を置き、重要な理由にのみ接触を図っていた。「持続的な断酒期」にある家族では、相互交流においては大きな変動性を示した。最後に、移行期にある家族は、距離を調節する度合いが緩和され、物理的接近が認められ、相互交流における反応内容の変動性はわずかな低下が示された。二年間の縦断的研究では、「持続的な飲酒期」にある家族は、三つのフェーズ（期）中、最も婚姻関係を解消する傾向が強いことが示された [Steinglass, Tislenko & Reiss 1985]。家族の相互交流についての家庭内観察の間、最も家族内の関与が少ないことを示した「持続的な飲酒期」にある家族は、本研究の観察経過中に、特にバラバラになる傾向が強かったのである。

「親の飲酒が生じた時の、その家族内に見られる関係性の変化」[Seilhamer, Jacob & Dunn 1993: 194] について述べている。これらの変化は時にはポジティブであり、時にはネガティブである。これらの変化は、やや一時的な現象でしかない可能性、ないし適応的なアウトカムをもたらす場合のよりネガティブな結果に関連するアルコール依存症の様々なサブタイプを同定する研究を行ってきた。家族関係の経過、反社会性の高さ（対：反社会性の低さ）、持続的な飲酒（対：常習的飲酒）、反社会性の低いことを示した「持続的な断酒期」（対：持続的な断酒なし移行期）と関連することが明らかとなった。

## まとめ

### 夫婦関係の相互作用

アルコール依存症は、夫婦間のコミュニケーションと関係性に強力かつ不可避な影響力を持っている。夫婦関係とアルコール依存症の先駆的研究として、ゴラッド [1971] は、夫婦に、一人での競争的行動をとるか、二人での共同作業を行うかのいずれかによって、金銭を得るというゲームを行わせた。ゴラッドは、夫婦には、互いに「密かに」競争しているかもしれないという可能性を持たせた。この研究では、アルコール依存症でない男性は、妻またはアルコール依存症の男性は、比較して、秘密裏により競争的行動をとった。この知見は、親密な関係性において自分の行動の責任をとることを避けようという、アルコー

ル依存症者が意図することの特徴を表しているとかけられ、アルコールはこのように、本人がコントロールできない関係性をもたらすのである。

アルコール依存症と家族の相互作用における、より全般的な文献のように、アルコール依存症の様々なサブタイプの相互作用の調査は有益である。例えば、断続的飲酒をする男性より問題解決をする姿勢に乏しく、その妻はより否定的な態度を表出しやすい[Jacob & Leonard 1988]。グループのこれらの違いが、その男性が飲酒する時にしか表れなかったということは、特筆すべき興味深い点である。また、常習的飲酒の場合、飲酒している夜はより問題的解決的なコミュニケーションと関連し、このサブタイプを持つ人に対し、アルコールが実際には葛藤解決のスキルを活性化させているという事実も興味深い。無論、このことはアルコールの摂取を強化させることになる。飲酒は、アルコール依存症者に対し、その配偶者が不満を表明するよう動機づけるので、より問題解決行動を引き起こす可能性も興味深い点である。換言すれば、飲酒は、アルコール関連問題についての不満を配偶者に思い出させる、あるいは配偶者の導火線に火をつける発端となるということである。そして、依存症者がこれらの不満に応答している限りは、飲酒時による問題解決が進められることになる。

アルコール依存症の文献において、もう一つの有用な区分は、**自宅で飲酒する場合**と**自宅外で飲酒する場合**とに区別される。夫婦の関係は、夫が自宅外で飲酒している的な飲酒場所に関する区分であり、典型

負の関連性を持っている[Dunn, Jacob, Hummon & Seilhamer 1987]。自宅外で飲酒する場合のアルコール摂取はより不安定で無秩序である一方、自宅での飲酒を強化することを明らかにした。この知見については、自宅外で飲酒する者は、うまくいかない結婚生活からの逃避を探し求めているのかもしれないという解釈も成り立つ。また一方では、自宅で飲酒する者の配偶者は、飲酒行動がより予想しやすく、ストレスが少なく、行動に対しての疑いを抱かずに済んでいるとも考えられる。

ネガティブな夫婦間の相互関係として特に典型的なのは、アルコール依存症の夫が身体的暴力を振るうケースである[Murphy & O'Farrell 1997]。夫のアルコール依存症に影響される夫婦が、結婚生活の問題を話し合う時、夫が暴力的である方が、暴力的でない場合と比較して、ネガティブなコミュニケーション行動（例：非難する、批判する、酷評する等）が基本的により高く、ネガティブなコミュニケーションのやり取りをすることが示されている。このことは、夫がアルコール依存症である場合、夫婦のネガティブな関係性は、その暴力が原因であるという可能性を示唆するものである。暴力それ自体はアルコール依存症とある程度の共変動を示す。夫婦のネガティブな関係性は、妻がアルコール依存症である場合にも示される。アルコール依存症の夫婦に関する性差について検討した数少ない比較研究では、飲酒していない場合より、男性がアルコール依存症である夫婦ではない夫婦より、会話においてよりネガティブであることが明らかとなった[Haber & Jacob 1997]。飲酒

そのような夫婦では、夫のアルコール摂取が妻の婚姻関係の満足度とカップルの場合に、最もひずみが生じることが明らかになっている。

行動があった場合は、男性がアルコール依存症である夫婦との違いは明らかではなくなった。状態が一致している夫婦（夫と妻の双方がアルコール依存症である場合）にとって、コミュニケーション行動のネガティブさは、配偶者の飲酒を許容することでエスカレートした。この後者の知見は、少なくとも配偶者の片方はアルコール依存症でないことが、飲酒に関連する適応的アウトカムにとって欠くことのできない条件であることを示唆している。しかしながら、女性がアルコール依存症である場合と男性がアルコール依存症である場合における夫婦生活の差異については、未だ判然としないままである。いくつかの研究では、コントロール群と比較して、アルコール依存症の妻は夫とよりポジティブなコミュニケーションをとり、アルコール依存症の夫は妻とよりネガティブなコミュニケーションをとることを示している [Noel, McCrady, Stout & Fisher-Nelson 1991]。この理由についてだが、アルコール依存症の妻は、夫から離婚されやすい、または見放されやすい傾向にあるので [Corrigan 1980]、未だ結婚生活が損なわれず、調査研究に参加するような夫婦は、特に結婚生活が充分機能した夫婦であるということを表しているにすぎないかもしれない。アルコール依存症ではないの方の配偶者の精神的症状と、アルコール依存症である方の配偶者の社会的・身体的結果との間に強い関連性があることを見出した。ヤコブ、ダン、レオナルド、デイビス [1985] は、未だ結婚生活が充分機能した夫婦から生じる悪影響に悩まされがちである。スタイングラス [1981b] は、アルコール依存症ではない方の配偶者の精神的症状と、アルコール依存症である方の配偶者の社会的・身体的結果との間に強い関連性があることを見出した。ヤコブ、ダン、レオナルド、デイビス [1985] は、得られたのはこれより弱い関連性であった。アルコール依存症の夫または妻を持った者は、外向性が低く、神経質であるということもまた示されている [Suman &

Nagalakshmi 1993]。さらに、アルコール依存症でない夫または妻を持った者よりも、有意に内気で引っ込み事案であることも示された。明らかな結論としては、アルコール依存症の現象とそれに関連する特徴（例：法律上のトラブル、不機嫌、失業、身体的健康状態の悪化）は、影響を受ける個人となる配偶者にとって、心理社会的苦痛を招くということである。しかしながら、この結論の論拠が、アルコール依存症に付随して配偶者の苦痛が増大し、その増大した苦痛に反応して、アルコール依存症者の飲酒が増えるからである。彼らが、アルコール依存症の不適切な利用に対するコーピングとしてアルコール依存症者の飲酒を考慮すると、この仮説は、少なくとも検討と考慮に値する。

アルコール依存症の夫または妻を持つ者の調査から得られた知見は、少なくとももう一つ仮説を考慮する必要性を示している。抑うつに関する文献の中では、同類交配効果 (assortative mating effect：第2章を参照) を支持する知見もいくつか認められる。抑うつ状態にある人々の中には、抑うつ的な傾向を持つ他者との関係性を求めるように見える者もいる。同様に、問題飲酒行動をとりがちな人々は、内向的で、少なくとも少しか悩んでいる人々に引き寄せられる可能性がある。恐らく、これはアルコール依存症に傾きがちな個人に対し、社会の下にいる者との比較からせ、自分自身をそう悪くはないと感じさせる余地を与えるのである。あるいは、アルコール依存症の潜在的な同類交配効果は、「悲劇の恋 (misery loves company)」効果と同様の、何らかのもっと単純な力によって生じているのかもしれない。

個人間の摩擦現象のもう一つの兆候は、アルコール依存症の本人とその配偶者が、個人と家族の問題について、相互の合意に至ることができないということである。ある調査では、アルコール依存症の被験者は、アルコール依存症でない自分を表現するよりも、自らを愛好があり、優しく、分別があると評価していた [Neeliyara, Nagalakshmi & Ray 1989]。しかしながら、アルコール依存症の配偶者は、夫または妻の自分自身の評価に厳しく不賛成の意を表した上、愛情に欠け、より攻撃的であると認識していた。アルコール依存症とその配偶者は、家族の問題解決と一般的な家族機能の記述に対する回答については一致度が高いとしたが、感情的関わり合い（例：「我々はあまりに自己中心的である」）の領域の回答についてコントロール（例：「我々家族の中では何でもありだ」）と行動のコントロール（例：「我々家族の中では何でもありだ」）の領域の回答については、一致度が極めて低いことを示した [McKay, Maisto, Beattie, Longabaugh & Noel 1993]。家族内のこれらの認識の差異は、苦痛への説得力のある説明となっている。

## まとめ

アルコール依存症と夫婦間・家族間の関係性の研究（レビューとして、Jacob & Seilhamer [1987] Jacobs & Wolin [1989] 参照）は、少なくともある家族にとっては、アルコールは安定性と一時的な積極性をもたらすということが明らかに示されている。これらのポジティブなアウトカムは、アルコール依存症問題を抱える家族の維持に貢献する。同時に、その他の研究では、飲酒の結果、家族関係のネガティブ性が増加することもまた、充分にありうると指摘されているが（例：Billings et al. [1979]；Jacob et al. [1981]）、常にそのようなネガティブなコミュニケーションが配偶者間でやり取りされるというわけではない [Jacob & Leonard 1992]。例えば、自宅外飲酒というパターン、身体的暴力を伴う男性のアルコール依存症、状態が一致している夫婦（夫と妻の双方がアルコール依存症である場合）といったような、アルコール依存症のあるサブタイプが、ネガティブなコミュニケーションのやり取りとの関連性を特に示すのである。アルコール依存症の者が自分と家族について抱いている信念は、配偶者がはっきりと否定するような内容である。これらの配偶者は、自分自身も心理社会的問題と苦痛を示しているとも考えられる。さらなる研究を必要とする興味深い問題は、問題飲酒行動が家族関係の悪化を引き起こすと同様に、苦痛を感じる家族関係が問題飲酒行動に寄与するということである。現在のところ、これらの因果の経路を直接的に否定するようなデータはないように思われる。

## アルコール依存症の親を持つ子ども

アルコール依存症の親を持つ子ども（COAs）は、一般的に「アルコール依存症の関連性に関心を集めてきた（例：Sher [1991]；Windle & Searles [1990]）。これらのグループに関する関心は、有したグループとして多くの研究的関心を集めてきた——あるいは一般的に「アルコール依存症の子ども（COAs）」として——は、リスクを有したグループとして多くの研究的関心を集めてきた（例：Sher [1991]；Windle & Searles [1990]）。これらのグループに関する関心は、分裂した親のアルコール依存症が、子どもに良くない影響を与える、という考えから生じている。これら機能不全状態の家庭環境が、子どもに良くない影響を与える、という考えから生じている。これら機能不全状態の家族環境は、親の機能不全かつ破壊的行動のモデリング、親の行動の堕落と退廃、または双方のプロセスの融合によって引き起こされる可能性がある [Curran & Chassin 1996；Jacob & Johnson 1997]。実際、厳密なサンプリングで行われた大規模横断調査の結果では、COAs群はCOAsでない者（非COAs群）と比較して、以下の点につ

いて有意な差異を示した。アルコール摂取に巻き込まれる率が高く、薬物依存、抑うつ、広場恐怖症、社会恐怖、全般性不安の度合いが高く、一方で、行動のコントロール、自尊心が低く、言語能力のテストや学業の達成度が低いことが明らかとなった [Sher, Walitzer, Wood & Brent 1991]。これらの調査における COAs 群と非 COAs 群の差異は、小さなものであった。その他の知見として、COAs はより抑うつ的であり、結婚生活への満足度が低く、コーピングとして飲酒をする傾向にあること [Domenico & Windle 1993]、親との葛藤の悪影響に左右されやすいこと [Barrera & Stice 1998]、密接な対人関係において、親密さを経験することが非 COAs 群より少ないこと [Martin 1995] が示されている。別個に考えても、これらの知見は、COAs が全般的に不利な立場にあることを示唆している。

恐らくは、COAs というグループ化に最も強く関連する問題は、アルコール依存症のリスクであろう [Chassin, Pitts, DeLucia & Todd 1999; Jacob, Windle, Seilhamer & Bost 1999; Pollock, Schneider, Garielli & Goodwin 1987]。COAs 群は一般的な群と比較して、自分自身がアルコール問題を抱える傾向がはるかに高いのである。したがって、アルコール依存症の家族内の伝播についての発生メカニズムの影響に対しては、考慮がなされるべきである。しかしながら同時に、社会的な学習のプロセスもまた、リスクの増大に寄与していると仮定することが妥当である。リラクゼーション、ストレスへのコーピング、お祝い等の手段として、アルコールを摂取する親を観察している子どもは、人格形成の年月を通して、親が定期的に示した行動を模倣することを当然のこととして期待されるであろう。

COAs というグループ化に関わる重要な問題がいくつか存在する

にもかかわらず、一連の研究からは、COAs 集団に特異な性質があることや、COAs 集団がリスクをもった状態であることを疑問視する結果が示されている。例えば、アルコール関連問題、自殺企図、人格コントロール、知覚されたソーシャルサポート [Wright & Heppner 1991]、不安 [Clair & Genest 1992; Velleman & Orford 1993]、ソーシャルスキル [Jacob & Leonard 1986; Segrin & Menees 1996]、社会的不適応 [Dinning & Berk 1989]、非言語コミュニケーション行動の使用 [Senchak, Greene, Carroll & Leonard 1996]、感情表出、疎外感、防衛性、独立性、衝動性、社交性、外向性のような人格特性 [Baker & Stephenson 1995; Berkowitz & Perkins 1988; Havey & Dodd 1993; Lyon & Seefeldt 1995; Velleman & Orford 1993] 対象関係の欠損 (object relations deficits) と強迫的行動 [Hadley, Holloway & Mallinckrodt 1993]、自尊心 [Menees 1997]、親密さを抱くことへの恐怖 [Giunta & Compas 1994]、抑うつ [Reich, Earls, Frankel & Shayka 1993] については、COAs 群と非 COAs 群の差異は認められないことが研究結果から示されている。このような結果を示す研究リストは膨大であり、また、独立変数の種類は多岐にわたるため、これらの知見をサンプリングエラーやその他のアーティファクトとして片づけることはできない。このような結果は、COAs 群にとって良い情報であると解釈できる。アルコール依存症の親は自身に心理社会的問題を抱えながら子どもを育てているが、その子どもへの影響は決定論的な関係性にはないということである。自助グループや専門家との接触を通じて注意を得ようとする COAs において、機能不全がより明白であるという可能性もある [Chafetz, Blane & Hill 1971; Hinson, Becker, Handal & Katz 1993; Sheridan & Green 1993]。一般に、研究者の結論は、COAs は一般的

なグループと比較して常に区別できるとは限らない、複雑で特異なグループであるという結論に集約される [Harrington & Metzler 1997 ; Harter 2000 ; Jacob & Johnson 1997 ; West & Prinz 1987]。

多くのCOAsは、非COAsの対照群と同様に充分機能する可能性を持っているのだが、それでもなお大部分は、子どもの頃の家庭環境を、苦しく、機能不全状態にあったと述べているということは、注目に値する事実である。例えば非COAs群と比較して、COAsは、自分の家族を、葛藤の重荷に苦しみ [Garbarino & Strange 1993 ; Giunta & Compas 1994]、不仲であり [Velleman & Orford 1993]、トラブルとストレスが多く [Jones & Houts 1992]、結束力に欠けている [Dinning & Berk 1989 ; Havey & Dodd 1993 ; Sheridan & Green 1993] と述べている。アルコール依存症の親、そしてその配偶者の大部分は、家庭環境において、同様のダイナミクスを述べている [Moos & Moos 1984]。

この知見は、アルコール依存症の者、その配偶者、その子どもからの家庭環境の評価の妥当性を有利に物語っている。すなわち、家族背景の中で、誰もがやはりトラブルを経験しているということである。COAsはしばしば、自分の家族のネガティブな雰囲気について述べるにも関わらず、多くはそれでもなお、心理社会的アウトカムの相違においては非COAsと区別がつかないのである。ライトとヘプナー [1993] は、COAsの家庭環境は、親がアルコール依存症の場合と同様、様々に異なった養育がなされていることを明らかにした。アルコール依存症の親は、自身が多様で特異なグループであるため、彼らがその構築の一端を担っている家族環境が、特異性を反映しているのは当然の理である。さらに歩を踏み込めば、その子どもたちがまた同時に特異なグループとなる理由が理解できると言えるかもしれな

い。

COAsの研究の新しいフロンティアには、子どもの心理社会的適応における親のアルコール依存症の影響の媒介効果と緩衝効果についての研究が含まれる [Sher 1991]。研究者へのアドバイスは明確に提示されている。それは、「我々は、不都合なアウトカムに陥るアルコール依存症の家族の歴史の根底にある状況をより理解するために、COAsと非COAsの対比を、グループ内変動の体系的な分析によって明らかにする必要がある」[Jacob & Johnson 1999 : 170] ということである。研究者らは、これを認め、親のアルコール依存症に直面した時に、リスクが高まる家族と、そこから立ち直る家族における親のアルコール依存症の影響についてのいくつかのモデルを発見しようと試みることにつながった。例えば、子どもの適応における親のアルコール依存症の影響についてのいくつかのモデルでは、**結婚生活によるストレイン、社会的孤立、役割の逆転、医学的問題**のような変数が、この関係性を緩衝する可能性があることを示唆している [Seilhamer & Jacob 1990]。COAsは養育期の間、**身体的虐待、性的虐待**を経験する傾向が高い [Bensley, Spieker & McMahon 1994]。しかしながら、虐待の経験を統計的にコントロールした場合では、子どもの社会不適応に対する親のアルコール依存症の影響は有意ではなくなった [Harter & Taylor 2000]。アルコール依存症の親が、機能不全状態にある家庭環境を創り出す時、**親への愛着行動**が、若い成人期の子どもにおける、家族の状態と個人の苦痛の関係性を媒介する要因となる [Mothersead, Kivlighan & Wynkoop 1998]。特に、家族の機能不全は、親の愛着行動を減少させる傾向にあり、愛着行動の減少は、COAsの個人間の苦痛のレベルを増加させることに関連するものである。**社会的逸脱**（例：権威者とのトラブル、規律に同調しないこと、社会的孤立

する傾向にあるCOAsはまた、特に自分自身がアルコール問題に進展する傾向を持つCOAsについての文献のレビューにおいて、ウェストとプリンツ[1987]は「親のアルコール依存症は、アルコール依存症単独の問題として生じることはない。それにまつわるその他の有害な家族要因と環境要因が、子どものアウトカムに様々な違いが生じる原因となっているのだ」(p. 206) と記している。アルコール濫用やアルコール依存の診断基準についての短いレビューでは、その定義により、法律的問題、身体的健康、職業上のパフォーマンスに関する問題が、それぞれの疾病の要素となっていることを明らかとしている。これらのそれぞれの問題は、多数のストレッサーが家族のメンバーへ与える有害な影響力を促進させる。COAsは非COAsと比較して、親のアルコール依存症に加え、**親の離婚、別居、失業、死亡**を二倍から四倍多く経験する[Menees & Segrin 2001]。これらのストレッサーはそれぞれ独立に、子どもの心理社会的な適応に有害な影響を与える。メニーズとセグリン[2000] の研究は、COAsが併存するストレッサーを、いかに外的にコントロールすれば良いかということに注目した数少ない研究のうちの一つであった。その知見は、ストレッサーを外的にコントロールするという概念をひとたび考慮に入れてしまえば、COAsの家庭環境は、ストレスのないコントロール群の家庭の子どもと違いがそれほど大きなものでなくなるということである。そのため、COAsが心理的ないし社会的に不利であると思われる場合には、例えそれほど大きなものでないにしても、親のアルコール依存症がその責任を負うべきであろう(Heller, Sher & Benson [1982]; Velleman [1992] も参照)。

近年、苦痛からCOAsを防護する家族要因や対人関係の要因が同定されている。ジェニソンとジョンソン[1997]は、成人のCOAsにとって、**結婚生活のコミュニケーションにおける二者間の結び付きと調和** (例: 家事のやり繰り、自己開示、意見の一致、等) が親のアルコール依存と自分自身の問題飲酒行動の間の関連性を大きく低下させることを明らかにした。同様に、**家族の行事** (例: 誕生日祝い、晩餐会) が維持し続けられる家族は、親のアルコール問題があったとしても、子どもをアルコール問題に巻き込まない傾向にある[Wolin, Bennett, Noonan & Teitelbaum 1980]。家族のメンバーからではないにしても、**友人からのソーシャルサポート**もまた、COAsのアルコールや薬物の誤使用のリスクを低下させる[Ohannessian & Hesselbrock 1999]。

## まとめ

アルコール依存症が対人関係に与える重大性の認識は、COAsへの多くの注目をもたらすこととなった。彼らは当初、リスクのあるグループとして見なされていたが、研究成果からは、COAsはリスクがあるグループというより特異なグループなのであり、特に非COAsと明確に区別されるものではないことが示されている。COAsが問題のある心理社会的アウトカムを経験する場合では、一般的にそれは、親のアルコール依存症そのものというよりむしろ、家庭環境が原因であると言えるだろう。

## 三 その他の物質使用問題の対人関係の特徴

本章のこの節で強調することは、青年の薬物使用問題の展開と継続

についてである。先述の通り、このトピックの研究の大部分は、**出生家族の体験**に焦点を当てている。親のモデリング、**出生家族**内の不和、家庭内の身体的虐待・性的虐待は、青年の物質の誤用の進展に対して、大きな役割を演ずるだろう。しかしながら、本書で注目されているその他の三つの主要なカテゴリーへとつながる、重要であると仮定されている要因もまた、重要であろう。それは、**全般的対人関係**（物質使用の経路への、仲間の模倣、親族以外からの虐待）、**対人コミュニケーション**（対人ソーシャルスキルの欠損）、あるいは結果となる青年自身の**定位家族の体験**（物質の誤用を維持し続ける要因として重要な者による、矛盾した養育）である。

**（1）物質使用への社会的経路**

**仲間と出生家族のモデリング**

偶然にして薬物に手を染めるという人は極めて稀である。様々な薬物の調達、調合、摂取に関する複雑で多様なステップを考慮すると、自分自身でこれらの行動を身につけつける可能性は極めて低い。むしろ、多くの人々は、他者を観察することによって、薬物について学び、摂取の仕方を知るのである。実際、薬物やアルコールを摂取するようになった青年の大部分が、仲間のこの行動をまず観察した後に、使用を始めている [Beisecker 1991 ; Kandel 1978]。物質の誤用はそれ故、文字通り他人から学ぶことができるという意味においては、稀なメンタルヘルス問題であると言えるかもしれない。この考えと矛盾なく、研究の知見からは、仲間や家族による薬物やアルコール使用は、青年の薬物ないしアルコールへの関わり合いを最も強く予測する因子の一つであることが示されている [Johnson & Pandina 1991 ; Kandel

1978 ; Kandel & Andrews 1987]。この理由として、薬物使用に手を染めることについての最も説得力ある説明は、社会学習理論に見ることができる [Bandura 1977, 1986]。

第7章の摂食障害に関する章で記したように、社会学習理論では、人々が行動を獲得する時のメカニズムは、観察学習やモデリングであると仮定している。モデリングは、自分自身に行動の雛型やガイドを与えるために作用する。バンデューラ [1986] は、これを「観察できないものを観察できるようにしている」(p.66) と記している。彼は、人は自分自身の行動の観察することはできないと述べている。しかし、他者の行動の観察することはできないと述べている。しかし、他者の行動の観察することは可能であり、実行すべき行動の心的イメージを人々に与えることができるとしている。人々は、行動を実行したことに他者が報酬を与えられるのを見たとしても、その行動を実際に実行する傾向にある。バンデューラは、人々は、他者を観察することによって、「もしこうすればこうなる」という関係性を学んでいるのだと説明している。例えば、青年は、「もし私がマリファナを吸ったとしたら、格好良く見えて、とても良い気分だろう」ということを学習するかもしれない。これは、薬物を使用している仲間のポジティブな効果をほめそやしているその他の仲間の支持と仲間意識を得ているのを観察することによって、学習されうるのである。

社会学習理論は、目下のところ、青年の物質使用の始まりを説明する主要な理論の一つとなっている [Howard 1992 ; Simons, Conger & Whitebeck 1988 ; Strickland & Pittman 1984]。この理論によって予測されるように、物質を使用する仲間と（または）親との関係性は、青年自身の物質使用行動に強い影響を与える [Hawkins, Catalano & Miller 1992 ; Kandel 1978]。例えば、高校生を対象とした調査では、高校生の

第8章 アルコールとその他の物質使用問題

物質使用とその親の使用との間の相関関係数は、r＝約.50 であることが明らかとなった [Malkus 1994]。また、物質の誤用・誤使用の治療プログラムに登録した犯罪者を対象とした別の研究では、五四パーセントが親のアルコール問題またはその他の薬物問題があったという家族歴を持つことが明らかとなった [Sheridan 1995]。国民世帯調査による四〇〇〇人以上の青年のサンプルでは、家族の薬物使用歴は、青年のアルコール、マリファナ、ハードドラッグ濫用または依存の割合を、それぞれ、一・八九倍、四・一四倍、七・八九倍に増加させることを示した [Kilpatrick et al. 2000]。換言すれば、薬物を使用する家族がいる青年は、薬物使用歴のない家族を持つ青年より、自分自身が何らかの薬物を濫用し（または）依存する傾向が二－八倍になるということである。

家族の他に、薬物を使用する仲間との関係性もまた、物質使用のさらなる観察学習の原因を作っているであろう。そのような仲間との時として薬物を使用する仲間を選択しやすいという事実によって、分かりにくいものになっている [Bauman & Ennett 1994]。類似性は、対人魅力の主要な決定要因となっており、そのために、このような友情が深まるという結果につながってもいるからである。
（例：Bahr, Hawks & Wang [1993]；Kandel [1973]；Kandel & Andrews [1987]）。しかしながら、この知見は、薬物を使用する青年が、友人として薬物を使用する仲間を選択しやすいという事実によって、分かりにくいものになっている [Bauman & Ennett 1994]。類似性は、対人魅力の主要な決定要因となっており、そのために、このような友情が深まるという結果につながってもいるからである。

薬物を使用する仲間との関係性についての知見のバリエーションの多さが、青年の物質使用の進展における影響についての結論を曖昧にしている。例えば、ある研究者らは、「仲間の物質使用は、若者の物質使用の最も強力な予測因子として、一貫して示されている [Hawkins et al. 1992：85]」と述べている一方で、別の研究者らは「仲間の影響力は、薬物使用……または薬物濫用を予測する上で、以前に考えられていたほど重要ではないと考えられる」[Weinberg, Rahdert, Colliver & Glantz 1998：255] と主張している。カンデル [1978] によってレビューされた縦断的研究では、仲間の薬物使用を認識している状態と、仲間の間で薬物使用に賛同する態度があることを認識している状態は、双方とも青年が薬物使用に手を染める前兆状態となっている。これらの現象は青年の心の中で、物質使用を正常なものであると感じさせるであろう。もし、若者が、友人が薬物を摂取していて、その友人が薬物摂取は格好良いと考えていると感じたならば、薬物使用は標準的な行為として見なされることになる。この薬物使用を社会化させるような認識と態度が、この説にまさに作用しているその仲間から離れることを困難にしてしまうのである。最後に、カンデル [1978] は、これらの両方のプロセス（薬物使用の仲間から影響を受けるプロセスと、そのような仲間を選択するプロセス）が、同時に作用することがあると指摘している。

**出生家族の不和**

親のモデリングの効果の他に、あるネガティブな家族のダイナミクスと雰囲気が、青年を物質使用に傾かせることがある。物質を使用しているティーンエイジャーの家族と比較して、結束力、適応性が低く、協調性を示さないティーンエイジャーの家族は、物質を使用しない傾向にある [Malkus 1994]。家族のネガティブ性と葛藤もまた、青年の薬物使用と正の関連性を持っている [Shek 1998]。これらの結果から、このような家族のダイナミクスのいくつかは、実際に親の薬物使用に関連している可能性がある。例えば、バールら [1993] は、

子どもによる親のモニタリングと家族の薬物使用の間の関連性は有意ではなくなることを示した。

家族はまた、問題を有していて適切でない子育てによっても、青年の薬物使用に影響を与えることがある [Hawkins et al. 1992]。例えば、片方の親が過度に干渉し、もう片方の親が過度に寛容であるというように、首尾一貫しない親の躾と歪んだ教育は、青年期において、薬物使用に手を染めるリスクファクターとなっている [Kandel & Andrews 1987；Ziegler-Driscoll 1979]。親のサポートが低く、支配が強いという状態の組み合わせは、青年の物質使用の前兆となる養育行動に特に有害な組み合わせである [Barnes, Farrell & Cairns 1986]。加えて、過度の母性的表現（批判的であること）は、次に示す幼少期の問題のうち、少なくとも一つについて、リスクを三倍に増加させる。それは、物質濫用、行動障害である [Schwartz, Dorer, Beardslee, Lavor & Keller 1990]。親の敵意が青年期のアルコール摂取に及ぼす効果は、同程度の影響力を持っている [Johnson & Pandina 1991]。

いくつかの注目すべき縦断的研究によると、欠陥のある養育行動は、子どもの物質の誤使用を長期間にわたって、予測する可能性がある。シェドラーとブロック [1990] による画期的な研究では、一八歳時点でマリファナの常習者となっている子どもの母親は、五歳時点の観察時に、子どもに対して反応が鈍く、励ましの行為が少なかったことが明らかとなった。同様に、四歳の子どもとの相互交流の中で、親がより指導的な監督性とアサーティブ性を示さなかった場合、後年、青年期の子どもがより重篤なマリファナ使用者になる傾向にあった [Baumrind 1991]。

これらの養育行動と家庭環境は、青年を家族から遠ざけている可能性がある。それは、彼または彼女が、例えば宗教、仕事、教育についての伝統的な家族の信念や価値観を拒否し、常識から逸脱した仲間との社会化を志向する原因となるのである [Blackson, Tarter, Loeber, Ammerman & Windle 1996；Harbach & Jones 1995]。ハーバックとジョーンズ [1995] の研究において、注目に値する点は、リスクのある青年の親は、その他の親と同じような信念と価値観を持っているのだが、その子どもはこれらの価値観を共有しないという発見である。このことは、養育のプロセスの挫折と（または）常軌から逸脱した仲間の圧倒的な影響力を示唆している。

**対人間の虐待**

多くのその他のメンタルヘルス問題に見られるように、対人間の虐待歴（身体的虐待、性的虐待を含めて）は後の物質の誤使用の予測因子となる。この現象は、先述した有害な出生家族環境の拡張であると言えるかもしれないが、物質使用のリスクを増加させる前提として、家族のメンバーによる虐待が必然であるということはない。加えて、この研究の幼少期の虐待に関する調査が、虐待を犯す者とその子どもの関係性を、常に同定できているというわけでもない。それ故に、出生家族環境とこれらの物質使用／誤使用の間に重要な相互関係があるかもしれないということは認められるのだが、この社会的ストレッサーは、出生家族環境の問題とは別個に議論されている（その他の、例えば仲間の拒絶のような社会的ストレッサーもまた、青年の物質使用／誤使用に役割を果たすであろうことも認められる。しかしながら、ここでの議論は、身体的虐待と性的虐待という社会的ストレッサーに焦点を当てるものとする。）

物質の誤用の治療を受けている犯罪者を対象としたシェリダンの研究 [1995] では、六七パーセントが身体的虐待の経験を持ち、三七パーセントが性的虐待の経験を持っていた。青年期の大規模国民調査では、性的暴行の経験は、青年のアルコール、マリファナ、ハードドラッグの濫用／依存の率を、それぞれ三・九三倍、三・八〇倍、八・五九倍に増加することを明らかにした [Kilpatrick et al. 2000]。この調査では、性的暴行の経験を持つ青年は、性的暴行の経験のない青年よりも、薬物使用の問題を**八倍**以上抱えやすい結果となった。その上、この調査において物質使用をしている青年の間で、性的に暴行されたことのある者は、そうでない者と比較して、より若年のうちに使用を開始していた。成人女性の大規模国民調査でも、幼少期の性的虐待の経験が、違法薬物の使用の割合を二・五二倍に増加させていることが明らかとなった [Wilsnack, Vogeltanz, Klassen & Harris 1997]。

子どもの身体的虐待と性的虐待の研究知見は、親をモデリングするという仮説とその知見に、異なる側面から光を投げかけている。つまり、子どもが薬物の使用と誤用をモデリングするということに加えて、薬物を使用する親は、物質使用の経験のない親と比較して、子どもを身体的、性的に虐待する傾向も高いのである [Kilpatrick et al. 2000 ; Sheridan 1995]。したがって、親の物質使用は、青年の物質使用／誤用の両方に対して、モデリングを通して直接的に影響し、虐待を通して間接的に影響する可能性があるということである。

いくつかの仮説が、子どもの虐待と青年期の物質使用の間の関連性を説明するために展開されている（例：Jarvis, Copeland & Walton [1998] ; Kilpatrick et al. [2000]）。**セルフメディエーション仮説** (self-medication hypothesis) では、身体的虐待ないし性的虐待の残存が、虐待の感情的トラウマへの対処のために、物質使用に関わらせるのだと主張している。物質は、抑制作用を持ち、感覚を鎮静化し緩和させるという性質を持つものと、興奮作用を持ち、警戒と覚醒の状態を維持するという性質を持つものがある。自尊心仮説では、虐待された結果、傷を受けた自尊心による影響と闘うために、物質使用に救いを求めるのだということを示唆している。ある人々にとって、親密さを深めてはいけないという一時的な感覚と、実際には親密さを深めてはいけないから受容されたという安直な「社会化」の手段をもたらすのかもしれない。身体的虐待または性的虐待と物質の誤用の間の関係性についてのさらにもう一つの説明として、リスクの非認識仮説 (hypothesis of perceived non-risk) がある。虐待の経験を持つ人は、時に自分が損害を受けていて、価値のない人間であるように感じることがある。そのような人は、薬物に手を出すことへの抑止力が小さいという可能性がある。ジャービスら [1998] が記したように、青年が虐待経験に反応して物質を使用することが、不運なことに悪循環を生み出しているのかもしれない。物質使用あるいは誤使用は、判断力が損なわれ、常軌から逸脱した仲間との付き合いができ、危険な環境の中で生活するようになるために、それ自体がその後の虐待のリスクを高める。それ故に、多くの若者が、虐待、物質使用、更なる虐待、更なる物質使用等々という循環の中に身を置くことになるのであろう。

シェリダン [1995] は、物質を誤使用する親は子どもを虐待する傾向にあること、幼少期の虐待の残存が物質使用により関わりやすい傾向をもたら

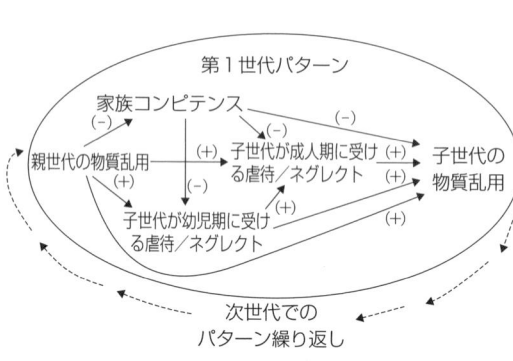

すということの知見の間に、有用な結び付きを提唱している。このモデルによれば、物質の誤使用は世代間にわたり、部分的には子どもの虐待を通して広がると言えるだろう。

**物質の誤使用**（図では「**物質使用**」）が**家庭の全般的な能力**（例：結束力、養育の質、お互いの境界線に敬意を持つこと）に負の効果を与え、**子どもの虐待／ネグレクト**の可能性に正の効果を与える。家族の能力の低さと虐待／ネグレクトは、子どもに「**被害者**」の役割を習得させ、過度の依存の必要性を生じさせるために、**子どもが成人になった時に虐待／ネグレクト**されやすくなるという傾向に結びつく。この虐待とネグ

レクトが青年期後期または成人期まで継続すると、恐らく自分自身へのケアやコーピングといった理由で、**子ども本人の物質の誤使用**につながる。これらの子ども自身が親になった時、このサイクルが改めて循環することになる。シェリダン [1995] は、このモデルを支持する挑戦的なデータ (Henerson, Albright, Kalichman & Dugoni [1994] も参照) を提示しているが、これは、家族の文脈における、物質濫用の対人伝達についての興味深い理論を説明するものである。

### まとめ

物質使用の発端は、主に対人関係の中に認められる。モデリング、出生家族の不仲、子どもの虐待という社会的ストレッサー、のそれぞれは、いずれも対人関係のプロセスであり、成人の物質使用と関連するメカニズムである。薬物**使用**（特にその始まり）は家族と仲間の影響力に関係しているが、薬物の**誤使用**は、より生物学的、心理学的プロセスに関連していることが明らかである [Kendler, Karkowski, Neale & Prescott 2000 : Weinberg et al. 1998]。それにもかかわらず、薬物の誤使用に影響する要因として、出生家族環境とその他の慢性的な社会的ストレッサーを概観することは未だなされていない。「内因性」として特徴づけられる、うつ病や統合失調症のような問題とは異なり、物質の誤使用はたいてい常に、他者との相互交流に端を発する現象である。物質の誤使用をする人々は、問題のある行動を示す。その行動に向かわせる傾向と、その行動の継続は、荒れた出生家族の環境と対人間の虐待によって活性化されている可能性がある。

図8-1 世代間の物質濫用と家庭の機能，虐待／ネグレクトについての提唱モデル
出典：Sheridan [1995].

## （2）青年期の物質使用と対人コミュニケーション（ソーシャルスキル）欠損

薬物とアルコール使用に傾倒する若者には、社会性、対人間の交流に乏しく、無気力であるという行動傾向がある。これは、正確に特徴を描写しているのだろうか？　その答えはそう簡単なものではない。物質使用／誤使用を導き、それを維持させる多面的な対人的要因そのものもまた、個人の社会的／対人的進展に影響している。青年では、物質使用は攻撃性 [Braucht, Brakarsh, Follingstad & Berry 1973 ; Kellam, Brown, Rubin & Ensminger 1983]、アサーティブの低さ [Rhodes & Jason 1990]、ソーシャルスキルの低さ [Webb & Baer 1995] と関係性を示す。ソーシャルスキルの欠損は、セルフエフィカシーの低さを認識させ、このことは物質使用への関わりを促進させる [Webb & Baer 1995]。ストレスへのコーピングのためにソーシャルスキルが使用できない場合、物質使用はストレス低減の手段として選択されやすい。加えて、ソーシャルスキルに乏しい人は、薬物やアルコール使用をコントロールする、あるいはそれに抵抗する能力となっているセルフエフィカシーを有しているという強い感覚を持っていないのである。それ故、青年期の物質使用は、セルフエフィカシーの低下を通して、青年期の物質使用は、対人間の問題を示すが、何がこれらの原因となっているかについては、注目と考慮が払われるに値する。物質使用はソーシャルスキルとコンピテンスの低下の原因となる [Pentz 1985]。少なくとも、薬物使用の経験を持つ青年において、明らかとなっている対人間の問題のいくつかは、薬物使用の結果であると考えられる。それと同時に、若者の間では一般的に、社会不適応の後、薬物

使用が生じている。シェドラーとブロック [1990] の一五年間の縦断的調査において、一八歳時に重度の薬物使用が認められる場合、その指標として、孤立、感情的苦痛が認められること、親密な関係性の構築に失敗していること、七歳時に友人とうまく関係を保つことができていなかったことを突き止めた。その結果、彼らは「問題のある薬物使用は、対人不適応と社会不適応の症状であって、その原因ではない」（p. 612）ということを結論付けている。

対人関係の欠損と薬物使用の関係性は複雑である。そのような欠損は、若者に対し、薬物に手を染めやすくするのだが、同時に、重篤な薬物使用は対人間のコンピテンシーに有害な影響を与える。さらに言えば、問題を複雑化させるかのようであるが、社会不適応と薬物使用の関係性は直線的ではない。シェドラーとブロックは、彼らの縦断的調査 [1990] で、「非摂取群」、「摂取群」、「常習群」と名付けた三つのグループの比較を行った。対人関係の質という点では、「摂取群」が最も得点が高く、次いで「非摂取群」、最後が「常習群」であった。この例では、薬物使用と対人関係の質の関係性のパターンの全体像は、視覚的に逆さのU字を描いていた。「非摂取群」の幼少期にさかのぼってみると、ユーモアへの反応が鈍く、恥ずかしがり屋、内気で、従順であり、人の言いなりになりやすく、無口で、大人の指示に依存するという傾向が示された。彼らの対人交流のこのような性質の大部分は、ハイティーン時代を通して維持されていた。青年期の薬物使用の頻度は、社会的コンピテンスの低さと関連していると同時に、薬物を完全に断っている状態では、薬物を摂取する群より社会的コンピテンスが低いことを示している。

なぜ、薬物を摂取しない群が、薬物摂取経験のある群よりも対人関

係の質が低いのであろうか？　第一に、前者のグループは、全般的に用心しすぎる傾向にあるからと言えるだろう。薬物を試すことから遠ざけている不安の認知と感情が、彼または彼女をして、比較的よく知らないクラスメイトに近づき、対人関係を発展させようとすることや、デートに誘い出すことからも遠ざけているのかもしれない。これらの対人関係のプロセスは、ある程度の大胆さを持ってリスクを冒すことが必要である。薬物を摂取しない青年は、これらの特性を持っていないのかもしれない。第二に、薬物を試してみるということは、通常、社会的な現象である。青年はしばしば、仲間に勧められ、あるいは実演してもらって、そのような行動をとる。対人間のスキルが欠損している人は、一般的に、社会的な促進材料が自分の身の回りにないために、単にそのような状況に身を置くことが少なく、それ故に薬物の使用も経験することがないのかもしれない。

## （3）物質使用と誤使用の維持に至る社会的経路
### ——定位家族仮説

対人関係の問題は、青年の薬物使用の発端のリスクファクターとして広く認識されている。ひとたび薬物の使用／誤使用が進行すれば、その継続の主な原因は、嗜癖の持つ生物学的・心理学的性質にあるだろうという考えが、同時に一般に受け入れられていることである。この考えが広まっている理由として、アルコール依存と薬物依存を治療する治療者は、問題行動を取り巻いている対人的な環境に対して常に働きかけるという事実にもかかわらず、物質の誤使用を永続させる対人間のメカニズムにはほとんど研究的関心が払われてこなかったという状況が指摘できる。

近年、レポワールら[Le Poire 1992, 1994 ; Le Poire, Hallett & Erlandson 2000]は、矛盾した保護が根底にあるという考えに基づいた、物質の誤使用の維持に関する理論を展開し、それを検討した。一言でいえば、「**保護とコントロールの矛盾仮説（inconsistent-nurturing-as-control theory）**」とは、物質を誤使用する者にとって重要な他者が、実のところ、物質濫用行動を維持するのに重要な役割を果たしているということを推測している。重要な他者は、薬物に関連する行動（例：葛藤、争い、離脱）を罰する行いと、それを促進する行い（例：薬物使用者の後始末をする、面倒を見る）とを交互に繰り返す行いを示す[Le Poire, Erlandson & Hallett 1998]。薬物摂取を促進するような行いは、重要な他者にとって、そのような関係性の中で、自分が必要とされ、一員として認められていると感じさせる。しかしながら、この同じ行動が、薬物使用者の物質の誤使用行動を持続させているのである。この理論によれば、薬物使用者を保護しつつ、薬物の誤使用行動をコントロールするという競合した目的が、強化と罰との交替という状態を導き、薬物濫用行動を強めるという矛盾した効果を持っている。

「保護とコントロールの矛盾仮説（inconsistent-nurturing-as-control theory）」の観察的検討では、一般的にこれを支持する結果[Le Poire et al. 1998, 2000]が得られており、重要な他者との相互交流の特徴によって、物質誤使用の経過が影響されることが示されている。物質の誤使用をしており、養育とコントロールによって共依存する傾向を示すパートナーとの関係性がある個人は、無意識のうちに、薬物の誤使用行動を強化させられているのかもしれない。逆説的にも、この理論は薬物の誤使用行動の継続についての従来からのモデルとは一線を画している。物質の誤使用行動の継続に強く焦点を当てたモデルである、生物学的、心理学的要因に強く焦点を当てたモデルとは一線を画している。

## 四 アルコール依存症、物質使用問題と、その他のメンタルヘルス問題の併存

**シグナル理論**では、過度のアルコールまたは物質使用は苦痛のサインであると捉えている。薬物とアルコールの誤用に関するその他の心理学的問題の併存は、この理論の妥当性の証である。これらは以前に議論されており、薬物使用問題はアルコール使用問題と強い併存を示すということが注目された。重篤な薬物の誤使用が認められる者のうちのおよそ半数が、アルコール依存にも苦しんでいることが示されたのである [Brooner, King, Kidorf, Schmidt & Bigelow 1997 ; Manley 1992]。

アルコール依存症とその他の物質使用障害は、気分障害を持つ人々に非常に高い割合で見られる（例：Kandel et al. [1999] ; Swendsen & Merikangas [2000]）。本章の最初に述べたように、イーゲランドとホステッター [1983] は、アルコールの摂取が禁じられている、アメリカのアマン派のコミュニティにおいて、気分障害の割合が男女で等しいことを示した。全人口における男性のうつ病の割合は、女性の約半数であるということを考慮すると、これは、アルコール依存症が男性のうつ病を覆い隠している可能性があることを示唆している。事実、**ただ**飲酒問題だけしか問題がないという人は極めて少ないのである。そのような個人はしばしば、例えば抑うつや不安のような、関連するいくつかの問題を持っている。あるケースでは、飲酒することがこれらの障害に「対処している」という誤った方向へ結びついていることもあるし、また他のケースでは、これらのその他の心理社会的問題が

飲酒の結果として生じていることもあるだろう。第5章では、物質使用問題も同時に抱えている双極性障害の多くの患者について述べた。そのような患者は、物質使用障害を抱えている [Pini et al. 1999 ; Sonne & Brady 1999]。物質使用障害は、第6章で記述されているようにその物質使用障害のうちのほぼ六〇パーセントの人が、併存疾患として人格障害を有している [Skodol, Oldham & Gallaher 1999]。

アルコール依存症とその他の物質使用障害の併存疾患は、対人関係の問題に関連の強い疾患と密接な関係性があることが明らかである。この併存疾患について、妥当と考えられる説明の一つは、まず心理学的問題があって、それによって悪化した対人関係を調整し、対処しようとする努力を要するため、物質使用が二次的に生じている可能性があるということである。抑うつ、不安、人格障害のような問題は、対人関係を急速に損なわせる。しばしば、対人関係の悪化に付随してその結果として生じる、孤独感、自尊心が傷つくこと、方向性を見失ったという感覚は、人々を物質使用へと誘うのかもしれない。物質使用は、対人関係の相互作用を調整しようとする試みなのかもしれないし（例：公衆の中に入り、楽しい時を過ごそうとするためにコカインを摂取する）、あるいは、空虚さや拒絶の感覚に対処しようとする試みなのかもしれない（例：不快感から「逃れる」ためにアルコールを摂取する）。

また別のケースでは、物質使用障害が、対人関係を損なわせ、それ以外の心理学的問題にもつながることがある。ひとたび、物質使用が始まったら、その化学的嗜癖作用のために、物質を使用し続け、エスカ

レートする人もいる。しかしながら、物質使用はより全般的領域に広がるので、実のところ、対人関係が傷つけられ、最後に破壊されるのは避けられない結末なのである。物質使用によるこのような影響は、部分的にのみ認められる。なぜなら、過度な薬物やアルコールの摂取は、適切な対人間の行動を妨げるので、他者と互いに返報し合う関係性を維持することは省みられなくなり、ほとんど薬物摂取のみに本人の目を向けさせることになるからである。この薬物への傾倒が極端なものになると、薬物を買うために金銭を他人から盗んだり、嘘をついたり、極度にいら立つようになる。これらの行動は、確実に対人関係を傷つけ、抑うつや不安のような問題へとつながることになる。これらの抑うつ、不安は物質使用障害の診断に必須の症状ではないが、物質使用の対人関係の結果として起こりうるものである。結果として、物質使用障害とその他の心理社会的問題の併存疾患の大半は、対人関係の体験によって説明される可能性がある。このような有害な対人関係は、これらの問題に関連する、強力かつ影響力のある体験なのである。

## おわりに

少なくとも、人口の四分の一は、人生のうちに物質濫用もしくは物質依存の重篤な問題を経験している。この問題を持つコホートグループは、一般に、青年期に初めて物質使用を始め、目下のところ、使用量が増大している。物質使用障害の中でもアルコール依存症は、対人関係について、多くの研究的関心を集めてきた。アルコールに依存する者は、他者からアルコールを勧められて、ネ

ガティブなアサーションをとったり、うまく断ることができないといったように、ソーシャルスキルに問題を示している。しかしながら、これらの対人間のスキルの欠損は対人関係の領域全般にわたって示されるものではなく、スキルを持ち合わせていないためというよりむしろ、自らが持っているスキルを用いようとするモチベーションが低いために生じているのかもしれない。アルコール依存症は家族に複雑な関係性をもたらす。あるケースでは、アルコール依存症は家族関係に対して積極性と安定性をもたらしうる。また別のケースでは、アルコール依存症は家族のトラブルの増加に関連する。研究者らは、アルコール依存症は特異な現象であり、あるサブタイプに分類される人はより深刻な家族問題を持つ傾向にあるということを明らかにしてアルコール依存症者は、家族環境や家族の対人交流を崩壊させる傾向を強く示す。

特に、断続的飲酒（対常習的飲酒）、反社会性の高さ（対反社会性の低さ）、持続的な飲酒期（対持続的な断酒期ないし移行期）にあるアルコール依存症者は、家族環境や家族の対人交流を崩壊させる傾向を強く示す。

家族においてより一般的に見られるのと同じように、婚姻関係は配偶者のアルコール依存症に影響を与えるもする。婚姻関係において、アルコール依存症の配偶者が自宅で飲酒する場合と比べて、飲酒行動がよりポジティブな結果に結び付く傾向にある。科学的論説においても俗説においても、COAsにとっての問題は、親のアルコール依存症によって起こる家族内の破壊的結果を象徴していると考えられて

いる。COAs自身が問題飲酒行動につながるリスクを持つということは明らかだが、彼らを非COAsと簡単には区別できない。彼らを取り巻いている、より全般的なネガティブな家庭環境のメカニズムが、親のアルコール依存症から来る特定の影響力以上に、彼らの問題を説明するのだと言えるだろう。

成人の物質濫用または物質依存の構造は、しばしば青年期終わり頃にはまだそのまま保たれており、対人交流を通して大部分が確立されていく。若者は、自分の友人や家族のメンバーの行動を観察することによって、薬物とアルコール摂取を覚えるのである。このプロセスは「モデリング」として知られている。出生家族の不仲と対人間の虐待の度合いが高い場合、若者が薬物やアルコールに関わり、使用を継続する率が高くなる。そのような多くの若者は、対人間で負わされたトラウマから自己をケアし、逃避を探し求めていることは紛れもない。物質使用と誤使用に関わっている青年は自分自身の対人問題を抱えているが、それらの問題は、物質使用の結果である場合もある。いくつかのエビデンスも、共依存関係にある対人関係は、物質の誤用をむしろ維持さえさせるのだということを示唆している。

習慣的な物質使用、物質濫用、物質依存に関連する者はすべて、意識状態を変えることや、またしばしばネガティブな気分状態から逃れることを求める。これらの、あるいはその他の目的のために、薬物やアルコールを摂取する知識や行動能力を生得的に持っている者などいない。むしろ、この知識や行動は、対人間の交流から生じるものである。薬物とアルコール摂取は社会的に学習されるものである。物質使用から物質濫用と(または)物質依存に至る経路はしばしば、出生家族ないし定位家族における葛藤や対立、仲間からの拒絶、性的虐待、

夫婦関係の不和などの、破壊的な対人交流の残骸によって、拡張されることになる。アルコールとその他の物質濫用、依存は、対人関係の苦痛の原因であり結果なのである。

# 第9章　身体表現性障害と心因性性機能不全

この章で検証する二つの心理社会的問題、身体表現性障害と心因性性機能不全は別個の疾病であるが、理論上は似通った兆候を持つものである。つまり、身体表現性障害と性機能不全はそれぞれ、症状の原因と特定できる生理学的または医学的状態がないにもかかわらず、一群の「身体的」症状の発現がある。また、いずれの問題も、対人関係の不和（friction）のパターンを伴う。身体表現性障害は主に出生家族における相互作用の問題と関連があり、心因性性機能不全は定位家族（すなわち夫婦）関係の問題と強く結びついているのである。

## 一　身体表現性障害

### 定義と症状

**身体表現性障害**（somatoform disorder）は、身体疾患を示唆する一つまたは複数の症状を訴えるが、身体医学の診断技術を使ったところ、何らかの身体表現性障害の生涯発症率は一二・六パーセントになったとしている。これらの疾病は男性より女性に多く、典型的には思春期にその起源を持つ。併発性が高く、患者の五〇-七五パーセントはうつ病、摂食障害、薬物依存障害などの、身体医学の状態だけでは完全に説明がつかないものをいう [American Psychiatric Association 2000]。症状はひどい腰痛や慢性的な胃腸の問題などであり、患者に大きな苦痛または障害を引き起こす。こうした身体症状の体験は患者には非常に現実的であって、詐病や虚偽性障害とは異なり、本人による意図的なものではない。最も一般的な三つのタイプは、**疼痛性障害**（pain disorder：臨床的注意を当然必要とし、社会的・職業的機能を阻害するほどひどい疼痛があるが、明白な医学的原因がない）、**心気症**（hypochondriasis：一つまたは複数の身体の兆候または症状の誤解にもとづく重い身体疾患に対する恐れや思い込み）、**身体化障害**（somatization disorder：疼痛、性的症状、消化器症状、偽性神経症状の慢性的なパターン）である（これらおよびその他の身体表現性障害の説明はFord [1995]を参照）。なお身体化障害には、かつて**ヒステリー**とか**ブリケ症候群**と呼ばれていたものを含む。

米国疫学的通院範囲圏調査（Epidemiologic Catchment Area study）の結果によれば、身体化障害はどちらかと言うとまれで、年間の発症率はわずか〇・二パーセントであった [Regier et al. 1993]。一〇〇人以上の青年および若年成人を対象としたより新しい調査では、その人口群における何らかの身体表現性障害のリスクは二・七パーセントであり、最も頻繁なのは疼痛性障害と転換性障害であった [Lieb, Pfister, Mastaler & Wittchen 2000]。しかし、リーブらが、新しい徹底的な診断技術を使ったところ、何らかの身体表現性障害の生涯発症率は一二・六パーセントになったとしている。これらの疾病は男性より女性に多く、典型的には思春期にその起源を持つ。併発性が高く、患者の五〇-七五パーセントはうつ病、摂食障害、薬物依存障害などの、

第 9 章　身体表現性障害と心因性性機能不全

問題を抱えている [Lieb et al. 2000]。

## はじめに

身体表現性障害は、**出生家族** (family of origin)、**定位家族** (family of orientation)、**全般的対人関係** (general personal relationships) において様々な機能を果たす可能性がある。多くの人にとって身体表現性障害は、葛藤から注意をそらすことにより家族または結婚における体系的な問題への「解決策」となっている。また、様々な種類の支援や注目を確保する手段ともなる。身体表現性障害の研究では、特に先行する**出生家族での体験**に注目が集まっている。例えば、親による保護の不足（親の過干渉を伴う）、家族の葛藤、身体的・性的虐待、その他の有害な体験、愛着（アタッチメント）の問題、親による身体化のモデリングなどである。身体表現性障害は**対人コミュニケーション**の歪んだ形として理解することもできる。多くの人が間接的に自分の苦痛を他者に伝える手段として、身体症状を訴える。身体表現性障害はパーソナリティ障害を伴うことが多く、さらにこの疾病の臨床的・対人的全体像を複雑にしている。

### (1) 出生家族・定位家族および全般的対人関係における身体化の機能

なぜ人は基礎になる医学的・生物学的原因がないにもかかわらず、「身体的」症状を経験したり表現したりするのか。この現象の根本には社会的の機能、およびおそらくは社会的原因があると考えられている。社会心理学的要因と身体症状の関係の包括的レビューを行なったデイヴィッドソンとペネベーカー [Davidson & Pennebaker 1996] は、「身

体的健康の知覚および身体化についての非言語的指標として機能する可能性がある」と述べている (p.114)。身体化については、考えうる病因の説明が多数なされている [Barsky & Klerman 1983 ; Ford 1986 ; Stuart & Noyes 1999]。こうした説明の多くは、対人関係の領域での何らかの重要な問題、例えば一次的または二次的な利益 (gain) を伴っている。すなわち、家族の中の体系的な問題への解決策として、あるいは他のより直接的な表現の形が阻害されたときのコミュニケーションの手段として（シグナル機能）である。フォード [Ford 1986] は、身体化障害の患者の多くは、生活の中に欠如しているソーシャルサポートを求めて医療従事者のもとを訪れるとしている。

**二次的利益** (secondary gain) という概念は、身体化に関する論文中で頻繁に扱われるものである。人が「病気」であるとき、通常の典型的な義務からは自由になり、一般に病気の状態にあるがゆえに責任から解放される [Barsky & Klerman 1983 ; Ford 1986]。つまり、身体症状の発現も、他者からの注目・同情・支援をもたらすことになるのである。障害者給付金などの有益な援助はいうまでもない。したがって、より標準的な社会的相互作用によって他者からのソーシャルサポートを希求または獲得できない、またはしたくない個人にとって、病気の役割を装うことは、効果的にこの対人目標を達成するための密かなメカニズムなのかもしれないのである。

従来の精神力動アプローチでは、身体化は主に精神内部の機能であり、二次的対人効果を伴うと考えられている。しかし、対人的アプローチによる視点では、この「二次的」対人効果こそ一次的であると解釈する。すなわち、主に特定の対人的アウトカムを得るためのメカニズムとして、身体症状を訴え、実際に体験するのである。

身体表現性障害はまた、**システム論的問題への一時的な解決策** (solution to a system-wide problem) にもなる。例えば、子どもの身体的症状は、争いが起きやすい家族内の葛藤から一時的に注意をそらすことになる。実際に両親が子どもの幸福感にその注意を向けることにより、より協力的な形で行動した結果、葛藤が軽減される可能性がある。アルコール依存によって影響を受けた家庭にそのケアに恵まれなかったことが多く [Craig, Boardman, Mills, Daly-Jones & Drake 1993 ; Russek, Schwartz, Bell & Baldwin 1998]、両親との関係は親密さと境界規制 (boundary regulations) に欠けることが多い [de Gruy et al. 1989]。出生家族における過剰および機能不全の葛藤も、身体表現性障害患者に顕著である [Hurrelmann, Engel, Holler & Nordolone 1988]。スイスで行なわれた面談調査では、心因性疼痛障害を持つ者には、父母が互いに身体的あるいは言葉による攻撃を行っていたこと、また一方の親および患者自身が他方の親の攻撃の標的になっていないよう努力していたこと、を述べる者が多かったという [Adler, Zlot, Hurny & Minder 1989]。また、面接の被験者は、器質的原因が特定できる疾病や痛みを持つ患者よりも、対人関係の問題を併発していることが多かった [Adler et al. 1989]。攻撃の回避は、攻撃的なシステム論的問題仮説の説明になる。子どもである患者は、攻撃的な親と対峙することはできないし、したくもない。だから少なくとも一時的には葛藤する両親の関心を集め、家族内を落ち着かせることのできる身体症状を示すのである。筋筋膜障害 (myofascial disorder : 器質的原因が無い局所的な筋肉痛・圧痛) の患者の研究では、こうした患者には、出生家族において、干渉され、成功や達成に過度にこだわる関係を持つものが多いことが示されている (例 : Malow & Olson [1984])。このような知見は、二次的

一方、**シグナル機能** (signal function) である。身体化症状は感情または対人問題の非言語的表現である。ブロドスキー [Brodsky, 1984] が指摘するように、「身体化は、意識的ないし無意識的に身体言語で記号化されたコミュニケーションである (p.673)」。様々な理由から、対人的または感情的苦痛を他者に表現するのを快く思わない人もいる。そのような人にとって、身体症状の発現は、他者に対して自分の気持ちを表現し、他者からのソーシャルサポートを得るための、より受け入れやすい社会的手段なのかもしれない。このような視点からすると、身体表現性障害は患者の心理的苦痛のサインであると解釈できる。この点は、後にさらに詳しく検証する。

## (2) 身体表現性障害に先立つ出生家族

どんな精神健康上の問題についても、しばしば相互に作用する複数の出生家族の体験という可能性があり、身体表現性障害の病因は、不安や抑うつほどのように広くは理解されていないが、少なくとも三つの原因メカニズムについては考えてみる十分な根拠があると思われる。すなわち、様々な幼少期

### 小児期の有害体験

の有害体験、親によるモデリング、および崩壊した愛着である [Barsky & Klerman 1983 ; Brodsky 1984 ; Stuart & Noyes 1999]。

育児に関心のない両親が、幼少期に子どもを有害な体験に暴露する可能性がある。身体表現性障害および身体症状のある患者の

利益仮説におけるいくつかの要素を説明している。すなわち、家族が成功や達成に過度にこだわる場合、身体症状は、体面を失うのを最小限にとどめるとともに、家族の求める厳しい基準に合わせて生きることから患者を開放してくれる。この文脈では、症状はセルフ・ハンディキャッピング（self-handicapping）の一種と考えることもできる。

幼少期の身体的および性的虐待に関する論文で盛んに取り上げられている [Adler et al. 1989；Barsky, Wool, Barnett & Cleary 1994；Morrison 1989]。モリソン [Morrison 1989] は、身体化障害の患者群の五五パーセントに幼少期における性的虐待経験があったが、気分障害の患者群では一六パーセントであったと報告している。幼少期の性的虐待の程度と身体化の間には、かなりの直線的な関係があるように思われる [Kinzl, Traweger & Biebl 1995]。先述のとおり、幼少期の虐待は機能不全の家族における氷山の一角に過ぎない。身体症状のある患者はしばしば性的虐待の経験を示すが、その家族はまとまりがなく、感情を表さず、社交性に乏しく、問題を抱えがちで葛藤的であることも示されている [Nash, Hulsey, Sexton, Harralson & Lambert 1993]。ただし、これらの研究者が、性的虐待と精神医学的症状の関係は有意ではなかったために、「障害は虐待の効果であるだけでなく、虐待がはめ込まれた文脈の効果であるかもしれない。」と結論している [Nash et al. 1993：282]。

### 親によるモデリング

子どもは、身体症状の訴えが他者からのサポートや注目をもたらすことを学習する可能性がある。身体表現性障害の患者は、自らの疾病の悪化に加えて、特に親の疾病歴を目撃してきた場合が多い [Bass &

Murphy 1997；Craig et al. 1993]。この障害は、軽度の身体症状をより深刻な身体的疾病の兆候と解釈するよう教える親から学習したとも考えられる [Barsky & Klerman 1983；Brodsky 1984]。子どもは頻繁に親が身体症状を訴えるのを目撃すると、表現のスタイルや言語を身につけて、自身の幸福感の説明に取り入れる可能性がある。両親の疾病に対する肯定的な反応（世話をしてもらう、仕事を休むなど）を目撃すると、これらの身体化した行動を自ら行なう可能性が高くなる。ネグレクトを受けたり十分に保育されなかった子どもにとって、親の身体症状の訴えと社会的環境からの保護的な反応は、切望する注目とソーシャルサポートを得るための究極のツールを示唆することになるのである。

### 崩壊した愛着

身体化の現象の原因を、他者との社会感情的つながりが十分形成されていないことに置く、二つの興味深い理論的説明がある。第一に、ステュアートとノイエス [Stuart & Noyes 1999] は、伝統的な愛着理論（attachment theory）を引き合いに出して、家族の葛藤、ネグレクト、虐待などの嫌悪の経験が、確固たる愛着の形成を妨げると主張している。こうした経験をした人たちは成人期を通じて、ストレス体験時にある程度の安心と安全を達成しようと努力し、ケアの提供を過剰に求める行動を行なうと仮定される。もちろん、特に、以前にケアを求める行動と結び付けられた経験がある場合には、身体化の形をとることが多くなるだろう。不幸なことに、こうしたケアを求める行動は、しつこい不満や明白な身体上の問題の欠如から、多くは重要な他者と医療従事者の両方が示す曖昧・不満・および拒絶という形で完結してしまう。ステュアートとノイエス [Stuart & Noyes 1999] の愛着理論によ

ると、身体化しがちな人は、気がつくとケアを求める行動をとるという下方向の対人スパイラルに陥っている。すなわち、結局は対人的な不満や拒絶に会い、それがさらにケアを求める方向に働いてしまうのである。

身体化についてのもう一つの対人的な説明は、より明確に精神力動学的伝統に起源を持つが、ここでも身体化は問題のある対人経験に由来するとしている [Blaustein & Tuber 1998]。ブラウスタインらは、身体化は不十分な養育の結果であり、患者が対人関係上の課題において感情を効果的に管理したり表現できないことの結果であると示唆している。ブラウスタインら [Blaustein & Tuber 1998] によれば、身体化は、崩壊した人間関係の経験や障害のある成人の対象関係を示すつながりの"切望"のいずれかを完全に容認できないことと、具体的かつ一時的にその望みがかなえられなかったときの共感的な落胆"のいずれかを完全に容認できないことと、具体的かつ一時的に結びついていると考えられる。言い換えれば、心身的な症状を発生させる感情的要因は、元々は対人関係的特徴を持つのかもしれない。」[Blaustein & Tuber 1998：355]。

ブラウスタインら [Blaustein & Tuber 1998] によれば、身体化は、他者と親しくいられないことに対応するために、複数の機能を持っている。場合によっては、身体症状の発生が、患者が言葉にできないあるいはしたくない感情についての隠れたメッセージになる。したがって、パートナーに単刀直入に言わずに、身体化によってコミュニケーションをとることができる（以下を参照）。パートナーが苦痛の原因である場合には、身体化は、パートナーと直接対峙し、関係を損なうリスクを取らずに、苦痛を伝える方法になるとも考えられる。

ブラウスタインらは、身体化は、医師や医療提供者と接触することによって、他者との何らかのつながりを患者の生活に持ち込む機能もあるとしている。人が生活の中で他者との関係に困難を見いだす時、身体化は人からの注意を集め、少なくとも他者との関係に構われているという感覚を作り出す働きがある。

身体化についてのステュアートとノイズ [Stuart & Noyes 1999] の愛着アプローチと、ブラウスタイン [Blaustein & Tuber 1998] の対象関係による説明は、この問題の原因を早期の養育関係が十分に形成されなかったことにあると概念化している。その結果、関係に対して抱く不安や否定的感情を、身体症状として表現するようになる。これらの理論の核心にあるは、本質的で効果的な対人関係を構築・維持することの難しさにある。これらの理論的説明については、綿密な縦断的研究はまだ行なわれていないが、身体表現性障害の患者の早期の親子関係と成人後の対人機能不全についての先行知見のデータとは、何ら矛盾しないものである。

### (3) 身体表現性障害における対人コミュニケーション

**苦痛を伝えようとする不適応な企図**

身体表現性障害は、心理的または対人的（もしくはその両方の）苦痛を他者に表現する一つの方法であることが多い。これらの表現を受け取る側は、おそらくその苦痛を作り出す原因の一つになっている個人である。身体表現性障害の原因についての研究では、以下のエビデンスが見られる。身体表現性障害を持つ人は、(1) この障害の原因についての明白な対人的苦痛を持っていて、かつ (2) その症状の表出には暗黙のコミュニケーション上の価値がある、ということである。

## 全般的対人関係の苦痛の研究

身体表現性に関する文献の研究から、心気症（hypochondriasis）患者はしばしば社会恐怖（social phobia）や他人からの非難への恐怖の高い発生率を示すことが多いことが明らかになっている [Schwenzer 1996]。加えて孤独感の高揚も指摘されている [Brink & Niemeyer 1993]。器質的原因のない身体症状を訴える患者は、器質的原因のある患者よりも、大きな対人的および社会的問題を訴えている [Kisely, Goldberg & Simon 1997]。キズリーら [1997] の研究では、五〇〇〇人以上を対象とし複数の国で実施された調査で、心理的苦痛と身体症状のつながりが、異なる文化群でも一貫して見られている。

特定のタイプの複数の身体症状についての研究でも同様に、その核心には問題のある対人関係の説明力のある事例の研究が示されている。フォーセットとレヴィン [Faucett & Levine 1991] は、筋筋膜障害の患者と、医学的に記録された関節炎の患者を比較している。関節炎の患者は、筋筋膜障害患者よりも家族やネットワークの支援が得られていた。また、筋筋膜障害患者ではソーシャルネットワークの構成者との葛藤が有意に多かった。患者の対人関係が葛藤的であるよりむしろ支援的であるパターンは、高齢者の研究でも明らかであった [Hays et al. 1998]。高齢者の社会的相互作用への満足度を格付けしたところ、満足度は抑うつに伴う身体症状（例：入眠障害、摂食障害）の発生を全般的に防いでいることが明らかとされている。

### 定位家族に関する苦痛の研究

行き詰まった夫婦間またはその他の定位家族での関係において、激しい身体化を見ることができる。ヒステリー（身体化障害）と診断された患者の家族についての早期の研究は、別居、離婚、性的機能不全の高い発生率を示した [Briscoe, Smith, Robins, Marten & Gaskin 1973; Woerner & Guze 1968]。結婚した疼痛障害患者において性的問題と社会的役割の障害が多いことについて、ヒュースら [Hughes, Medley, Turner & Bond 1987] は、「慢性疾患や疼痛は、夫婦がそのエネルギーを基盤にしている結婚の機能不全ではないところへ向けるための〝スケープゴート〟になり、結婚生活をある程度安定的にすることができる。」と結論づけた（p. 169）。家族という文脈では、身体化障害のある人は、アルコール依存症の配偶者と結婚する、子どもを虐待するなどの可能性も高くはネグレクトする、深刻な夫婦間の問題を抱える [Zoccolillo & Cloninger 1986]。自分の家族に対して非常に批判的な患者は、家族批判の少ない患者よりも身体的健康状態が悪く、頻繁に医師に来診することが知られている [Fiscella, Franks & Shields 1997]。結婚した夫婦を対象としたあるユニークな実験研究では、身体的疼痛の経験は対人ストレスによって悪化しうることが示されている。シュワルツらは [Schwartz, Slater & Birchler 1994]、慢性腰痛の患者とその配偶者を、ストレスを起こす問題を討議する群と、単にお互いにいくつかの線画を説明する群とに割り当てた。この操作の後に被験者は、二〇分間または痛みで無作為に割り当てられないと思うまで、配偶者からのフィードバックを受けながら、エアロバイクに一定のペースで乗るように指示された。二〇分の制限時間前にバイクをやめてしまった被験者では、ストレスフルな相互作用状況に置かれた被験者のほうが、ストレスのない状況に置かれた被験者の二倍以上多かった。この貴重な実験研究は、対人ストレスが疼痛の経験と身体的にきつい活動の回

避けとに関わる可能性があることを示している。
身体症状と不快感の訴えは、否定的感情と同時発生する傾向がある[Craig et al. 1993]。この縦断研究では、抑うつと不安が身体症状に伴って改善または悪化を見せた。これらの症状はしばしば生理的根拠がないため、この研究結果は、より直接的な心理的苦痛の表現の代用として症状が発現していることを示唆している。主な仮説としては、これらの症状は単に内部問題の産物ではなく、その問題の対人面の機能的指標であるということがある。

ウォーカーら[Walker, Garber & Greene 1994]の報告も、身体症状は苦痛の直接的なコミュニケーションの代用であることを示唆している。Time 1で社会的コンピテンスのレベルが低い子どもでは、Time 2で否定的なライフイベント体験と身体愁訴の間に正の相関関係があった。しかし、社会的コンピテンスのレベルが高い子どもではそのような相関関係はなかった。社会的コンピテンスの高い子どもは、優れたコミュニケーションスキルを有し、満足のいく関係が思いどおりに築ける。おそらく、そのような個人は、自分の反応や懸念を他者に表わすことによって、またソーシャルサポートを求めることによって、ストレス体験にも対処することができる。一方、社会的コンピテンスの低い子どもはこのメカニズムを利用できない。したがって、身体症状を発現することになる。

## 失感情症

身体化障害のある人は、**失感情症**（alexithymia）を患うことが多い[Lesser, Ford & Friedman 1979 ; Nemiah 1977]。失感情症は、内部の感情や感覚を言葉で表現するのが難しい。この問題を抱える人は、内部の感情や希望よりも外部の出来事に重きを置くことが多い。この文脈では、身体症状は当人が感情的苦痛を言葉で表現できないときに、それを伝える手段になり得る。例えば、不安や恐れは、胃痛や筋肉の緊張などの数多くの身体の感覚を伴うことが多い。失感情症の個人は、恐れの感情を他者に伝えるのではなく、不安の感覚や何がその感覚の原因であるかを話す代わりに、自分の身体症状に注目し筋肉痛や胃痛を訴える。

失感情症に関する仮説は、いくつかの実験によって裏付けされている。オクスマンら[Oxman, Rosenberg, Schnurr & Tucker 1985]が、家族医療実践センターで五分間の発話サンプルを患者から集めたところ、身体化障害のある人は、「not」カテゴリーに分類される単語（例：「not」「cannot」「never」）を多く使用した。これは、否定主義にとらわれていることを示唆する。また、対照群の患者と比較して、感情のカテゴリーに分類される語（例：「angry」「happy」）が非常に少なかった。このデータセットをさらに分析すると、身体化が見られる患者は、パラノイアの患者と比較して、四・五倍も「I am」で始まる発話が多かった。例えば、「I am going to deep（見境をなくしそうだ）」「I am tired（疲れたよ）」「I am going to fall（倒れそうだ）」などである[Oxman, Rosenberg, Schnurr & Tucker 1988]。これらの例は、身体化障害の患者の発話に見られる否定主義を伴う自己の平均化（equation of self）を明確に説明している。

## 苦痛の文化的表現方法

身体表現性障害において文化が果たす役割は、見過ごすことはできない。身体症状は、苦痛の文化的表現方法（cultural idiom）と説明されている（例：Kirmayer, Dao & Smith [1998] ; Kirmayer & Young [1998] ; Nichter [1998]）。文化は、主に「感情的な」問題を表現し体験

する個人に対する許容度が様々である。文化によっては、心理学的問題よりも身体症状を示すことが妥当であると考えられる。したがって、そのような文化にある人の身体症状は、苦痛の表現方法に許容されるものもある [Bass & Murphy 1995]。すなわち、自身の独自で文化的に許容されても）心理的苦痛の表現メカニズムである。アジアの文化は、抑うつなどの心理学的問題が身体的問題ほどには許容されない例としてあげられることが多い。したがって、このような文化では身体化の高い発生率が予想される。ただし、この記述は正当性を疑われているのも事実である [Lee 1997]。キズリーら [Kisely et al. 1997] も、研究した広範囲にわたる心理的苦痛と身体症状の関係の偏在性を踏まえ、身体化を促進する文化の役割に疑問を呈している (Kirmayer & Young 1998も参照)。これは確かに更なる注目と検討が必要な仮説ではあるが、身体化は社会的・文化的に構築された心理的苦痛を他者に伝達するためのメカニズムである可能性はある。

## （4）他の精神医学上の問題と身体表現性障害の併発

身体表現性障害は、他の心理的問題を伴うことが多い。一〇〇〇人以上の思春期の若者を対象としたある調査では、身体表現性障害のある者のほぼ半数が、少なくとも一つの他の明らかな心理的障害を抱えていた [Essau, Conradt & Petermann 1999]。身体化障害の成人の中で、一二三パーセントが一種のパーソナリティ障害を持ち、三七パーセントが二種以上のパーソナリティ障害を持っていた [Rost, Akins, Brown & Smith 1992]。この研究の中で、身体化障害の患者の中で最も高い頻度で発生するパーソナリティ障害は、回避性パーソナリティ障害、妄想性パーソナリティ障害、自滅性パーソナリティ障害、強迫性パーソナリティ障害、ヒステリー性パーソナリティ障害、反社会性パーソナリティ障害であった。身体表現性障害の患者の中では、パーソナリティ障害の割合が六〇〜七〇パーセントと非常に高いと推定するものもある [Bass & Murphy 1995]。

対人的視点から見ると、身体表現性障害とパーソナリティ障害の合致は十分理解できる。バスとマーフィー [Bass & Murphy 1995] は、「身体表現性障害を持つほとんどの患者にとって、病的行動はライフスタイルである。その中で病気は自分と他者を関係づける方法であって、他者との関係の中で、ケアを引き出し支配を実行するための戦略を提供するものである。」と説明している (p. 424)。パーソナリティ障害が、堅固で不適応な行動パターンを伴い、対人的領域の問題を抱えることで定義付けられていることを思い出してほしい (第6章参照)。パーソナリティ障害の患者は、他者とかかわるときに状況にそぐわない方法を用いることが多い。この他者との不適応な関係づけと同じ理由が、間違いなく身体化の原因にもなっている。実際、身体化はパーソナリティ障害の対人的発現と理解することもできる。他者と直接オープンにコミュニケーションを取るのではなく、身体化障害の患者はメッセージ（必要性、注目の切望など）を他者に伝える努力のなかで症状を呈する。回避性パーソナリティ障害の人にとって、身体化がいかにコミュニケーションの「機能的な」形になりえるかを想像するのはたやすい。回避性パーソナリティ障害患者は、他者との直接のコミュニケーションを避けするからである。同様に、ヒステリー性パーソナリティ障害患者は、劇的な出来事を好むから、また、依存性パーソナリティ障害患者は、構って欲しいからである。

## まとめ

身体表現性障害は、医学的原因がないにもかかわらず、身体症状を経験し表現するものである。身体症状を通じた苦痛の表現は、二次的利益、個人内・対人間の苦痛のシグナル発信、システム論的問題への一時的解決策の提供など、数多くの社会的機能を持っている。科学者たちは、身体表現性障害の発症を予測する複数の対人プロセスを立証してきた。その大多数は、小児期の経験に起源を持つものである。実際、身体表現性障害の患者の多くは、幼少期に有害な経験をしている。その範囲は、葛藤や不十分な境界規制、親密さの不足、過剰な支配、過大な要求などを特徴とする家族で成長してきたことから、あからさまな身体的および性的虐待まで幅広い。薬物依存障害や摂食障害と同様に、身体表現性障害でもモデリングが原因の一つになっている可能性がある。患者の多くは両親の重篤な疾病を目撃しており、自身も疾病の病歴がある。身体表現性障害についての二つの精神力動的理論では、身体症状の表現という形で、不確かな愛着が患者を過剰なケア要求に駆り立てるという主張がなされている。

多くの研究者が、身体表現性障害を、心理的および対人的苦痛を伝えようとする不適応の企図としている。研究の結果からは、身体表現性障害と共変する多くの対人的問題が明らかになっている。ただし、その問題の一部には、特に身体表現性障害と言うよりも、より一般的な心理的苦痛によるものもあると思われる [Chadda, Bhatia, Shome & Thakur 1993 ; Hiller, Rief & Fichter 1997]。失感情症は、身体表現性障害のある人には一般的なコミュニケーション上の現象であり、他者に感情や感覚を表現できないということが伴う。この状態が、身体症状によって苦痛を表現することにつながるのかもしれない。心理学的レベルでは、身体表現性障害は苦痛の文化的表現方法となっている可能性もある。多くの文化では、心理的苦痛を表現するよりも、「身体的」疾病を持つほうが社会的に受け入れられやすい場合がある。そのような文化では、身体化は、感情的苦痛を他者に伝える代用となっていると考えられる。

最後に、身体表現性障害は、パーソナリティ障害と併発する傾向がある。多くの場合、身体化は、パーソナリティ障害に内在する不適応的な対人スタイルの現れであるともいえる。

## 二　心因性性機能不全

### 定義と症状

心因性性機能不全 (sexual dysfunctions) は性的障害の下位分類で、本質的な心理的原因があると考えられ、身体的または器質的原因では十分に説明できないものである。性機能不全は、性的欲求における障害、または性的反応に伴う精神生理学的変化における障害 [American Psychiatric Association 2000]。この障害は、個人的問題と対人の問題の両方を引き起こす。この分類に含まれる問題としては、性衝動、妄想のほか、異常な対象・状況・活動を含む行動を伴う。再発する強い性嗜好異常 (paraphilias) がある。(性的障害の下位分類としては、他に、性嗜好異常、性交疼痛障害などがある。ただし、この章のこのセクションでは扱う。) 心因性性機能不全は、対人関係の深刻な問題が原因であり、ま

# 第9章 身体表現性障害と心因性性機能不全

## はじめに

心因性性機能不全の研究結果において最も顕著なテーマは、問題のある**定位家族の体験**（family-of-orientation experience：すなわち、配偶者との関係）である（性機能不全は、**全般的な対人関係**の文脈、すなわち、婚際や恋愛関係からも当然発生する。しかし、性機能不全の研究の大半は、婚姻関係または疑似婚姻関係にあるカップルについて行なわれている。したがって、全般的な対人関係はここでは詳しく扱わない）。夫婦関係では、性機能不全は**対人コミュニケーション**の破綻に結びつく。したがって、性機能不全は、身体表現性障害の機能に似通っており、二つの機能を持つと考えられる。すなわち、夫婦関係というシステム全体の問題についての一時的な解決策を提供する機能と、間接的に悲哀 (unhappiness) を伝える一時的な方法として働くという機能である。性機能不全は、多くの夫婦間葛藤とも結びつく。その葛藤は、機能不全の原因でも結果でもある。いずれにせよ、心因性性機能不全と夫婦間の苦痛は密接な関係がある。**出生家族の体験**についての研究では、この分野の障害の原因になりうる早期の対人経験が多く指摘されている。例えば、心因性性機能不全の患者の多くは、小児期に性的虐待を受けた経験、または機能不全の態度や性問題をめぐる行為に曝された経験があるとされる。

### (1) 性機能不全における定位家族の体験

#### 夫婦の対人コミュニケーションの破綻

性的な問題を抱える夫婦には、基本的なコミュニケーション・プロセスに重大な問題があるのは明らかである。ほとんどの症例において、心因性性機能不全は、親密な関係を構築・維持する上での大きな対人

心因性性機能不全の発生率や患者数は、よく分かっていない。こうした障害は、メンタルヘルス上の問題に関する主要な疫学的研究でも見過ごされやすいものである。しかし、多数の個人が治療を求めているとを考えると、性機能不全は心理社会的問題でもかなり一般的な分類に含まれると思われる（例：Watson & Davies [1997]）。近年のアメリカ成人女性を対象とした全国調査では、生涯発症率はおよそ二一パーセントと報告されている [Wilsnack, et al. 1997]。

カウフマンら [Kaufman and Krupka 1973] は、多くの性的問題は対人プロセスの不首尾によって生じると主張する急先鋒である。特に、人生の早期における肉親の死、性的快感を求める過ぎることへの罪悪感、権力争いに形を変える性的関係、表現されない怒り、自身と他者に対する非現実的な期待などは、性的困難につながる。このような対人的問題は、心因性性機能に関する文献で散見される（例：Horowitz [1978]；Metz & Dwyer [1993]；Zimmer [1983]）。このテーマは、ジンマー [Zimmer 1983] などの論文に特に顕著である。彼は、「臨床家も研究者も、性的障害の発生と持続において、対人関係の要因が大きな重要性を持つと考えてきた。」(p.251) と述べている。プリンとケアリー [Purine & Carey 1997] も、「性的問題の最も理論的なモデルは、性的適応の維持における対人コミュニケーションの重要性を強調するものである。」(p.1017) と述べている。さらにクルーロウ [Clulow 1984] は、「したがって、性機能不全は、独立した主訴と見るのではなく、全体としての関係の中の感情障害の現れととらえられる。」と結論している (p.371)。

関係上の問題の一部である [McCabe 1997]。このことを明らかにするために、ジンマー [Zimmer 1983] は、親密な関係において重要な、特定の多くのコミュニケーションスキルについて、性的問題のある夫婦と問題のない夫婦を比較している。その結果、性的問題のある夫婦のパートナーには、対照群と比較して、承認より不承認の割合が高いお互いに対して共感的な反応が少ない、怒りの間接的かつ敵対的な表現が多いなどの特徴が見られたという。また、一〇分間にわたる夫婦間の相互作用を分析した結果、性機能不全の夫婦は対照群より、行動面で積極性に欠け自己主張も弱いことが明らかにされている。同様の被験者群を対象とした研究でも、性機能不全の夫婦は機能的な関係にある夫婦より、お互いの関係の中で不安定さや極度のコミュニケーション不足を体験していることが示されている [McCabe 1994]。これらの知見は、配偶者間の性的コミュニケーションと結婚生活への適応との間に一定の強い関係があることを示した研究結果と一致するものである [Banmen & Vogel 1985 ; Cupach & Comstock 1990 ; Ferroni & Taffe 1997]。

ロッフェとブリット [Roffe & Britt 1981] は、性機能不全の夫婦間での相互関係にユニークな類型論を展開している。この研究は、オルソンやフィッツパトリックによる、様々な夫婦および家族のタイプについての先駆的研究を連想させるものである（例：Fitzpatrick [1988] ; Olson, Sprenkle & Russell [1979]）。ロッフェらの分析では、四種類の夫婦群を得ることができた。すなわち、「葛藤中心の関係（conflict-centered relationship）」は敵対的で支配的な配偶者がいる場合（この グループは、実際には二つの下位グループに分かれる。一つは夫が優勢、もう一つは妻が優勢である）、「**受動的な制限された関係**（passive-constrained relationship）」は引っ込み思案で感情的に抑制された内省的な配偶者から成る場合、そして「**気心の知れた愛情のある関係**（congenial-affectionate relationship）」は多少の不安と落胆は特徴としてあるものの、自発性、思いやり、感情的な自己陶酔（self-absorption）に対する類似した態度が見られる場合である。ロッフェとブリット [Roffe & Britt 1981] の調査対象者中の性機能障害夫婦で、葛藤中心の関係と受動的な制限された関係は、合わせて約五〇パーセントを占め、夫婦間でのコミュニケーションの問題が明らかにあった。気心のしれた愛情のある関係群は最も機能的で、予後が最も良好であった。

相互依存の感覚は、健全な対人関係において重要な要素となる。ゆえに、パートナー間の合意と理解は、性的適応に重要な役割を果たす [Purine & Carey 1997]。プリンとケアリー [Purine & Carey 1997] の同棲中のカップルに対する調査では、パートナーの性的嗜好の一致が、男性のパートナーの嗜好に対する理解（女性の理解は予測因子ではない）とともに、性的適応の主要な予測因子であることを明らかにしている。この理解を作り出すためにコミュニケーションが果たす役割が非常に重要なのである。

**夫婦における性的問題の機能**

性機能不全は、実際に、夫婦にとって身体表現性障害の機能に似た二つの目的を果たす可能性がある。すなわち、（1）結婚における深刻かつ慢性的な問題から一時的に注意をそらすことができる、（2）シグナル機能を果たし、苦痛を間接的に伝えることができるの二つである [Clulow 1984]。確かに、性機能不全それ自体が結婚にとって重大な問題になりうる。しかし、その重大さにもかかわらず、機能不全

第9章 身体表現性障害と心因性性機能不全

がなければ不満をつのらせたり、それが原因で疲弊していたような長期の葛藤から（あるいはその両方から）、二人が注意を逸らすことを可能にする。また、それほどオープンにすることなく悲哀を表現することも可能にする。例えば、もっと子どもを欲しいかどうかで意見が一致していない夫婦のことを考えてみるとよい。両方が確信的で、折り合わず、この問題について結論に至れない場合、性機能不全は（1）抽象的で哲学的な不一致から注意をそらし、（2）もう子どもを欲しくないパートナーの立場をひそかに守ることができ、さらに（3）家族の規模についての実際の葛藤を蒸し返すことなくお互いに苦闘や不満を表現する方法になり得る。

性的問題は、より一般的な結婚の満足度または苦痛に関する信頼性の高いバロメーターであることが証明されている [Rust, Golombok & Collier 1988]。性的問題の治療を希望する夫婦について、ある研究では、性機能不全の発生は実際にはかなり低いが、夫婦はもっと広い意味での対人問題を抱えていることを明らかにした [Snyder & Berg 1983]。明らかに、一部のカップルにとって、より一般的な関係の問題が機能不全の原因となっている可能性がある場合、「性的」問題の治療を希望すれば、その一般的な関係の問題に対処することの代用になる。このように考えると、夫婦はその状況の症状について助けを求めているのであって、原因について助けを求めているのではないことになる。

## 夫婦における葛藤

性機能不全の文献で頻繁に扱われる対人問題は、夫婦間の葛藤である。
性機能の関係は時に、権力争いに形を変えたり、パートナー間の表出されていない怒りによって軽視されたりする可能性がある [Horowitz 1978]。先行研究では、性機能不全を経験した被験者は、機能的な被験者と比較して、結婚または親密な関係での葛藤が増えることが多いことが明らかになっている [Hartman 1980：McCabe 1994]。性機能不全のある夫婦と、パートナーの一方が性犯罪で有罪判決を受けたことのある夫婦（「性犯罪者夫婦」とこの研究者は呼んでいる）とを比較したユニークな研究がある。メッツとドワイヤー [Metz & Dwyer 1993] は、夫婦に関係の質の測定と葛藤スタイル尺度を実施した。後者は、被調査者が夫婦間の葛藤の質とそれを扱う時のスタイルを測定するものである。その結果、関係の質と有効な葛藤管理の双方において、満足している夫婦は最も高得点で、次が性機能不全のある夫婦、最後が「性犯罪者夫婦」の順になった。経験している葛藤強度の点では、「性犯罪者夫婦」と性機能不全夫婦には差がなく、両者とも満足している対照群よりも高得点だった。性機能不全のある夫婦は満足している対照群より、葛藤の原因を自分に帰属する傾向が少なく、自己主張や攻撃性の問題をより多く示し、パートナーの言葉による攻撃性に気づくことが多かった。

性機能不全の治療を希望する夫婦だけでなく、一般の人口群も、夫婦関係の葛藤と性機能不全の関係性に類似のパターンを示すことが明らかになっている [McCabe 1994]。マッケイブの研究は、性的問題と非性的問題を分けて評価しているという点で注目に値する。葛藤のそれぞれのタイプは、性機能不全のある夫婦において関係葛藤が増大する場合は、問題は単にその機能不全自体についてだけではないことを示している。明らかに、もっと広範囲にわたる問題が存在するのである。
未解決、解決が不十分、またはうまく対処されなかった葛藤の影響

は、親密な関係に内在するはずの親密さの感覚 (sense of intimacy) を阻害することになる。これが表れた一つの形が性機能の問題であり、しばしば純粋な機能不全の域にまで達する。もちろん、性機能不全自体は多くの症例で葛藤を増大するが、その葛藤は性機能不全の夫婦で顕著であり、性的な問題と隔離されていないことは自明である。

## (2) 成人後の性機能不全に先立つ出生家族の体験

### 親の信条または態度のモデリング

成人の性機能不全のほとんどは、同時に発生する対人関係上の問題で説明できるが、一部の小児期の対人経験を遠因として考えることができる。家族の社会化 (family socialization) に明らかに起源を持つそうした対人経験として、性的問題に対する否定的態度と極端な宗教的正統派慣行主義の二つが挙げられる [Kaplan 1979 ; Stayton 1996]。両者は対人的概念というよりも心理的概念ではあるが、出生家族における社会化の結果であると見ることもできる。また、それがお互いに関係し合っている。極端な正統派慣行主義信条と価値観で育てられた子どもは、はっきりとした生殖目的で行なわれるのでない限り、セックスを一般的に不適切かつ不適当な行動と考える可能性がある。そのような態度を身につけると、異なる信条と価値観を持つパートナーと夫婦になった場合に、適応上の問題が生じる人もいる。これに関係するのが、性に対する否定的態度である。一部の養育実践や家族環境では、性を罪と恥の感覚と結びつける傾向を子どもに植え付けることがある。あるいは、家族の経験によってはセックスを不名誉、感情的苦痛、背信と結びつけるように子どもを誘導することがある。

る。幼少期に教え込まれることの多いこれらの否定的態度が成人になっても強固である場合には、性的機能の障害が結果として生じやすくなる。

### 幼少期の性的虐待

成人の性機能に支障をきたしうる早期の対人経験としては、他にも幼少期に起きた虐待 (childhood sexual abuse) がある。特に、この虐待が家族内で起きた場合に顕著である。複数の研究から、幼少時にそのような虐待を受けた場合に顕著である。複数の研究から、幼少してから性機能不全を起こすことが多いことが明らかである [Mullen, Martin, Anderson, Romans & Herbison 1994 ; Neumann, Houskamp, Pollock & Briere 1996 ; Wilsnack et al. 1997]。しかし、二つの重要な指摘をしておく必要がある。一つは、同じ研究でも、幼少期の性的虐待があくまで嫌悪すべき幼少期および出生家族の体験 (過剰な葛藤、弱い結束、貧弱な境界規制、身体的虐待、親のネグレクトなど) のマトリックス内にあるということ、そして同様に、マトリックス内にある成人の心理社会的問題 (ごく一部を挙げると、別居、離婚、関係上の不満、薬物依存、抑うつ、身体化、不安) のマトリックスを関連していることを示していることである。これらの一つでも性的機能を妨げるに十分である。特に性的虐待の影響を理解することは、メンタルヘルス研究において今も難題である。第二に、幼少期の性的虐待と成人後の機能には決定的な関係はないことが指摘されている [Watson & Davies 1997]。性的虐待を受けていない者との差が認められない場合もある。この回復力 (resilience : レジリエンス) は、個人的要因と社会環境的要因が混ざり合ったものであり、これがトラウマの悪影響を最小化し乗り越えることを可能にするのである。

これらの指摘はさておき、幼少期の性的虐待はケアの提供者に対する愛着、他者への信頼、自尊心の発達、および達成感に害を及ぼすと考えられている [Mullen et al. 1994 ; Wilsnack et al. 1997]。虐待を乗り越えた人が、新しい発達課題（例えば、成人としての性の管理や折衝）に直面した時、こうした負の経験が心理社会的問題として様々な形をとって現れる可能性がある。性機能不全もその一つである。

### (3) 他のメンタルヘルス上の問題と性機能不全との併発

心因性性機能不全は、他の明らかに対人的原因を持つメンタルヘルス上の問題と同時に発生する傾向がある。しかし、うつ病や統合失調症とは異なり、性機能不全の併発症はまだ完全には研究されていない。これはおそらく、この問題の併発症はまだ完全には研究されていない。評価は生理学的原因を排除しなければならないということによる。心因性性機能不全と診断された人を対象とした研究では、他の心理的問題が三〇―三五パーセントの割合で発生することが明らかになった [Catalan, Hawton & Day 1990 ; Fagan, Schmidt, Wise & Derogatis 1988]。性機能不全と併発することの多い問題の一つにうつ病がある。例えば、勃起不全を抑うつ症状の有無で比較したところ、一・八二倍という結果が検出されている [Araujo, Durante, Feldman, Goldstein & McKinley 1998]。性機能不全の治療を希望する夫婦の研究では、うつ病、不安障害、摂食障害の割合がいずれも一般人口群より高くなっていた [van Lankveld & Grotjohann 2000]。この研究の参加者での気分障害（大うつ病、気分変調性障害、双極性障害）の生涯発生率は、男性と女性でそれぞれ二一・五パーセントと三八・三パーセントであり、不安障害の発生率は、男性と女性でそれぞれ一九・九パーセントと三七・

三パーセントであった。したがって、うつ病や不安障害のような問題は、性機能不全の治療を求める人の三分の一に見られるということになる。

一方、パーソナリティ障害のように、性機能不全は他の性機能障害とも併発する傾向がある。サンプル規模の大きな複数の施設における臨床治験では、性欲低下障害の患者の四〇パーセントが、他の性機能不全を診断された [Segraves & Segraves 1991]。

性交の不安と性欲の低下の悪影響を考えると、これらの問題と性機能不全の併発は容易に理解できる。しかし、こうした問題が、少なくとも一部の症例では、対人的問題とストレッサーによって相互接続しているのも明らかである。親密な関係が行き詰ったとき、または人が対人的にひどい扱いをされた経験があるとき（あるいはその両方）、結果としてうつ病と性機能不全の両方が発生する可能性が高い。同様に、対人的文脈で大きな不安を経験した者は、おそらく、ソーシャルスキルが乏しいがゆえに、過剰な不安に続発する形で性機能不全を経験すると考えられる。

### まとめ

心因性性機能不全は、人の性の精神生理学的問題であると同時に、あらゆる点で夫婦の関係と心理的親密感との問題であると考えられる。心因性性機能不全を抱える人は、単なる性的親密さより広い意味での親密さに問題を持っていることが多く、これにはパートナーとの社会的親密さと気晴らしのための親密さも同時に含まれている [McCabe 1997]。心因性性機能不全は未解決の葛藤や親密さの欠如に対応するための調整装置として働く可能性がある。他のメンタルヘルス上の問

題と同様に、心因性性機能不全の症状は、夫婦がオープンに対応できないまたは対応したくない、より重大かつ根本的な対人問題に対応できないまたは対応したくない、より重大かつ根本的な対人問題から注意を逸らすことができる。また、間接的に苦痛を伝達する手段になることもある。いずれにせよ、性機能不全はより広範囲な対人・関係上の問題の指標となりうるのである。

性機能不全夫婦の研究では、多数の対人関係上のテーマが明らかとされている。あからさまな葛藤だけでなく、消極性、落胆、合意と理解の欠如、直接的にオープンに表現されることの少ない敵意などが含まれる。これらの症状の一部は、短時間の実験室実験でのパートナー間の相互作用観察からも明らかである。

性機能不全と現在の関係上の問題のつながりはさておき、一部の幼少期の対人的経験は、成人後の性機能不全の遠因になっている可能性がある。子どもが厳格な正統派の慣行主義の宗教的信条や価値観を持って社会化される場合、または性的関心に否定的な態度を教えられる場合（あるいはその両方）、成人してから心因性性機能不全を起こす下地となる。幼少期の性的虐待の経験も、機能に問題のない人と比べて心因性性機能不全の患者に多く見られる。虐待は、性的関心を強制的、敵対的、かつ不法行為を動機としたものと考えるきっかけを作ることになる。

身体表現性障害も心因性性機能不全も、明白な身体的原因がないにもかかわらず、身体症状を感じ、訴えるものである。いずれの疾病も、個人的および対人的苦痛のサインであり、コミュニケーション上の意味がある。身体表現性障害の対人的原因は、主に出生家族の体験に見出すことができる。その体験は心因性性機能不全の原因ともなるが、性機能不全は定位家族の関係上の問題をより強く示唆している。

# 第10章 メンタルヘルスにおける対人関係のパラダイム

対人関係のプロセスとメンタルヘルス問題についての科学的論文の調査では、**精神疾患**と**対人関係の問題**は分けることのできない概念であることが示されている。心理的障害の中には、問題のある対人関係にその原因があることが明らかなものが存在する。同時に、多くの精神病理と恐らくはその様式の大部分は、不幸にしてネガティブな性質を持つ人々は、その問題固有のタイプが何であるかに関わらず、深刻な対人関係に進展する影響力を持っている。心理的問題は除去される。パラダイムの中に含まれる主要な仮定を持つ人々には、その問題固有のタイプが何であるかに関わらず、病前の状態にはなかった対人関係を示すことがしばしばある。この対人関係の安寧（ウェルビーイング：well-being）の悪化は、確実に心理社会的問題の経過を複雑化させる。かくして、苦しんでいる個人はしばしば、互いに悪影響を及ぼし合う、対人関係の問題と心理的問題との悪循環に陥ることがある。

## 一 対人関係のパラダイムの構成要素

メンタルヘルス問題における対人関係の問題の分析は、これまでは、特殊な問題という文脈の中で記述されてきた。この機会に、多様なメンタルヘルス問題にわたる対人関係のモチーフを同定するために、抽象概念のレベルを上げることは有益なことである。これらの抽象概念

が、メンタルヘルスにおけるより全般的な対人関係にとって、一つの構成要素となるのである。

最も基礎的でありながら、未だ論議の的となっている、調査計画のパラダイムの機能の一つは、何をデータとしてカウントするかを調査パラダイムの機能の一つは、何をデータとしてカウントするかを規定することである。パラダイムは、関心のある現象に焦点を合わせ、パラダイムの中に含まれる主要でない変数は除去される。メンタルヘルスにおける対人関係のパラダイムの基礎的な構成要素は、様々な心理的問題についての入手可能な学術論文から推定することが可能である。これは、対人関係のパラダイムを定義するために、一般的に認められている帰納法的手法である。第1章で記したように、対人関係のパラダイムは、理論家と研究者の緩やかに組織化された知見の集積によって、数十年の間に発展してきたのである。その始まりと権威ある文献を特定できる、メンタルヘルスのその他のパラダイムとは異なり、対人関係のパラダイムの構成要素は、この伝統の中で受容した概念の分析から推論しなければならない。

対人関係の現象を簡略化するため、様々なメンタルヘルス問題に関連した参考文献を**表10-1**に要約している。**表10-1**の内容は、心理的問題における重要な対人関係の基礎に関しての網羅的な目録として

### 表10-1 心理的問題に関連する対人関係の現象

| 問題 | 出生家族の体験 | 定位家族の体験 | 全般的対人関係に関する出来事 | 対人関係のコミュニケーション |
|---|---|---|---|---|
| 抑うつ | 虐待<br>ネグレクト<br>親の世話不足<br>親の巻き込まれすぎ<br>拒否 | 結婚生活の苦痛<br>育児の問題 | 拒否<br>感情的な悪影響<br>対人関係の問題／対人関係を得られないこと<br>孤独感 | ソーシャルスキルの欠損<br>過剰に確認を求めること |
| 社交不安 | 適応の低さ<br>密着性の高さ<br>親の世話不足<br>親の巻き込まれすぎ<br>虐待<br>親の機能不全的な態度または行動のモデリング<br>孤立 | | 拒否<br>対人関係の問題／対人関係を得られないこと<br>孤独感 | ソーシャルスキルの欠損<br>社会的交流に対するネガティブな予測<br>望ましい印象をつくることについての自己疑念 |
| 統合失調症 | 逸脱したコミュニケーション（CD）<br>表出された感情（EE）<br>否定的感情スタイル（AS） | | 対人関係の葛藤<br>ソーシャルスキルの低さ<br>拒否 | ソーシャルスキルの欠損<br>社会的手がかりを認識することの乏しさ |
| 双極性障害 | EE<br>CD<br>ネガティブなAS<br>コントロールのための闘い | 結婚生活の苦痛<br>育児の問題 | 対人関係のストレスによる動揺 | ソーシャルスキルの欠損 |
| パーソナリティ障害の不安定な愛着 | 不安定な愛着<br>接近と回避の葛藤<br>虐待<br>親の過保護<br>親の世話不足<br>親の巻き込まれすぎ<br>家族のカオス状態<br>矛盾した養育 | 結婚生活の苦痛<br>（仮に患者が結婚している場合） | 不安定な対人関係<br>孤独感<br>対人関係の葛藤<br>拒否 | 注目を求めること |
| 摂食障害 | 密着性の低さ<br>過剰適応<br>EE<br>親からの不適切な圧迫<br>親の世話不足<br>親の巻き込まれすぎ<br>コントロールのための闘い<br>親の機能不全的な態度または行動のモデリング<br>虐待 | 結婚生活の苦痛 | 対人関係の問題／対人関係を得られないこと<br>拒否 | ソーシャルスキルの欠損<br>（性的虐待の結果として） |
| アルコール依存症とその他の物質使用問題 | 親の機能不全的な態度または行動のモデリング<br>密着性の低さ<br>過剰適応<br>虐待 | システムの問題への「解決」<br>距離の取り方の調節能力が低いこと<br>育児の問題<br>対人関係の葛藤<br>結婚生活の苦痛 | 対人関係の葛藤 | ソーシャルスキルの欠損 |
| 身体表現性疾患 | システムの問題への「解決」<br>親の世話不足<br>親の巻き込まれすぎ<br>対人関係の葛藤<br>虐待<br>親の機能不全的な態度または行動のモデリング<br>妨害された愛着 | システムの問題への「解決」 | ソーシャルサポートを得るための手段としての症状 | 間接的なコミュニケーションの試み<br>アレキシサイミア<br>ある文化内で苦痛を表現する症状 |
| 心因性機能不全 | 親の機能不全的な態度または行動のモデリング<br>虐待 | 結婚生活の苦痛<br>対人関係の葛藤 | システムの問題への「解決」 | 対人関係の葛藤 |

第10章 メンタルヘルスにおける対人関係のパラダイム

ではなく、**ハイライト**として解釈されるべきものである。事実、**表10－1**に示された事柄以上に、もっと多くの対人関係にまつわる、先行して生じている問題、付随して同時に生じる問題、結果として生じるはずの問題が存在する。そして、さらに多くの問題が、今後の研究を通じて証明されるであろうことは間違いない。様々な対人関係の問題に焦点を当てた心理学的問題における研究の比較からは、次に挙げる四つの研究の総合的領域があることが示されている。それは、（1）幼少期早期及び成人期に生じる、出生家族における体験、すなわち結婚と子どもを持つこと。（2）定位家族における体験、仕事上の関係、友人関係、さらには他人との相互交流をも含めた、全般的対人関係。（3）例えばデートをする関係、仕事上の関係、友人関係、さらには他人との相互交流をも含めた、全般的対人関係。（4）対人関係のコミュニケーションの特徴的なスタイル、の四つである。次節では、これらの四つの領域の各々に共通の主題についての概括的な要約を示している。

## （1） 出生家族の体験

社会科学者と行動科学者は長い間、出生家族における幼少期早期の体験が、後の成人期の適応を決定すると認識してきた。率直に言えば、幼少期早期の体験の影響を過剰に強調している学派も存在する。コイン[1999]は、精神分析的理論によって仮定されている幼少期早期の体験の機能を、マンモスの例えを用いて説明している。コインは、我々の対人関係と心理的構造はおうなものであり、幼少期が過ぎた後は、永遠に心の中に留められるのだというきわどい仮説を示した。科学者にとっては、幼少期の対人関係の体験と後の成人期の心理社会的機能の間の**決定論的な関係**を切り離してみるという観点を、心にとどめておくことが非常に重要である。成人期のメ

ンタルヘルスにとって、出生家族における体験の意味は、この注意を念頭においた上で解釈されるべきである。

次に、複数の精神疾患に共通する対人関係の問題のいくつかについて考えると、出生家族における出来事は重要な役割を演じている。**親のネグレクトと虐待**は、少し例を挙げれば、アルコール依存症、抑うつ、孤独感、パーソナリティ障害、摂食障害、身体表現性の疾患、心因性の性的機能障害などを含めた多くのメンタルヘルス問題のリスクファクターとなるということが、広く理解され、受け入れられている。表10－1の要約は、虐待またはネグレクトの形態（例：親の世話不足）が、調査対象となった心理的問題の大多数において、結果に寄与する要因となっているか、または著しい割合で認められる現象であることを結論づけている。

実際のところ、幼少期の身体的虐待及び性的虐待と、後の成人期の心理社会的問題との関連性を示しているデータは圧倒的に多い（例：Dinwiddie et al. [2000] ; Polusny & Follette [1995] ; Saunders et al. [1992] ; Neumann et al. [1996]）。特に印象的な点は、例えば不健全な対人関係である虐待の結果として生じる問題が、幅広く、深刻であることである。二点である。子どもは、非常に幼い時であっても、面倒を見るという役割がどのようなものであるかということ、自分の親の行動が実際どうであるかということから推測できる。ケアやサポートを提供する立場の者が、ネグレクトや、より明瞭に分かりやすい虐待を子どもに行うようになると、多くのケースにおいて、対人関係の構造が損なわれ、将来の機能的かつ充分な対人関係の構築が支持されないという結果を招く。

ポラスニーとフォレ [1995] は、感情的回避という観点から、子どもの虐待の後遺症を概念化している。虐待のような経験をした人々にとっては、感情的な回避をすることや、または不快な内的状態の緩和を図ることが第一の目標となる。例えば、物質使用障害、過食症、解離状態、社交恐怖、性的機能障害、身体表現性疾患のような、心理社会的問題の多くは、虐待の苦しい体験の記憶から逃避するか気を逸らせるメカニズムであり、恐らくはさらなる虐待の可能性を軽減する手段となっていると解釈される。ポラスニーとフォレの理論は、過食は目の前の刺激を限定することによって、現状の認識からの逃避を試みているのだと主張する。ヒーザートンとバウマイスター [1991] の理論と一致している。同様に、例えばドラッグやアルコール摂取のような、摂食障害に関連するその他の破滅的な行動の多くが、現状の認識からの逃避のメカニズムとして説明される [Baumeister 1992]。不運なことに、多くの人々にとって、虐待の結果として生じる不適応の不幸な性質は、さらなる不適応の可能性をもたらす（例：ドラッグを使用する仲間と付き合う）といったように、対人関係の文脈の中で現れる傾向にある。

同時に、**親の過保護**が、後の対人関係とメンタルヘルスにとって大きな悪影響をもたらすことがあるということは、あまり知られていない事実である。親が、安全で愛情あふれる環境と、健全な現実感と責任感との微妙なバランスを保つのに失敗した時、子どもは、将来のパートナーに支えてもらうことはできないという自己像を抱くことがある。また、潜在的な可能性として、愛他性の感覚を育むことに失敗することがある。最後には孤独感やパーソナリティ障害のような問題として顕在化するような、不幸に対する青写真は、子どもが家を離れして、不幸に対する青写真は、子どもが家を離れる

前にすでに描かれているのだろうということを、ここで再び記したい。メンタルヘルスの文献の中で、虐待と同じくらいに優位を占めている出生家族のパターンは、**親の世話不足と巻き込みすぎ、過保護**が同時に見られるという、親の行動の非常に皮肉な組み合わせパターンである。親が子どもの生活に過度に干渉的でありつつ、同時に感情的に距離がある場合は、抑うつ、摂食障害、統合失調症、パーソナリティ障害、社交不安を含む深刻な心理社会的結果に至る高い潜在的可能性を秘めている。メンタルヘルスの文献において、この親の養育態度のパターンが数多く認められることは、関連する問題の幅広さと同様に、注目すべき点である。

この養育態度のパターンは、親子の境界線の調節と、矛盾した状態による深刻な問題から生じていると言えるだろう。巻き込まれすぎと過保護は、境界線の調節が不全な状態を反映しているのだが、その状態は、子どもの自我の発達や、他人との関係性における自己という感覚に有害な影響を及ぼす。親の巻き込まれすぎにさらされた人々は、成人した後にケアを体験することはできないという現実的でない予測や、対人関係において他者が自他の境界線を乗り越えて自分を侵害してくるという先入観や恐れを持つことがある。いずれのケースにおいても、対人関係にあり、心理学的症状の多様性をもたらす一因となっている。親の世話不足は、親の役割の矛盾や、役割の拒否を反映している。非常に幼い子どもでさえ、保護者の受容と拒否を察知するための驚くべき力を持っているのである。親の養育の欠如は、例えば「あなたは価値がない人間だ」「あなたとの関係性を価値あるものと思っていない」というメッセージを子どもに送っているのである。この状態が、巻き込まれすぎとペアにな

っている時、これらの対人関係の体験を理解するための子どもの能力は（または成人後の能力でさえ）、限界を超える負荷がかけられることになる。そのような幼少期の体験によって生じた困惑、混乱、自己非難、セルフエスティームの傷つきは、確実に、後の心理社会的問題の原因となる。

態度や行動を習得するようになった子どもが、第一にとる手段の一つはモデリングである。親ほど、モデルとして、たやすく手に入れることができ、確かなものはない。精神疾患を構成している行動と認知の多くは、実際のところ、社会的に学習されたものなのかもしれない。

**機能不全的な態度と行動を示す親のモデリング**は、社交不安、摂食障害、アルコール依存症、その他の物質使用問題、身体表現性疾患、心因性性機能不全のような問題に関係している。すべてのケースにおいて、不適応的な行動や認知を学習した子どもは、後に成人となって、強い苦痛を引き起こす状態に至ることが、エビデンスとして示されている。生物学的なパラダイムを支持する研究者は、遺伝学的な仮説で、心理学的な症状における親と子どもの類似性を説明する立場をとる。現実には、彼ら親子は出生家族という同じ出自を持つので、遺伝的効果と社会的環境の効果を分離することは困難である。しかしながら、遺伝子の影響は、この親子の類似性についての一部しか説明できないということが、今や明らかとなりつつある。さらに、身体表現性疾患や心理性性機能不全のような問題は、少なくとも定義上、非生物学的な要因性を持っていることが想定される（つまり、もし、そのような問題が生物学的要因で説明できるとしたら、我々はその診断分類を受け入れることはできないはずである）。そのようなケースにおいては、人々は、親のモデリングを通してこれらの問題の根本にある態度や行動を、少なく

とも部分的に学んでいるということが明らかである。

子どもに対する家族プロセスの影響は、成人となった時に終結するわけではない。実際には、精神疾患を持つ多くの成人は未だ出生家族の中で生活している。特に、例えば統合失調症や双極性障害を持つような、より疾病に左右されやすい個人において、浸食的な家族の作用は、心理的なウェルビーイング（well-being）を悪化させ、完全な回復や機能面での生活の独立の可能性を妨げるのである。成人の患者が、感情表出（expressed emotion：EE）、逸脱したコミュニケーションスタイル（communication deviance：CD）、否定的感情スタイル（negative affective style：AS）が多い家族の中で生活している場合、症状をさらに悪化させたり、再発を加速させることがある。EEとネガティブなASは、親と子どもの間には、不安定で過度に入り組んだ関係性を反映している。これらの家族の作用は、統合失調症、双極性障害、摂食障害に関連している。成人になってなお多くの人々が、親からの批判に対しては傷つきやすく影響を受けやすいものである。動物界のあらゆるところで、親は子孫を養育するか、突き放して一人にするかのどちらか一方の行動を示す。人間は別として動物では、親が、心理社会的発達の不安定な時期にある子どもに積極的に干渉したり、苦しめたりするという状況下で、種を存続させることは難しいのである。しかしながら人間の場合、多くの親が（悪意で行うか、善意で行うかにかかわらず）、批判と過干渉を通じて子どものメンタルヘルスをさらに悪化させることがある。親の中には、独特で矛盾した、理解に

苦しむ方法で家族の成員とコミュニケーションをとる者がいる。これは、他者との意義ある社会化をほとんど不可能なものにするという、この社会的な相互交流の解釈にとっては一風変わった枠組みをつくり出し、人間関係のためのコミュニケーションによる極端な孤立やネグレクトが、対人関係の能力を永続的に損なわせる。

多くの人々にとって、対人関係の発展と心理学的発達は、家族によってもたらされ、導かれるものである。子育て、教育、セルフエスティームのサポートのような、健常な家族の作用がねじれた時にしばしば、心理学的苦痛が結果として生じる。完全に成人期に入ってもなお、出生家族は子どもの心理的健康または不健康に強力な影響を持っている。

不運にして、多くの人々にとって、混乱した家族の作用に対処する方法そのもの（例：物質の誤用、過食、症状の身体化、解離）が、自らメンタルヘルスを不適応状態にさせ、精神を摩耗させてしまう行動となっているのである。

### （２）定位家族の体験

大部分の人々が、最終的には、出生家族から感情的にも物理的にもある程度の距離を置くようになる。そのような行動の中で、人々は親やきょうだいとの関係性から、配偶者や子どもとの関係性へと重点を移行させる。定位家族におけるこれらの関係性は、かなりの身体的、精神的エネルギーを要する。さらに、出生家族の関係性の中では、人生にとって祝うべき（少なくとも基本的には）関係性とされている、独立、結婚、親になることという各段階に向かっていく自然なプロセスが存在する。それゆえ、これらの関係性は心理的なウェルビーイング（well-being）に強い影響力を持ち、そのような家族関係の中における

個人の心理的なウェルビーイング（well-being）や疾病がまた、これらの家族の関係性に強い影響を与えるのである。

メンタルヘルス問題と**結婚の苦痛**との間には非常に強固な関係性が存在する。この対人関係の問題は、抑うつ、双極性障害、アルコール依存症、その他の物質使用障害、摂食障害、心因性機能不全を持つ人々の中に認められる。大うつ病やアルコール依存症の配偶者を持つ人々の中に認められる。大うつ病やアルコール依存症の配偶者を持つ者がその他の点では素晴らしい結婚生活を送っていると感じている者を見つけることは極めて困難である。社交不安障害、統合失調症、パーソナリティ障害を持つ多くの者にとっても、（現実に結婚生活を開始し、維持することができたとすればだが）結婚生活の苦痛は恐らく問題を持ったものとなるだろう。

科学者と哲学者は同じように、より親密な人間の絆、すなわち親と子どもや夫と妻の絆というものを議論してきた。親と子どもの関係性は血縁関係の一つであるが、結婚は少なくとも理屈上は死まで継続される関係性である。結婚生活がうまくいかなかった時、メンタルヘルスが結果として損なわれることがある。この場合は、結婚生活の苦痛は、精神病理の症状のきっかけとなるストレッサーとして作用することになる。結婚生活の失敗は、非難、責任感の低下、自己不信、個人の不能感、現在と将来の不確実さについての疑問を生じさせる。結婚生活の苦痛に伴う破滅感や不快気分は、自我の最も強い部分を疲弊させる。そのような多くのケースにおいて、精神病理は結婚生活の苦痛の結果として解釈されるのである。

結婚生活の苦痛と精神病理の関係性のもう一つの説明として、心理的障害の症状に影響されて、結婚生活が悪化しているという見方がある。そのようなケースとして、率直な例を挙げれば、抑うつ状態

にある人が結婚生活をどう楽しむことができるだろうかということである。双極性障害によって極端に変動する気分や行動を許容し、耐えるだけの強さを持つ結婚生活とはどのようなものであろうか？　死ぬまで食事を摂らず、性生活を避ける妻や、死ぬまで飲酒し、常に支離滅裂で攻撃的な夫が亡くなるまで、結婚生活をどのように全うできるだろうか？　これらの症状は、良好な結婚生活にあってさえ、しばしば持ちこたえることのできない重荷なのである。片方のメンタルヘルスが低下した時、二人の結婚生活が傾くことは避けられないことである。

　心理的障害は**子育ての問題**をも発生させる。子どもを育てることほど、多くのエネルギーと努力とスキルを必要とする対人関係の課題は、たとえあるにしても少ないものである。効果的な子育ては、専念と感情的弾力性を必要とする。親の精神バランスが抑うつ、双極性障害、アルコール依存症などによって崩れた時、効果的な子育ての可能性はかなり低下する。このため、メンタルヘルス問題を持つ人々は、しばしば行動的問題や心理的問題を抱えた子育てをする。ただし、幸いにして、親のメンタルヘルスと子どもの苦痛の間の関連性を緩和する多くの要因が存在しており、子どもに対しての養育の悪影響に対抗するだけの弾力性を与えている。子どもの問題行動が親の精神病理の症状を引き起こすという可能性についても（やや推論的なものであるが）、考慮がなされるべきである。メンタルヘルスの問題は、よく知らない他者との接触も含め、様々な対人接触に対して敏感に反応しやすい。行状、注意、感情、行動の側面に問題を持つ子どもが、親にストレスを与え、恐らくは子育ての「失敗」が親の中で内面化した時、抑うつに結び付き、コーピングや

逃避の手段としてアルコール依存症に結び付くと推測するのは、合理的な考え方である。

　例えば葛藤、EE、ネガティブなAS、システムの問題に対する「解決策」の提供といった対人関係の現象は、出生家族と定位家族の両方の状況において認められる。多くの科学者が、しばしばこれらの状況における概念を理論化し、原因—結果の明瞭な線形関係を検証しているが（例：家族の葛藤が抑うつに結び付き、双極性障害が結婚生活の苦痛に結びつくなど）、家族システムの理論家は、システムの全ての成員の中に原因と結果とを見出している。例えば、ロールバーグとシェイン[1987]は、次のように説明している。

　重要な鍵となる仮説は、いかに問題が生じたかという点ではなく、それが現在進行中の相互交流のシステムの側面として、持続しているという点にある。サイバネティクスのフィードバックプロセスは、システムがいかに維持されるかということを理解するためのフレームワークを提供するものであり、それは原因論的な立場に基づく仮説や、原因と結果についての線形関係という（歴史的によく知られた）概念よりも興味深いものである。さらには、問題は、個人内で生じているよりも、対人間で生じているという事以上に、心理的な「症状」と相互交流のシステムは、解決困難なほどに複雑に絡み合っているのである。(pp. 76-77)

　このように、システムの観点では、精神病理が家族に及ぼす影響と、家族が精神病理に及ぼす影響のいずれにも主要な焦点は置かれていない。むしろ、その概念は、システムに所属する**すべての**成員が心理的問題を維持させているという考え方を基本とする。アルコール依存症者や摂食障害者の周囲で生活を構築している家族は、心理的問題を集

団で維持させている。それゆえ、その問題は個人の問題でなく、明らかにシステムの問題なのである。

### （3）全般的対人関係

精神分析に起源を持っている、ハリー・スタック・サリバンによる、より注目に値する新展開の一つは、専ら出生家族にだけ向けられていた注目を、自我の発達とメンタルヘルスにおける家族と仲間の関係性を考慮に入れるという方向へ転換した点であった。心理的問題は、定位家族における問題と深く関わっているる。これは、幼少期早期の親との体験を振り返ることによって、精神病理を説明しようとする立場が、不運にして見逃してきた点なのである。例えば、未婚の若者が、交際関係／ロマンチックな関係や精神的恋愛に重きを置く。そのような若者にとっては、家族からのソーシャルサポートに孤独感を弱める力はない（例：Jones & Moore [1990]）。彼らが探し求めているものは、交際関係もしくはロマンチックな関係を築くパートナーや友人との価値ある関係性なのである。この関係性が手に入らない、もしくは悩ましいものとなったとき、心理的問題がしばしば明らかとなる。

対人関係における**葛藤**の悪影響は、よく立証されているところである。同時に、過度な敵対的葛藤の体験は、個人に深刻な結果をもたらす。危機的な葛藤というテーマは、摂食障害、パーソナリティ障害、アルコール依存症、統合失調症、心因性機能不全、身体表現性疾患の知見の中で示されている。葛藤は、家族との関係性、家族以外との関係性において強められていると考えられる対人関係の現象である。大部分の人々は、非常に基本的な行動として、生活を共にする、少な

くとも数名の他者との調和を探し求め、それを望むと考えられる。の調和が葛藤によってむしばまれている時、メンタルヘルス問題がしばしば生じる。同時に、アルコール依存症やパーソナリティ障害のようなメンタルヘルス問題が、親しい対人関係に内在している調和を崩壊させる。このことがさらに、対人関係の強い葛藤を増大させる潜在的可能性を持っている。

**対人関係の拒否**は、多くのメンタルヘルス問題につきまとう社会的な現象である。抑うつは、対人関係の拒否に最も注目が当てられる問題の一つであるが、コインの相互作用理論 [1976a, 1976b] によって、この現象が統合失調症、摂食障害、パーソナリティ障害を持つ人々にも認められることが明らかである。人間は、「普通」以下か、能力や人柄が優れているというイメージの低い人に対して非常に寛容性が低い。大抵の人が持つ他人と意義深いコミュニケーションをとるという余地を明らかに持っていない個人はしばしば他者に避けられ、拒絶される。それは、距離の近い関係性にあってさえも認められる。

対人関係の拒否という現象には、自尊心を傷つける力もある。他者が好感を持っていない、関心を持っていない、自分に時間を費やしたいと思っていないということを認識することは、病的な回避性を示す個人を除いては、全ての人にとって深い苦しみをもたらす。対人関係の拒否によって持続する苦しみは、軽度の心理的弱みを本格的な精神疾患に悪化させる力を持つ。メンタルヘルスの不調が顕著になるにつれて、当然、さらなる拒絶が誘発される可能性が高まる。ここで再び、心理的問題と対人関係の問題における悪循環の可能性は明らかで

第10章 メンタルヘルスにおける対人関係のパラダイム

あるということを指摘しておきたい。

対人関係の拒否は、例えば親密な関係を手に入れられる可能性というように、より巨視的な対人関係の出来事においてその影響力を示している。精神病理に関係する、最も重要で基本的な対人関係の問題の一つは、**全般的な対人関係の欠如**である。例えば、統合失調症、抑うつ、社交不安、摂食障害を持つ人々のソーシャルネットワークは、脆弱であることが知られている。したがって、この対人関係の問題が、心理的問題の原因にも結果にもなると考えることが、道理にかなっているのだということを再度指摘しておく。大部分の人は、その向社会性によって、他者との関係性を探し求め、構築したいという極めて基本的な欲求を抱くものである。メンタルヘルスは、対人関係を体験する機会が消失するに従い、悪化すると考えられる。

対人関係の拒否のように、対人関係が構築できないという体験は、自分に価値がないという感覚、絶望や悲嘆に結び付く。時が経つにつれて、拒否は場面特異性なものであると認識し続けることが難しく、ついには個人の過ちと責任の感覚にとって代わられてしまう。対人関係の不足は、個人の逸脱や欠損の証拠と見なすことができるだろう。この精神的苦痛は、ポジティブな感情状態とネガティブな感情状態を他者と分かち合い、交友関係やソーシャルサポートを享受する機会が欠けていることと関連しており、深刻な心理的問題にとって強い影響力を示す。

例えば拒否や葛藤のように、メンタルヘルスの問題に関係している特定の対人関係のプロセスは、家族との関係性、家族以外との関係性のあらゆるところに認められる。しかしながら、それ以外のプロセスは、例えば他者との交流を持てないことや孤独感のような、それ以外のプロセスは、家族

内の出来事に関わりなく、広く一般に認められるものである。多くのケースにおいて、これらのプロセスは心理的問題を持つ人々の生活において認められるものであり、彼らの望ましくない健康状態を持続させ、長引かせ、悪化させるのである。

### （4）対人関係のコミュニケーション

我々が他者との対人交流をどのように体験するかということと、どのようにコミュニケーションをとるかということを切り離して考えることは不可能である。不良なコミュニケーションに基づく質の高い対人交流などという状況はあり得ない。効果的な対人関係のコミュニケーションは、目標達成を促し、他者と情報を分かち合い、理解されたという感覚を与えるものである。効果的な他者との対人交流でさえ、双方にとってフラストレーションの体験となってしまう。

効果的なコミュニケーションスキルの重要性は、対人関係とメンタルヘルスに関する文献の中で、**ソーシャルスキルの欠損**というトピックが広く認められるという事実によって理解できる。ソーシャルスキルが対人関係、さらにはメンタルヘルスに与える影響力の強さは、非常に重要なものであるため誇張され過ぎるということはない。抑うつ、社交不安、統合失調症、孤独感、摂食障害、アルコール依存症、その他の物質使用問題のような問題の展開と経過の一因となっている、ソーシャルスキルの乏しさが演ずる役割を強調している。同時に、効果的なソーシャルスキルは、生活におけるストレッサーに直面した時に、メンタルヘルスの問題の発生を低減する予防的役割を果たす。

ソーシャルスキルの欠損とメンタルヘルスの問題の関連性は、多種多様である。社会的孤立やスキルの実践と発展のための機会が極めて少ないということや、モデルとなる人との接触が少ないことなど、多岐にわたる理由から、充分なソーシャルスキルを発達させることに失敗する者もいる。そのような個人は、価値ある対人関係を発展させるために苦しい闘いに直面することになるのであり、ましてや対人交流の成功などは到底望むべくもない。結果として、問題の多くがすでにして、対人関係の拒否や、孤独感、恐らくは親やそれ以外の者からのネグレクトさえも引き起こしうる。このように、ソーシャルスキルの乏しさは、不健全なメンタルヘルスを招く。そのような個人にとって、この不健全な状態に対する効果的な対処は、少なくともいくらかソーシャルスキルに対しての配慮を払うことなのである。

別の角度から見れば、多くの異なる様式を持つ精神病理の症状は、効果的な社会行動を妨げ、ソーシャルスキルを低下させる。統合失調症や双極性障害といった精神疾患の症状は、適切かつ効果的な方法で他者とコミュニケーションをとる能力に深刻な損害を与える。同様に、抑うつに伴う集中困難、精神運動制止、悲哀感情や、社交不安における神経質さや失敗への恐れ、物質依存に伴う感情の不安定性や認知の障害は、社会的コミュニケーションのスキルに有害な効果をもっている。病前に良好なソーシャルスキルを持っていた人ですら、精神病理のエピソードに伴うソーシャルスキルの低下を経験する傾向が認められる。心理的問題の症状が悪化し続けるほど、ソーシャルスキルは低下する。そのようなケースでは、ソーシャルスキルの改善によって、メンタルヘルスも改善されるということがよくある（例：Hersen, Bellack &

Himmelhoch [1980]）。

また、多くの人々にとって、メンタルヘルスの研究で明らかにされているような対人コミュニケーションに固有の問題、例えば**過剰に確認を求めようとすること、他者に望ましい印象を与えているかという自身への疑問、注意関心を求めようとすること、間接的にコミュニケーションを図ろうとすること**などは、いずれもソーシャルスキルの欠損か、もしくはこれらの対人関係の現象の大部分は、適切な社会行動を展開するためのモチベーションが欠損していることを反映している。人々がこのような行動をとったり、感覚を抱くのは、より標準的なコミュニケーションの方法では、他者または他者との関係から何かを探し求めることはできないからであろう。不適切なソーシャルスキルを有する人々は、より芝居がかったコミュニケーションの形態（例えば、抑うつ症状に陥って過剰に確認を求めようとしたり、パーソナリティ障害に陥って興味関心を求めようとする等）に至るか、もっと分かりにくい表現手段（例えば、身体表現性疾患や摂食コミュニケーションの試み等）に至る。摂食障害や身体表現性疾患を持つ人々は、自分自身のことを表現する手段として、効果的かつ直接的な対人コミュニケーションに必要な力が欠如しているので、他者に「メッセージ」や「合図」を送るために自分の症状を利用しているということであろう。

ソーシャルスキルのトピックとして、最後の話題は、その適切性についてである。メンタルヘルスの研究においては、この適切性というトピックが数多く認められるにもかかわらず、心理的問題を持つ人の中には、非常によく発達したソーシャルスキルを持つ人がいるという

第10章 メンタルヘルスにおける対人関係のパラダイム

ことが明らかとなっている。実際のところ、彼らのソーシャルスキルは、非常に発達し、熟達しているので、他者を巧みに扱い、利用するためにそれを用いることがある。妄想症状、ある種のパーソナリティ障害、双極性障害、ある種の性的倒錯症状を持つ人は、しばしば非常に優れたソーシャルスキルを持っており、特に知覚的なスキルに長けていることがある。そのような人々は、自らのソーシャルスキルを不適応的に受け入れられない方向に磨き上げるのであろう。そのようなケースでは、問題はソーシャルスキルの欠損というよりはむしろ、ソーシャルスキルの無責任な適用にある。

## 二　対人関係のパラダイムにおける説明と予測

対人関係の視点から研究を行ってきたメンタルヘルスに関する研究者は、一方では対人コミュニケーションと対人関係の関連性についての様々な仮説を主張し、また一方では対人コミュニケーションとメンタルヘルスについての問題を提唱してきた。これらの関連性は、多様な形態を示している。おそらく、これらの仮説のうち、最も有力なものは、**対人間の現象は、メンタルヘルスを阻害する原因となる**という説である。この仮説はそれほど直接的に検証されてきたわけではないが、多くの理論家と研究者にとって、強い確信となっている。精神病理のケースの中には、対人間の出来事が主要な先行要因と考えられるものがある。例えば、結婚生活の苦痛やその崩壊が、うつ病エピソードやアルコール依存の悪化、身体表現性疾患の発症直前に起こっている時、対人関係の崩壊は心理的症状と苦痛の主要な原因となっていると推測される。

いくつかの領域（例えば、パーソナリティ障害、摂食障害、抑うつ）における研究のエビデンスは、これらのメンタルヘルス問題に先行する対人関係の問題があった時、その直後に疾患の兆候が現れるとは限らないことを示唆している。興味深い可能性として、ある対人関係の出来事が、後の成人期まで潜伏するという性質を持っているという説や、コミュニケーションや他者との関わりについての特徴的なスタイルの影響が、精神疾患のエピソードが現れる閾値を超えるまで、時間経過とともに蓄積されているという説がある。つまり、例えば、幼少期の虐待やネグレクトの最も甚大な影響のいくつかが、子どもが成人期に達し、他の成人との親しい関係性を築こうとしたり、自分自身の子どもを育てようとするまで、顕在化しないという可能性があることになる。また一方では、ソーシャルスキルに乏しい子どもは、大人になって支援的な家族環境から離れ、他者との親密な関係性を構築する世界に出て行くまで、対人関係のコミュニケーションに関わる問題の重要性を充分経験する機会が持てないのだという可能性も考えられるだろう。

対人関係の現象は、心理的問題の近接因であり、遠因であるということに加え、**メンタルヘルスにおける脆弱性要因**としても作用する。少なくとも、親のネグレクトや過干渉、ソーシャルスキルの乏しさ、関係性を得ることができないといったような対人関係のプロセスのいくつかは、心理社会的問題の進展に対しての脆弱性をもたらすであろう。メンタルヘルス問題には、対人関係が起因しているという、この理論は、素因ストレスモデルにうまくフィットしている。疾病に関する素因ストレスモデルでは、素因や先在要因（素質）は、人がストレスを体験し、結果として苦痛が増大し疾病が生じる時まで、発揮

されないということになる。大部分ではないにせよ、多くの人々にとって、対人関係の苦痛や親による虐待、葛藤は、精神疾患のエピソードを引き起こす元となる、個人に先在する気質、認知的、心理的、生物的素因と相互に影響し合いつつ、ストレッサーとしての振る舞いをする。

むしろ、未だに不可解なことは、様々な対人関係の現象が、どのようにして、なぜ、異なる人々に、様々に異なるメンタルヘルスのアウトカムをもたらすのかということである。例えば親の虐待のような同じ脆弱性要因が、ある個人に特定の精神病理のタイプを引き起こすのに、別の個人には異なる問題をもたらすという理由について、未だ解明がなされていない。幼少期に虐待された人の理由については、未だ大うつ病を発症する者もいる。さらには、摂食障害に陥る者もいれば、パーソナリティ障害を示す者もいる。物質濫用や物質依存に陥る者もいる。脆弱性要因（虐待、親のアルコール依存症、家族の葛藤等）の関連性は、決定論的に決まるというだけでなく、蓋然的な側面を持っているという例外部分に決まるというだけでなく、蓋然的な側面を持っているという例外部分を示すものである。このケースにおける緩衝変数や媒介変数に関する現在の研究知見は、上記のような疑問を解決するための見込みを持っており、対人関係のパラダイムにおける将来の研究にとって必要不可欠なものである。

対人関係の不全状態はメンタルヘルス問題のもう一つの主要な仮説は、合理的疑いを超えて、科学的に証明されている。人々が、抑

うつ、統合失調症、社交不安、物質濫用、物質依存、身体表現性疾患、心因性機能不全につながる精神病理のエピソードを経験した時、対人関係及びコミュニケーションの質は、確実に悪化に変容する。大抵、この変化は良くない方向である。この対人関係の悪化と、それに伴うメンタルヘルスの悪化に対する個人の社会的行動にある。心理的問題は、言語的コミュニケーションの主要な基本的構成要素を変化させる。コミュニケーションに問題を抱えた人々は、他者に対して自分自身のことを明確かつ率直に表現することができない、もしくはしたくないと考えることがある。彼らの会話は、特定のテーマや事柄に限定され、より疾病が深刻な場合では、統一性やパターンといったものを全く示さないこともある。精神病理は、それに悩む個人の、他者との関係性に対する見方や交流の仕方を変容させることもある。精神疾患を抱えた患者にとっては、かつては価値あるものとして体験していた社会的関係が、恐らくは、苦痛に満ちていて、混乱を来す要因となることがある。苦痛に悩む個人は社会的行動が阻害されるという記述は、心理的障害の結果として起こる対人関係の悪化の理由を半分しか説明していない。厳密な対人関係の分析は、他者の反応をも考慮に入れる必要がある。研究結果から、人々は、対人関係の拒否による抑うつ、社交不安、統合失調症、摂食障害という状態をもってして、他者に対して反応するという人々が、多くの人を再三明らかにされている。精神病理の兆候を示す人々が、多くの人から拒否されているということが、再三明らかにされている。精神病理の兆候を示す人々が、多くの人から拒否されているということは、無情な現実である。心理的問題を抱える人は、適切で価値ある社会的な相互交流に対する我々の期待を踏みにじる。結果として、大部分の人々が、最終的にそのような個人からは距離を置くように

# 第10章 メンタルヘルスにおける対人関係のパラダイム

なるのである。このような対人関係のパターンが、心理的障害に苦しむ者にとって、社会的関係性の著しい悪化を招くことは避けられない結果である。

因果関係の想定に密接に関連した仮説として、**対人関係の問題を持続させる**という考えがある。対人関係のパラダイムの中では、多くの研究が、メンタルヘルスの問題がひとたび生じた後、対人関係の相互作用がそれをいかにして持続させているのかということを検討している。そのような研究は、メンタルヘルスの問題は膨大な原因からなるという暗黙の認識が前提となっている。**対人関係の相互作用**は心理的問題を持続させ、長引かせる力があるということが明らかである。例えばインフルエンザや風邪のような、身体疾患には複合的な原因があることが類推されている。対人関係の問題がどのようにして生じたのかということにかかわらず、対人関係の問題がいかにして罹患するのかにかかわらず、食事と休息がその経過に影響をもたらす。それが疾患の原因には直接関与していないにも関わらずである。したがって、これと同様の観点から、メンタルヘルスの問題を捉えることができる。対人関係とは関係のない作用因から生じたメンタルヘルスの問題を持続させるケースにあってさえ、対人関係の質が、問題の経過にしばしば重大な影響を与えることがある。例えば、うつ病圏では、他者からの拒否が障害を持続させることがある。同様に、統合失調症患者の家族によるCD、EE、ネガティブなASは、症状の活発化を長引かせ、再発を促進させる。対人関係のストレッサーも、物質の誤使用や障害のある摂食行動を助長する。これらのパターンは再三にわたって実証されており、それぞれの障害のそもそもの「原因」が何であるかにかかわらず、認められることが明らかとなっ

ている。

対人関係による持続仮説は(the interpersonal maintenance hypothesis)の中で、より急進的な説は、**家族システム**として知られる対人関係学派において認められる。伝統的な家族システムの理論家は、伝統的な線形的理解(例えば、AがBを引き起こすという理解)で精神病理における「原因となる」作用因を探究することを避けている。むしろ、彼らは原因と結果を切り離せないものとして捉えており、対人関係のシステムのあらゆる構成要素は、その他のすべての構成要素に影響を与え、かつ与えられるものであるとしている。システム理論に依って立つ者にとっては、障害を「引き起こす」ものは、その障害の活性化を持続させるものなのである。

メンタルヘルスのある領域(例えば、摂食障害、統合失調症、物質依存、身体表現性障害など)の研究では、相互の影響性または相互依存性といううシステムの概念を明確に示している。相互依存のあるケースでは、患者の対人関係システムの社会的構造にあまり良好な点が認められないということが明らかとなっている。例えば、家族の成員が批判性が高く、過度に干渉することもあれば、配偶者や友人が闘争的で、衝突しがちであることもあるし、親が、問題のあるメンタルヘルス状態の表れとなる行動のモデルとなっていることもある。恐らく、この不穏な対人関係の環境が、精神を摩耗させ、不良なメンタルヘルスの症状を導くのである。しかしながら、同時に、心理社会的問題を持つ者との生活自体が、負担の大きいものであることも明らかである。例えば、不安定な家族の存在は、ミュニケーションと対人関係を根本的に変容させてしまう。家族のコミュニケーションと対人関係のスタイルだけでなく、「疾病を持った」成員は、お互いに対するスタイルだけでなく、「疾病を持った」成員

対するスタイルをも変容させる。家族の中、もしくは直接的な関係のある対人ネットワークの中に、精神疾患を持つ者がいることに、人は羞恥心やスティグマ（烙印）、負担を感じるのであろう。これらの変容は社会的行動においてまず認められ、続いて心理的問題を持つ人に影響を与え、急速に「原因」と「結果」の帰属をほとんど不可能にしてしまう。アルコール依存症者の家族についてのシステムの研究では、文字通り、彼らの生活が飲酒を中心に回っていることが示される。また、摂食障害の患者を持つ家族は、食べ物、ダイエット、エクササイズへの強い関心を示すということが示唆されており、原因と結果、もしくは行動と反応という従来の考え方を分かりにくくしている。実のところ、一般に良く知られた「アルコール依存症の家族」や「摂食障害者の家族」という用語は、その疾患が個人の中に位置づけられるものというよりは、疾患を維持・持続させるより大きな社会システムの中に位置づけられるのだという重要な考えを反映しているのである。

心理的問題における対人関係プロセスは、原因となる要因であり、状態を維持させる要因であるのだが、これらの問題のクリニカル（臨床的）なケースに当てはまるだけでなく、サブクリニカルなケースにもまる当てはまるということに留意することが重要である。連続性仮説 (continuity hypothesis) として知られるようになったこの説は、ある特定の問題のサブクリニカルなケースとクリニカルなケースの差異は、程度の問題であって質の問題ではないということを主張している。この仮説はいくつかの議論を引き起こしたが、研究における大部分はこの連続性仮説を支持している（例：Gotlib, Lewinsohn & Seeley [1995]；Lewinsohn, Solomon, Seeley & Zeiss [2000]）。例えば、抑うつ、不安、摂食障害についてサブクリニカルな

レベルにある人はしばしば、同じ問題を抱える重篤なクリニカルケースの人と同種の対人関係の問題の多くを体験しており、また表出するのである。両者の違いはたいてい、対人関係的視点からは、問題の大きさの違いのみである。実際、本書で考察された研究結果の一部は、サブクリニカルな症候群の研究結果を元にしており、これらの研究結果は一般的に、臨床的に診断がつけられたケースと一致する。したがって、メンタルヘルスにおける対人関係の問題のクリニカルな側面の一つは、様々な心理的問題のクリニカルケースとサブクリニカルケースの双方に対して、説明力と予測力を持っているということが挙げられる。

## 三　メンタルヘルスにおけるその他の学派と対人関係のパラダイムの統合

本章のはじめに、パラダイムは、何が現象の説明に重要な変数であるかに焦点を当てていると述べた。同時に、このパラダイムに重要なイデオロギーは、疾患の原因と経過に重要ではないと想定されるその他の現象からは注目を外している。このような理由から、様々な学派の提唱者は、意見を異にする学派のことは忘れてしまうか念頭に置かないということがある。極端なケースでは、研究者がそれ以外の立場に対して批判的になり、争っているように見えることがある。

第1章で記述したように、メンタルヘルスにおける対人関係のパラダイムは、例えば認知的立場、行動的立場、生物学的立場、精神力動的立場のような、よく知られたその他のパラダイムと争うものではなく、それに取って替わる観点というものではない。実際に、これら

# 第10章　メンタルヘルスにおける対人関係のパラダイム

立場の基本的な構成概念の多くは、対人関係の出来事を容易に明らかにすることができる。この観点から考えれば、対人関係はその他の学術的立場に対して相補的なものであると言える。

メンタルヘルスにおける認知的立場が持っている重要な構成概念には、**原因帰属、予測、評価**が含まれる。これらの認知的プロセスを通じて形作られた不適応の形態は、精神病理の多くの形態の基本的側面を構成している。しかしながら、これらの原因帰属と予測はどこから生み出されるものであろうか？　この問いに対する一つの明らかな答えは、対人関係の相互交流の中にある。ジョイナー [2001] は、「原因帰属は希薄化した対人関係の中では発生しない」(p.131) と記している。例えば、確認を求めるという抑うつによく認められる対人関係のプロセスは、原因帰属を形作るための情報を集める手段として解釈できるかもしれない。ジョイナー [2001] はまた、抑うつによく見られる希望を失った状態は、対人関係のストレッサーを生じさせるということも述べている。さらに、予測のタイプによっては、予測が対人関係のプロセスと密接に関連している。虐待されたり、ネグレクトされた子どもは、他者が自分をネグレクトしたり見捨てると予測するようになることがある。対人関係の拒否を多く経験した抑うつ状態にある個人は、他者からさらにまた拒否されると予測する傾向にある。不適切なレベルの達成を子どもに強要する親は、意図せず子どもに完璧主義者としての態度を教え込むことになり、子どもはこの基準を達成しようとする不適切な方法として、摂食障害に陥るのである。これらのケースでは、心理的問題の一因となる歪んだ認知的プロセスが、対人関係の原因となっている。

行動主義の立場は、内的な「観察できない」認知的プロセスではなく、観察可能な行動と、環境から受けとった報酬と罰とに焦点を当てることさえある。少々考えてみれば、精神病理の進展に関連する消去行動もまた、心理的問題の大部分は対人関係に起因し、**精神病理を定義することさえある**と言うことは、容易に思い至るはずである。同様に、対人関係的な性質を持つ傾向にある。彼または彼女が、他者との関係性の中にもはや喜びを見いだせなくなり、本質的に対人関係的に孤独で抑うつ的になったとすれば、報酬と罰の感覚が説明できる部分は全体の半分でしかない。残りの半分は、他者が報酬や罰の感覚を生み出すことに関わっているのである。実のところ、不良なメンタルヘルスにおいて認められる行動がすべて、本質的に対人関係的な性質を帯びているというものではない。しかしながら、本質的に対人関係的な性質を持った行動は、二人またはそれ以上の間でやりとりされる相互交流に関わるものであり、本質的に社会的な傾向を有している。

医学における進歩は、遺伝学、神経科学的作用因、神経生理学的構造と機能のような生物学的メカニズムを通じて精神病理を理解するという可能性に対して、強い注目をもたらした。本書で議論された問題の大部分における膨大な作用因の同定は、薬物的治療の効果の証明と併せて明らかにされているが、生物学的観点に対する多大な称賛をもたらすこととなった。では、対人関係のパラダイムは、この精神疾患における生物学的観点にどのようにして統合されるものだろうか？

心身論の最終的な結論は、生物学が心理学に影響を与え、心理学が生物学に影響を与えるということである。今や、これと同様の確実さ

をもって、**対人関係の相互交流が生物学的機能に影響を与える**ということができる。社会的に孤立した中でラットを飼育すると、生物学的結果が明らかに認められる。ある研究では、ラットにディプレノルフィンのトレーサーを投与した後、七日間、社会的に孤立した環境と集団の中にいる環境とにそれぞれ振り分けた [Vandershuren, stein, Wiegant & Van Ree 1995]。X線による**生体内の脳機能**の分析では、社会的に交流が豊かな環境で飼育されたラットと比較して、孤立で生じたのである。六〇日間、孤立した環境で飼育されたラットの場合、社会的に孤立させたラットの内側前頭前皮質におけるオピオイド受容体結合の低下が示された。この神経学的変化は、たった一週間の社会的孤立で生じたのである。六〇日間、孤立した環境で飼育されたラットの脳の重量が小さいことが示された [Das, Das & Banamali 1987；Riege 1971]。四日間、一日に四時間ずつ、他のラットの攻撃的行動を受けたオスのラットは、副腎肥大と基礎的なコルチコステロンの増加を示した [Haller, Fuchs, Halasz & Makara 1999]。ストレスの生物学的兆候は、攻撃的な対人行動への曝露が、生理学的構造と神経化学的行動に影響を与えるということを示唆している。新生児における早期の有害な体験（例：母親の抑うつや不適切な養育を体験すること）は、ニューロンを含めたコルチコトロピン放出因子と、交感神経系の変化を生じさせる。即時的には防御的働きをしているのだが、ストレスへの感受性を増大させるため、長期的に見れば有害である [Graham, Heim, Goodman, Miller & Nemeroff 1999]。母親の苦痛を体験した成人は、様々な免疫機能の抑制と内分泌機能の変化を示す [Kennedy, Kiecolt-Glaser & Glaser 1988；Kiecolt-Glaser *et al.* 1996]。ただし、生物学的構造と機能において、対人関係の体験とそれに続いて起こる変化の関係性を明確に立証した知見はほんのわずか数例である。

人間と動物の脳は、その生涯を通じてかなりの可塑性を持つ。脳の発達において変化の原因となる作用因の一つは、その他の神経学的作用や機能と同様、対人関係の相互交流である。それゆえに、生物学的作用や機能と特定の対人関係との関連性が特定された時、対人関係の体験が、一部にせよ大部分にせよ、問題の「原因となっている」と結論づけられがちな生物学的障害をむしろ引き起こしているのかもしれないという可能性を、心に留めておくことが非常に重要である。

最後に、精神力動学的パラダイムは、不均衡状態や不適応状態を招く、主に無意識のモチベーションと動因とを通じて、精神病理を説明しようとしている。第1章で述べたように、この学派の考え方のいくつかの重要な構成要素は、本質的に対人関係論的である。父母及びきょうだいとの早期の体験、拒否、転移は、全て精神力動学的説明の中では明らかに重要なものとして論じられている。対象関係論者や愛着理論のように、精神力動学派の様々な立場では、さらに明確に対人関係論的な志向性が示されている。実際、対象関係論における「対象」とは「人」のことである。愛着理論における「愛着」とは保護者（すなわち、他者）に対する愛着のことである。対人関係のパラダイムはより心理学的であり、精神力動学的パラダイムは精神病理を説明するとき、実際には多くの類似した関心を共有している。

過去二五年の間、医学及び心理学において、新たな観点が台頭し始めた。それが**生物・心理・社会的モデル**（biopsychosocial model）である [Engel 1977]。このパラダイムは、先述したモデルや要因のすべてを実質的に包含しようとするものである。生物学、認知、感情、社会的行動が相互に影響を及ぼし合うという事実は、明らかに認識されて

いるところである。このモデルによれば、あらゆる健康問題の完全な理解は、身体的なものであろうと心理的なものであろうと、生物学的、心理学的、社会的要因に対する注目を認めずして達成することはできない。この有力な認識は、久しく待望されていたものであり、メンタルヘルスにおける画一的なパラダイムの提唱者に対して注意を喚起するものとなるはずである。対人関係のパラダイムは、他の学派の考え方とは異なった核となる仮説、説明、予測を持っているが、その構成要素は、上位概念となる生物・心理・社会的モデルの中にうまく当てはまる。

## おわりに

歴史的に、メンタルヘルス問題に対する科学的研究は、様々な観点から発生してきた。精神力動学的アプローチでは、無意識的な動因と親との早期の関係性とに重きを置く。生物学的アプローチでは、遺伝子の役割と神経内分泌の問題、神経伝達物質の機能不全を強調する。認知論者は、機能不全状態にあるスキーマと帰属スタイルが精神病理の異なるタイプをいかにして誘発するのかということを示し、行動論者は、強化と罰のパターンがメンタルヘルスにいかに影響を与えるのかということを説明している。精神病理における対人関係のパラダイムの場合は、直接的に認識できるものでも、明確に体系づけられるものでもないが、メンタルヘルス問題の原因となり結果となる、対人関係のコミュニケーションのプロセスと親密な関係性の持つ役割を重視している。対人関係学と精神病理学は、充分な成熟を見ていると言える。

対人関係のパラダイムを研究する研究者は、対人間のコミュニケーション行動のスタイル、形式、機能に加えて、出生家族、定位家族、全般的対人関係における体験をデータとして扱っている。対人関係のパラダイムは、単に、苦しんでいる個人の行動、認知、感情だけでなく、苦しんでいる個人と接触することになる他者の反応とその関係性にも焦点を置いている。このパラダイムでは、対人関係の相互交流が、メンタルヘルスの原因としての役割を持つと想定されている。また、対人関係の出来事は、それ自体が潜在的なストレッサーであるということに加え、ストレスの悪影響に敏感になる脆弱性要因としても認識されている。さらには、対人関係における問題の避けられない結果として捉えられてもいる。大部分の心理的問題は、対人関係の相互交流が、精神病理を維持させ、精神障害の経緯とその結果に重大な影響力を持つことも知られている。

認知学派、行動学派、生物学派、精神力動学派によって生み出された知見に加え、対人関係のパラダイムは、精神病理を理解するための有益かつ強力なもう一つのツールを提供している。この対人関係のパラダイムは、問題のある対人関係とメンタルヘルス問題とが、不可分に絡み合っているということを示した数多くの研究成果によって確立されているものであり、これらの他の学派と並んで、充分な価値が認められるものである。

## 監訳者あとがき

本書はクリス・セグリン博士 (Chris Segrin) による Interpersonal Processes in Psychological Problems ([2001] Guilford Press) の全訳である。心理的諸問題について、実践的研究の歴史的経緯を踏まえ、それらを対人関係の観点、特にソーシャルスキルの視点を取り入れて体系的に整理している。本書で取り上げられている抑うつ・社交不安・統合失調症・パーソナリティ障害・摂食障害・身体表現性障害・アルコール依存などの諸問題は、様々なメディアに登場することも多く、社会的関心の高い事象である。これらの問題に対して、本書では一貫して対人的パラダイムを中核としたアプローチの重要性を喚起しようとしている。

先述のような心理社会的問題の発生や維持について、近年は臨床社会心理学の分野が注目されつつある[山口・佐藤・岸 二〇〇三：田中・上野 二〇〇三：坂本・丹野・安藤 二〇〇七]。社会心理学が「状況・環境」の普遍的影響力を中心に検討し、臨床心理学が一貫した「個人差・個別性」を検討してきたのに対して、臨床社会心理学は「臨床的問題を視野に入れ、社会心理学原理の応用可能性を探求する分野」[諸井 一九九六]として定義される。こうした臨床社会心理学の潮流が起こってきた背景の一つとして、臨床心理学分野での心理的援助方略における人間関係や対人相互作用の相互作用の理解において、人間関係や対人相互作用の社会心理学的要因の影響の重要性が、強調されるようになってきたことが指摘されている [Leary & Miller 1986]。

なお、本書ではこうした臨床社会心理学と準臨床的レベルの区別に注意をしている。例えば、セグリン博士が指摘するように、近年の研究者や臨床家は「個人的な (= personal)」心理的問題を洞察しようとする傾向が強く、他者と自分との相対的ないし相互的影響過程 (=対人的文脈)における「普遍的な (= universal)」対人的問題についての理解に乏しい印象がある。本書はこうした指摘を説明する立場で、対人プロセスと心理的問題との関連が詳細に論じられている。この点で本書は、臨床社会心理学的研究や臨床実践の進展に向けて一定の役割を果たすことが期待できる。本書は、臨床社会心理学の観点に基づいて訳語を使用するよう努めた。特に、心理的問題についての記述は、臨床心理学の分野で使用されている社会心理学的な文脈で言及されている "Social Anxiety" を「社交不安」としたこともその一つである。臨床心理学の分野で使用されてきた社会不安障害から社交不安障害に変更するよう提案がなされている。そのため、社会心理学の分野では "Social Anxiety" を対人不安と訳すことが通例であるが、臨床心理学・社会心理学のクロスロードと位置づけられる本書では、全て「社交不安」という訳語で統一している。諸井 [一九九六] が指摘しているように、臨床社会心理学・社会心理学のクロスロ

会心理学の観点は、「健常者と"異常者"を連続的にとらえる」というスタンスで心理社会的問題を理解するものである。したがって、社交不安というベクトル上で、あるカットオフ・ポイントを超えた場合に臨床的レベルの社交不安「障害」と呼ばれる状態が生起すると考えることになる。このような見地からは、"Social Anxiety"を社交不安とした上で、社交不安と社交不安障害という二つの訳語の使い分けをすることが、理解しやすいものと考えられる。抑うつとうつ病、パーソナリティの偏りとパーソナリティ障害など、ほとんどの心理社会的問題において この考え方は共通している。完全な正常性から極度の心理的混乱までの連続体の中で問題をとらえるという、臨床社会心理学的発想が読者に理解されることを期待している。それ以外の述語の使用についても翻訳に当たって注意を払っているが、それでも誤訳・誤解や不十分な点があるかも知れない。それらは全て監訳者の責任である。

本書の翻訳に当たって、監訳者からの無理な要求に対応していただいた訳者諸氏に感謝申し上げる。また、出版に際して企画から支えていただいた晃洋書房の丸井清泰氏および吉永恵利加氏に感謝申し上げる。

## 著者について

クリス・セグリン博士は、アリゾナ大学コミュニケーション学科教授である。対人関係とメンタルヘルスを専門とする行動科学者で、心理学科・家族研究学科の教授も兼務している。彼の研究領域は、ソーシャルスキル、対人関係の発展や満足感、抑うつ、不安、孤独感などの心理社会的問題を中心としたものである。とりわけ、ソーシャルスキルに関する実証研究を数多く行っており、素因ストレスモデルにおける素因（脆弱性）としてソーシャルスキルを位置づけた「ソーシャルスキル−脆弱性モデル」[Segrin 1996]を提出するなど、ソーシャルスキル研究において先駆的役割を果たしている研究者の一人である。近年は、ソーシャルスキル欠損が抑うつへの脆弱性をいかに高めるか、なぜ孤独感の高い人に健康問題が多いのか、といった従来からのテーマのみならず、夫婦間の心理的苦痛や離婚の世代間伝達についての研究なども積極的に行っている。さらに、乳がん患者・前立腺がん患者とそのパートナーのウェルビーイングを促進する対人援助技法の研究などにも従事し、臨床社会心理学の発展に大きく寄与している。これらの研究は、*Human Communication Research*, *Communication Monographs*, *Journal of Abnormal Psychology*, *Journal of Social & Clinical Psychology*, *Communication Research* などの学会誌に数多く公表しており、*Family Communication* ([2005] Lawrence Erlbaum Publishers) などの著書も公刊されている。

## 引用文献

Leary, M. R. & Miller, R. S. [1986] *Social psychology and dysfunctional behavior: Origins, diagnostic, and treatment.* Springer-Verlag. New York. (安藤清志・渡辺浪二・大坊郁夫 訳 一九八九 不適応と臨床の心理学 誠心書房)

諸井克英 [一九九六]「臨床社会心理学とは何か」人文論集 静岡大学人文学部社会学科・言語文化学科研究報告、47、pp. 49-74。

坂本真士・丹野義彦・安藤清志編 [二〇〇七]『臨床社会心理学(叢書 実証にもとづく臨床心理学)』東京大学出版。

田中共子・上野徳美編 [二〇〇三]『臨床社会心理学:その実践的展開をめぐって』ナカニシヤ出版。

山口創・佐藤健二・岸 学 [二〇〇〇]『臨床社会心理学への展望』『カウンセリング研究』33、pp. 69-81。

Zakahi, W. R. & Duran, R. L. [1985], Loneliness, communication competence, and communication apprehension: Extension and replication, *Communication Quarterly*, 33, 50-60.

Zanarini, M. C., Gunderson, J. G., Marino, M. F., Schwartz, E. O. & Frankenburg, F. R. [1990], Psychiatric disorders in the families of borderline outpatients, in P. S. Links (Ed.), *Family environment and borderline personality disorder*, Washington, DC: American Psychiatric Press, 69-84.

Ziegler-Driscoll, G. [1979], The similarities in families of drug dependents and alcoholics, in E. Kaufman & P. Kaufman (Eds.), *Family therapy of drug and alcohol abuse*, New York: Gardner Press, 19-39.

Zimmer, D. [1983], Interaction patterns and communication skills in sexually distressed, maritally distressed, and normal couples: Two experimental studies, *Journal of Sex and Marital Therapy*, 9, 251-265.

Zoccolillo, M. & Cloninger, C. R. [1986], Somatization disorder: Psychologic symptoms, social disability, and diagnosis, *Comprehensive Psychiatry*, 27, 65-73.

Zuckerman, M. [1999], *Vulnerability to psychopathology*, Washington, DC: American Psychological Association.

Zuravin, S. J. & Fontanella, C. [1999], The relationship between child sexual abuse and major depression among low-income women: A function of growing up experiences?, *Child Maltreatment*, 4, 3-12.

Wittchen, H. U., Stein, B. & Kessler, R. [1999]. Social fears and social phobia in a community sample of adolescents and young adults: Prevalence, risk factors, comorbidity, *Psychological Medicine*, 29, 309-323.

Wolin, S. J., Bennett, L. A., Noonan, D. L. & Teitelbaum, M. A. [1980], Disrupted family rituals, *Journal of Studies on Alcohol*, 41, 199-214.

Wonderlich, S. [1992], Relationship of family and personality factors in bulimia, in J. H. Crowther, D. L. Tennenbaum, S. E. Hobfoll & M. A. P. Stephens (Eds.), *The etiology of bulimia nervosa: The individual and familial context*, Washington, DC: Hemisphere, 103-126.

Wonderlich, S. A. & Swift, W. J. [1990a], Perceptions of parental relationships in the eating disorders: The relevance of depressed mood, *Journal of Abnormal Psychology*, 99, 353-360.

——[1990b], Borderline versus other personality disorders in the eating disorders: Clinical description, *International Journal of Eating Disorders*, 9, 629-638.

Wonderlich, S., Ukestad, L. & Perzacki, R. [1994], Perceptions of nonshared childhood environment in bulimia nervosa, *Journal of the American Academy of Child and Adolescent Psychiatry*, 33, 740-747.

Woerner, P. I. & Guze, S. B. [1968], A family and marital study of hysteria, *British Journal of Psychiatry*, 114, 161-168.

Woody, S. R. [1996], Effects of focus of attention on anxiety levels and social performance of individuals with social phobia, *Journal of Abnormal Psychology*, 105, 61-69.

Worobey, J. [1999], Temperament and loving-styles in college women: Associations with eating attitudes. *Psychological Reports*, 84, 305-311.

Wright, D. M. & Heppner, P. P. [1991], Coping among nonclinical college-age children of alcoholics, *Journal of Counseling Psychology*, 38, 465-72.

Wuerker, A. M. [1994], Relational control patterns and expressed emotion in families of persons with schizophrenia and bipolar disorder, *Family Process*, 33, 389-407.

Wynne, L. C. [1968], Methodological and conceptual issues in the study of schizophrenics and their families, *Journal of Psychiatric Research*, 6, 185-199.

——[1981], Current concepts about schizophrenics and family relationships, *Journal of Nervous and Mental Disease*, 169, 82-89.

Wynne, L., Ryckoff, I., Day, J. & Hirsch, S. [1958], Pseudo-mutuality in the family relations of schizophrenics, *Psychiatry*, 21, 205-220.

Wynne, L. & Singer, M. [1963], Thought disorders and family relations of schizophrenics: II. A classification of forms of thinking, *Archives of General Psychiatry*, 9, 199-206.

Yama, M. F., Tovey, S. L. & Fogas, B. S. [1993], Childhood family environment and sexual abuse as predictors of anxiety and depression in adult women, *American Journal of Orthopsychiatry*, 63, 136-141.

Youngren, M. A. & Lewinsohn, P. M. [1980], The functional relation between depression and problematic interpersonal behavior, *Journal of Abnormal Psychology*, 89, 333-341.

Zahn-Waxler, C., Cummings, E. M., McKnew, D. H. & Radke-Yarrow, M. [1984], Altruism, aggression, and social interactions in young children with a manic-depressive parent, *Child Development*, 55, 112-122.

Zahn-Waxler, C., McKnew, D. H., Cummings, E. M., Davenport, Y. B. & Radke Yarrow, M. [1984], Problem behaviors and peer interactions of young children with a manic-depressive parent, *American Journal of Psychiatry*, 141, 236-240.

24, 386-398.

West, M. O. & Prinz, R. J. [1987], Parental alcoholism and childhood psychopathology, *Psychological Bulletin*, 102, 204-218.

Westen, D. [1990], Psychoanalytic a roaches to personality, in L. A. Pervin (Ed.), *Handbook of personality: Theory and research*, New York: Guilford Press, 21-65.

Westman, M. & Vinokur, A. D. [1998], Unraveling the relationship of distress levels within couples: Common stressors, empathic reactions, or crossover via social interaction?, *Human Relations*, 51, 137-156.

Whiffen, V. E. & Gotlib, I. H. [1989], Infants of postpartum depressed mothers: Temperament and cognitive status, *Journal of Abnormal Psychology*, 98, 274-279.

Whisman, M. A. [2001], The association between depression and marital dissatisfaction, in S. R. H. Beach (Ed.), *Marital and family processes in depression: A scientific foundation for clinical practice*, Washington, DC: American Psychological Association,. 3-24.

White, J. H. [1992], Women and eating disorders: Part II. Developmental, familial, and biological risk factors, *Health Care for Women International*, 13, 363-373.

Whittaker, J. F., Connell, J. & Deakin, J. F. W. [1994], Receptive and expressive social communication in schizophrenia, *Psychopathology*, 27, 262-267.

Widiger, T. A. & Trull, T. J. [1993], Borderline and narcissistic personality disorders, in P. B. Sutker & H. E. Adams (Eds.), Comprehensive handbook of psychopathology, 2nd ed., New York: Plenum Press, 371-394.

Wierzbicki, M. [1984], Social skills deficits and subsequent depressed mood in students, *Personality and Social Psychology Bulletin*, 10, 605-610.

Wierzbicki, M. & McCabe. M. [1988], Social skills and subsequent depressive symptomatology in children, *Journal of Clinical Child Psychology*, 3, 203-208.

Wiggins, J. S. [1982], Circumplex models of interpersonal behavior in clinical psychology, in P. C. Kendall & J. N. Butcher (Eds.), *Handbook of research methods in clinical psychology*, New York: Wiley, 183-221.

—— [1996], An informal history of the interpersonal circumplex tradition, *Journal of Personality Assessment*, 66, 217-233.

Williams, G. J., Chamove, A. S. & Millar, H. R. [1990], Eating disorders, perceived control, assertiveness and hostility, *British Journal of Clinical Psychology*, 29, 327-335.

Williams, J. G., Barlow, D. H. & Agras, W. S. [1972], Behavioral measurement of severe depression, *Archives of General Psychiatry*, 27, 330-333.

Wilsnack, S. C., Vogeltanz, N. D., Klassen, A. D. & Harris, R. [1997], Childhood sexual abuse and women's substance abuse: National survey findings, *Journal of Studies on Alcohol*, 58, 264-271.

Wilson, L. G., Rosenthal, N. E. & Dunner, D. L. [1982], The phenomenology of bipolar I manic-depressive illness, *Canadian Journal of Psychiatry*, 27, 150-154.

Windle, M. & Searles5 J. S. (Eds.), [1990], *Children of alcoholics: Critical perspectives*, New York: Guilford Press.

Winton, E. C., Clark, D. M. & Edelmann, R. J. [1995], Social anxiety, fear of negative evaluation and the detection of negative emotion in others, *Behaviour Research and Therapy*, 33, 193-196.

―[1990b], Who knows best? Family interaction and eating disorders, *British Journal of Psychiatry*, 156, 546-550.

Walters, K. S. & Inderbitzen, H. M. [1998], Social anxiety and peer relations among adolescents: Testing a psychobiological model, *Journal of Anxiety Disorders*, 12, 183-198.

Warner, V., Weissman, M. M., Fendrich, M., Wickramaratne, P. & Moreau, D. [1992], The course of major depression in the offspring of depressed parents: Incidence, recurrence, and recovery, *Archives of General Psychiatry*, 49, 795-801.

Watson, D. C. & Sinha, B. K. [1998], Comorbidity of DSM-IV personality disorders in a nonclinical sample, *Journal of Clinical Psychology*, 54, 773-780.

Watson, J. P. & Davies, T. [1997], ABC of mental health: Psychosexual problems, *British Journal of Medicine*, 315, 239-242.

Watts, W. D. & Ellis, A. M. [1992], Drug abuse and eating disorders: Prevention implications, *Journal of Drug Education*, 22, 223-240.

Watzlawick, P., Bavelas, J. B. & Jackson, D. D. [1967], *Pragmatics of human communication*, New York: Norton.

Waxer, P. [1974], Nonverbal cues for depression, *Journal of Abnormal Psychology*, 83, 319-322.

Webb, J. A. & Baer, P. E. [1995], influence of family disharmony and parental alcohol use on adolescent social skills, self-efficacy, and alcohol use, *Addictive Behaviors*, 20, 127-135.

Webster, J. J. & Palmer, R. L. [2000], The childhood and family background of women with clinical eating disorders: A comparison with women with major depression and women without psychiatric disorder, *Psychological Medicine*, 30, 53-60.

Weeks, D. G., Michela, J. L., Peplau, L. A. & Bragg, M. E. [1980], Relation between loneliness and depression: A structural equati. on analysis, *Journal of Personality and Social Psychology*, 39, 1238-1244.

Weinberg, N. Z., Rahdert, E., Colliver, J. D. & Glantz, M. D. [1998], Adolescent substance abuse: A review of the past 10 years, *Journal of the American Academy of Child and Adolescent Psychiatry*, 37, 252-261.

Weiner, E. J. & Stephens, L. [1996], Sexual barrier weight: A new approach, in M. F. Schwartz & L. Cohn (Eds.), *Sexual abuse and eating disorders*, New York: Brunner/Mazel, 68-77.

Weintraub, W. & Aronson, H. [1967], The application of verbal behavior analysis' to the study of psychopathological defense mechanisms: IV. Speech pattern associated with depressive behavior, *Journal of Nervous and Mental Disease*, 144, 22-28.

Weiss, K. M., Chapman, H. A., Strauss, M. E. & Gilmore, G. C. [1992], Visual information decoding deficits in schizophrenia, *Psychiatry Research*, 44, 203-216.

Weissman, M. M. [1993], The epidemiology of personality disorders: A 1990 update, *Journal of Personality Disorders*, 7(Suppl. 1), 44-62.

Weissman, M. M. & Klerman, G. L. [1973], Psychotherapy with depressed women: An empirical study of content themes and reflection, *British Journal of Psychiatry*, 123, 55-61.

Weissman, M. M., Markowitz, J. C. & Klerman, G. L. [2000], *Comprehensive guide to interpersonal psychotherapy*, New York: Basic Books（水島広子訳『対人関係療法総合ガイド』岩崎学術出版社、2009年）.

Wenzlaff, R. M. & Beevers, C. G. [1998], Depression and interpersonal responses to others' moods: The solicitation of negative information about happy people, *Personality and Social Psychology Bulletin*,

Velligan, D. I., Miller, A. L., Eckert, S. L., Funderburg, L. G., True, J. E., Mahurin, R. K., Diamond, P. & Hazelton, B. C. [1996], The relationship between parental communication deviance and relapse in schizophrenia patients in the 1-year period after hospital discharge, *Journal of Nervous and Mental Disease*, 184, 490-496.

Vernberg, E. M., Abwender, D. A., Ewell, K. K. & Beery, S. H. [1992], Social anxiety and peer relationships in early adolescence: A prospective analysis, *Journal of Clinical Child Psychology*, 21, 189-196.

Vitousek, K. & Manke, F. [1994], Personality variables and disorders in anorexia nervosa and bulimia nervosa, *Journal of Abnormal Psychology*, 103, 137-147.

Vittengl, J. R. & Holt, C. S. [1998], Positive and negative affect in social interactions as a function of partner familiarity, quality of communication, and social anxiety, *Journal of Social and Clinical Psychology*, 17, 196-208.

Vohs. K. D., Bardone, A. M., Joiner, T. E., Abramson, L. Y. & Heatherton, T. F. [1999], Perfectionism, perceived weight status, and self-esteem interact to predict bulimic symptoms: A model of bulimic symptom development, *Journal of Abnormal Psychology*, 108, 695-700.

Wagner, A. W. & Linehan, M. M. [1999], Facial expression recognition ability among women with borderline personality disorder: Implications for emotion regulation?, *Journal of Personality Disorders*, 13, 329-344.

Wahlberg, K. E., Wynne, L. C., Oja, H., Keskitalo, ykalainen, L., Lahti, I., Moring, J., Naarala, M., Sorru, A., Seitanaa, M., Laksy, K., Lolassa, J. & Tienari, P. [1997], Gene-environment interaction in vulnerability to schizophrenia: Findings from the Finnish adoption family study, *American Journal of Psychiatry*, 154, 355-362.

Walker, L. S., Garber, J. & Greene, J. W. [1994], Somatic complaints in pediatric patients: A prospective study of the role of negative life events, child social and academic competence, and parental somatic symptoms, *Journal of Consulting and Clinical Psychology*, 62, 1213-1221.

Wallace, S. T. & Alden, L. E. [1991], A comparison of social standards and perceived ability in anxious and nonanxious men, *Cognitive Therapy and Research*, 15, 237-254.

—— [1995], Social anxiety and standard setting following social success or failure, *Cognitive Therapy and Research*, 19, 613-631.

—— [1997], Social phobia and positive social events: The price of success, *Journal of Abnormal Psychology*, 106, 416-424.

Waller, G. [1994], Borderline personality disorder and perceived family dysfunction in the eating disorders, *Journal of Nervous and Mental Disease*, 182, 541-546.

—— [1998], Perceived control in eating disorders: Relationship with reported sexual abuse, *International Journal of Eating Disorders*, 23, 213-216.

Waller, G. & Calam, R. [1994], Parenting and family factors in eating problems, in L. Alexander-Mott & D. B. Lumsden (Eds.), *Understanding eating disorders: Anorexia nervosa, bulimia nervosa, and obesity*, Philadelphia: Taylor & Francis,. 61-76.

Waller, G., Calam. R. & Slade, P. [1989], Eating disorders and family interaction, *British Journal of Clinical Psychology*, 28, 285-286.

Waller, G., Slade, P. & Calam, R. [1990a], Family adaptability and cohesion: Relation to eating attitudes and disorders, *International Journal of Eating Disorders*, 9, 225-228.

[1982], An assessment of social skill deficits in alcoholics, *Behavioral Assessment*, 4, 317-326.

Twentyman, C. T. & McFall, R. M. [1975], Behavioral training of social skills in shy males, *Journal of Consulting and Clinical Psychology*, 43, 384-395.

Uecok, A., Karaveli, D., Kundakci, T. & Yazici, O. [1998], Comorbidity of personality disorders with bipolar mood disorders, *Comprehensive Psychiatry*, 39, 72-74.

Van Buren, D. J. & Williamson, D. A. [1988], Marital relationships and conflict resolution skills of bulimics, *International Journal of Eating Disorders*, 7, 735-741.

van Furth, E. F., van Strien, D. C., Martiha, L. M. L., van Son, M. J. M., Hendrickx, J. J. P. & van Engeland, H. [1996], Expressed emotion and the prediction of outcome in adolescent eating disorders, *International Journal of Eating Disorders*, 20, 19-31.

Vandereycken, W., Kog, E. & Vanderlinden, J. (Eds.) [1989], *The family approach to eating disorders*, Great Neck, NY Publishers Marketing Association.

Vanderlinden, J. & Vandereycken, W. [1996], Is sexual abuse a risk factor for developing an eating disorder?, in M. F. Schwartz & L. Cohn (Eds.), *Sexual abuse and eating disorders*, New York: Brunner/Mazel, 17-21.

Vanderschuren, L. J. M. J., Stein, E. A., Wiegant, V. & Van Ree, J. M. [1995], Social isolation and social interaction alter regional brain opioid receptor binding in rats, *European Neuropsychpharmacology*, 5, 119-127.

Vanger, P. [1987], An assessment of social skill deficiencies in depression, *Comprehensive Psychiatry*, 28, 508-512.

Vanger, P., Summerfield, A. B., Rosen, B. K. & Watson, J. P. [1991], Cultural differences in interpersonal responses to depressives' nonverbal behaviour, *International Journal of Social Psychiatry*, 37, 151-158.

—— [1992], Effects of communication content on speech behavior of depressives, *Comprehensive Psychiatry*, 33, 39-41.

van Lankveld, J. J. D. M. & Grotjohann, Y. [2000], Psychiatric comorbidity in heterosexual couples with sexual dysfunction assessed with the Composite International Diagnostic Interview, *Archives of Sexual Behavior*, 29, 479-498.

Vaughn, C. & Leff, J. P. [1976], The measurement of expressed emotion in the families of psychiatric patients, *British Journal of Clinical and Social Psychology*, 15, 157-165.

Vaughn, C. E. & Leff, J. P. [1981], Patterns of emotional response in relatives of schizophrenic patients, *Schizophrenia Bulletin*, 7, 43-44.

Vaux, A. [1988], Social and emotional loneliness: The role of social and personal characteristics, *Personality and Social Psychology Bulletin*, 14, 722-734.

Velleman, R. [1992], Intergenerational effects-A review of environmentally oriented studies concerning the relationship between parental alcohol problems and family disharmony in the genesis of alcohol and other problems: I. The intergenerational effects of alcohol problems, *International Journal of the Addictions*, 27, 253-280.

Velleman, R. &: Orford, J. [1993], The adult adjustment of offspring of parents with drinking problems, *British Journal of Psychiatry*, 162, 503-516.

Velligan, D. I., Funderburg, L. G., Giesecke, S. L. & Miller, A. L. [1995], Longitudinal analysis of communication deviance in the families of schizophrenic patients, *Psychiatry*, 58, 6-19.

Targum, S. D., Dibble, E. D., Davenport, Y. B. & Gershon, E. S. [1981], The Family Attitudes Questionnaire: Patients' and spouses' views of bipolar illness, *Archives of General Psychiatry*, 38, 562-568.

Taylor, M. A. [1993], *The neuropsychiatric guide to modern everyday psychiatry*, New York: Free Press.

Teasdale, J. D. & Bancroft, J. [1977], Manipulation of thought content as a determinant of mood and corrugator electromyographic activity in depressed patients, *Journal of Abnormal Psychology*, 86, 235-241.

Teasdale, J. D., Fogarty, S. J. & Williams, M. G. [1980], Speech rate as a measure of short-term variation in depression, *British Journal of Social and Clinical Psychology*, 19, 271-278.

Thelen, M. H., Farmer, J., Mann, L. M. & Pruitt, J. [1990], Bulimia and interpersonal relationships: A longitudinal study, *Journal of Counseling Psychology*, 37, 85-90.

Thomas, A. M. & Forehand, R. [1991], The relationship between parental depressive mood and early adolescent parenting, *Journal of Family Psychology*, 4, 260-271.

Thompson, J. M., Whiffen, V. E. & Blain, M. D. [1995], Depressive symptoms, sex, and perceptions of intimate relationships, *Journal of Social and Personal Relationships*, 12, 49-66.

Thompson, K. M., Wonderlich, S. A., Crosby, R. D. & Mitchell, J. E. [1999], The neglected link between eating disturbances and aggressive behavior in girls, *Journal of the American Academy of Child and Adolescent Psychiatry*, 38, 1277-1284.

Todt, E. H. & Howell, R. J. [1980], Vocal cues as indices of schizophrenia, *Journal of Speech and Hearing Research*, 23, 517-526.

Tolkmitt, F., Helfrich, H., Standke, R. & Scherer, K. R. [1982], Vocal indicators of psychiatric treatment effects in depressives and schizophrenics, *Journal of Communicative Disorders*, 15, 209-222.

Tompson, M. C., Rea, M. M., Goldstein, M. J., Miklowitz, D. J. & Weisman, A. G. [2000], Difficulty in implementing a family intervention for bipolar disorder: The predictive role of patient and family attributes, *Family Process*, 39, 105-120.

Toomey, R., Wallace, C. J., Corrigan, P. W., Schuldberg, D. & Green, M. F. [1997], Social processing correlates of nonverbal social perception in schizophrenia, *Psychiatry*, 60, 292-300.

Torgalsboen, A. K. [1999], Comorbidity in schizophrenia: A prognostic study of personality disorders in recovered and non-recovered schizophrenia patients, *Scandinavian Journal of Psychology*, 40, 147-152.

Troisi, A. & Moles, A. [1999], Gender differences in depression: An ethological study of nonverbal behavior during interviews, *Journal of Psychiatric Research*, 33, 243-250.

Trull, T. J., Useda, D., Conforti, K. & Doan, B. [1997], Borderline personality disorder features in nonclinical young adults: 2, Two-year outcome, *Journal of Abnormal Psychology*, 106, 307-314.

Tsai, S. Y., Lee, J. C. & Chen, C. C. [1999], Characteristics and psychosocial problems of patients with bipolar disorder at high risk for suicide attempt, *Journal of Affective Disorders*, 52, 145-152.

Turley, B., Bates, G. W., Edwards, J. & Jackson, H. J. [1992], MCMI-II personality disorder, *Journal of Clinical Psychology*, 48, 320-329.

Turner, S. M., Beidel, D. C., Dancu, C. B. & Keys, D. J. [1986], Psychopathology of social phobia and comparison to avoidant personality disorder, *Journal of Abnormal Psychology*, 95, 389-394.

Turner, S. M., Beidel, D. C. & Townsley, R. M. [1990], Social phobia: Relationship to shyness, *Behaviour Research and Therapy*, 28, 497-505.

Twentyman, C. T., Greenwald, D. P., Greenwood, M. A., Kloss, J. D., Kovaleski, M. E. & Zibung-Hoffman, P.

and borderline inpatients, *Journal of Clinical Psychology*, 53, 41-49.

Stone, M. H. [1990], Abuse and abusiveness in borderline personality disorder, in P. S. Links (Ed.), *Family environment and borderline personality disorder*, Washington, DC: American Psychiatric Press, 133-148.

Stone, N. [1993], Parental abuse as a precursor to childhood onset depression and suicidality, *Child Psychiatry and Human Development*, 24, 13-24.

Stopa, L. & Clark, D. M. [2000], Social phobia and interpretation of social events, *Behaviour Research and Therapy*, 38, 273-283.

Strack, S. [1996], Introduction to the special series-Interpersonal theory and the interpersonal circumplex: Timothy Leary's legacy, *Journal of Personality Assessment*, 66, 212-216.

Strahan, E. & Conger, A. J. [1998], Social anxiety and its effects on performance and perception, *Journal of Anxiety Disorders*, 12, 293-305.

Strauss, C. C., Lahey, B. B., Frick, P., Frame, C. L. & Hynd, G. W. [1988], Peer social status of children with anxiety disorders, *Journal of Consulting and Clinical Psychology*, 56, 137-141.

Strickland, D. E. & Pittman, D. J. [1984], Social learning and teenage alcohol use: Interpersonal and observational influences within the sociocultural environment, *Journal of Drug Issues*, 14, 137-150.

Strober, M. & Humphrey, L. L. [1987], Familial contributions to the etiology and course of anorexia nervosa and bulimia, *Journal of Consulting and Clinical Psychology*, 55, 654-659.

Stuart, S. & Noyes, R. [1999], Attachment and interpersonal communication in somatization, *Psychosomatics*, 40, 34-43.

Sullivan, H. S. [1953a], *Conceptions of modern psychiatry*, New York: Norton (中井久夫・山口隆訳『現代精神医学の概念』みすず書房、1982年).

――[1953b], *The interpersonal theory of psychiatry*, New York: Norton (中井久夫・宮崎隆吉・高木敬三・鑪幹八郎訳『精神医学は対人関係論である』みすず書房、1990年).

Suman, L. N. & Nagalakshmi, S. V. [1993], Personality dimensions of alcohol dependent individuals and their spouses, *National Institute of Mental Health and Neurosciences*, 11, 95-98.

Svrakic, D. M. [1986], The real self of narcissistic personalities: A clinical a roach, *American Journal of Psychoanalysis*, 46, 219-229.

Swann, W. B. [1990], To be adored or to be known?: The interplay of self-enhancement and self-verification, in E. T. Higgins & R. M. Sorrentino (Eds.), *Handbook of motivation and cognition Vol. 2*, New York: Guilford Press, 408-480.

Swendsen, J. D. & Merikangas, K. R. [2000], The comorbidity of depression and substance use disorders, *Clinical Psychology Review*, 20, 173-189.

Sylph. J. A., Ross. H. E. & Kendward. H. B. [1977], Social disability in chronic psychiatric patients, *American Journal of Psychiatry*, 134, 1391-1394.

Szabadi, E., Bradshaw, C. M. & Besson, J. A. O. [1976], Elongation of pause-time in speech: A simple, objective measure of motor retardation in depression, *British Journal of Psychiatry*, 129, 592-597.

Talavera, J. A., Saiz-Ruiz, J. & Garcia-Toro, M. [1994], Quantitative measurement of depression through speech analysis, *European Psychiatry*, 9, 185-193.

Tantam, D. [1995], Empathy, persistent aggression and antisocial personality disorder, *Journal of Forensic Psychiatry*, 6, 10-1 8.

Solano, C. H. & Koester, N. H. [1989], Loneliness and communication problems: Subjective anxiety or objective skills, *Personality and Social Psychology Bulletin*, 15, 126-133.

Solovay, M. R., Shenton, M. E. & Holzman, P. S. [1987], Comparative studies of thought disorders: I. Mania and schizophrenia, *Archives of General Psychiatry*, 44, 13-20.

Sonne, S. C. & Brady, K. T. [1999], Substance abuse and bipolar comorbidity, *Psychiatric Clinics of North America*, 22, 609-627.

Spence, S. H., Donovan, C. & Brechman-Toussaint, M. [1999], Social skills, social outcomes, and cognitive features of childhood social phobia, *Journal of Abnormal Psychology*, 108, 211-221.

Spitzberg, B. H. & Canary, D. J. [1985], Loneliness and relationally competent communication, *Journal of Social and Personal Relationships*, 2, 387-402.

Stayton, W. R. [1996], Sexual and gender identity disorders in a relational perspective, in F. W. Kaslow (Ed.), *Handbook of relational diagnosis and dysfunctional family patterns*, New York: Wiley, 357-370.

Stefos, G., Bauwens, F., Staner, L., Pardoen, D. & Mendlewicz, J. [1996], Psychosocial predictors of major affective recurrences in bipolar disorder: A 4-year longitudinal study of patients on prophylactic treatment, *Acta Psychiatrica Scandinavica*, 93, 420-426.

Steiger, H., Puentes-Neuman, G. & Leung, F. Y. K. [1991], Personality and family features of adolescent girls with eating symptoms: Evidence for restricter/binger differences in a nonclinical population, *Addictive Behaviors*, 16, 303-314.

Steiger, H., Stotland, S., Trottier, J. & Ghadirian, A. M. [1996], Familial eating concerns and psychopathological traits: Causal implications of transgenerational effects, *International Journal of Eating Disorders*, 19, 147-157.

Stein, D., Lilenfeld, L. R., Plotnicov, K., Pollice, C., Rao, R., Strober, M. & Kaye, W. H. [1999], Familial aggregation of eating disorders: Results from a controlled family study of bulimia nervosa, *International Journal of Eating Disorders*, 26, 211-215.

Stein, M. B., Walker, J. R., Anderson, G., Hazen, A. L., Ross, C. A., Eldrige, G. & Forde, D. R. [1996], Childhood physical and sexual abuse in patients with anxiety disorders and in a community sample, *American Journal of Psychiatry*, 153, 275-277.

Steinglass, P. [1979], The alcoholic family in the interaction laboratory, *Journal of Nervous and Mental Disease*, 167, 428-436.

Steinglass, P. [1981a], The alcoholic family at home, *Archives of General Psychiatry*, 38, 578-584.

―― [1981b], The impact of alcoholism on the family, *Journal of Studies on Alcohol*, 42, 288-303.

―― [1985], Family systems a roaches to alcoholism, *Journal of Substance Abuse Treatment*, 2, 161-167.

Steinglass, P. & Robertson, A. [1983], The alcoholic family, in B. Kissin & H. Begleiter (Eds.), *The biology of alcoholism: Vol. 6. The pathogenesis of alcoholism: Psychosocial factors*, New York: Plenum Press, 243-307.

Steinglass, P., Tislenko, L. & Reiss, D. [1985], Stability/instability in the alcoholic marriage: The interrelationships between course of alcoholism, family process, and marital outcome, *Family Process*, 24, 365-376.

Steinglass, P., Weiner, S. & Mendelson, J. H. [1971], A systems approach to alcoholism: A model and its clinical application, *Archives of General Psychiatry*, 24, 401-408.

Stern, M. I., Herron, W. G., Primavera, L. H. & Kakuma, T. [1997], Interpersonal perceptions of depressed

Sheridan, M. J. & Green, R. G. [1993], Family dynamics and individual characteristics of adult children of alcoholics: An empirical analysis, *Journal of Social Service Research*, 17, 73-97.

Siegel, S. J. & Alloy, L. B. [1990], Interpersonal perceptions and consequences of depressive-significant other relationships: A naturalistic study of college roommates, *Journal of Abnormal Psychology*, 99, 361-373.

Siegman, A. W. [1987], The pacing of speech in depression, in J. D. Maser (Ed.), Depression and expressive behavior, Hillsdale, NJ: Erlbaum, 83-102.

Sights, J. R. & Richards, H. C. [1984], Parents of bulemic women, *International Journal of Eating Disorders*, 3, 3-13.

Silverstein, B. & Perlick, D. [1995], *The cost of competence: Why inequality causes depression, eating disorders, and illness in women*, New York: Oxford University Press.

Simon, G. E. & Von Korff, M. [1998], Suicide mortality among patients treated for depression in an insured population, *American Journal of Epidemiology*, 147, 155-160.

Simoneau, T. L., Miklowitz, D. J., Goldstein. M. J., Nuechterlein, K. H. & Richards, J. A. [1996], Nonverbal interactional behavior in the families of persons with schizophrenic and bipolar disorders, *Family Process*, 35, 83-102.

Simons, R. L., Conger, R. D. & Whitbeck, L. B. [1988], A multistage social learning model of the influences of family and peers upon adolescent substance abuse, *Journal of Drug Issues*, 18, 293-315.

Singer, M. & Wynne, L. [1965], Though disorder and family relations of schizophrenics: III, Methodology using projective techniques, *Archives of General Psychiatry*, 12, 187-200.

Singer, M., Wynne, L. & Toohey, M. [1978], Communication disorders and the families of schizophrenics, in L. C. Wynne, R. L. Cromwell & S. Matthysse (Eds.), *The nature of schizophrenia: New approaches to research and treatment*, New York: Wiley, 499-511.

Skodol, A. E., Oldham, J. M. & Gallaher, P. E. [1999], Axis II comorbidity of substance use disorders among patients referred for treatment of personality disorders, *American Journal of Psychiatry*, 156, 733-738.

Skodol, A. E., Oldham, J. M., Hyler, S. E., Kellman, H. D., Doidge, N. & Davies, M. [1993], Comorbidity of DSM-III-R eating disorders and personality disorders, *International Journal of Eating Disorders*, 14, 403-416.

Slotkin, J. S. [1942], The nature and effects of social interaction in schizophrenia, *Journal of Abnormal and Social Psychology*, 37, 345-368.

Smari, J., Bjarnadottir, A. & Bragadottir, B. [1998], Social anxiety, social skills and expectancy/cost of negative social events, *Scandinavian Journal of Behaviour Therapy*, 27, 149-155.

Snell, W. E. [1989], Willingness to self-disclose to female and male friends as a function of social anxiety and gender, *Personality and Social Psychology Bulletin*, 15, 113-125.

Snyder, D. K. & Berg, P. [1983], Determinance of sexual dissatisfaction in sexually distressed couples, *Archives of Sexual Behavior*, 12, 237-246.

Sobal, J. & Bursztyn, M. [1998], Dating people with anorexia nervosa: Attitudes and beliefs of university students, *Women and Health*, 27, 73-88.

Sobin, C. & Sackeim, H. A. [1997], Psychomotor symptoms of depression, *American Journal of Psychiatry*, 154, 4-17.

*Journal of Language and Social Psychology*, 17, 494-505.

Segrin, C. & Flora, J. [2000], Poor social skills are a vulnerability factor in the development of psychosocial problems, *Human Communication Research*, 26, 489-514.

Segrin, C. & Givertz, M. [2003], Social skills training, in J. O. Greene & B. R. Burleson (Eds.), *Handbook of communication and social interaction skills*, Mahwah, NJ: Erlbaum.

Segrin, C. & Kinney, T. [1995], Social skills deficits among the socially anxious: Loneliness and rejection from others, *Motivation and Emotion*, 19, 1-24.

Segrin, C. & Menees, M. M. [1996], The impact of coping styles and family communication on the social skills of children of alcoholics, *Journal of Studies on Alcohol*, 57, 29-33.

Seilhamer, R. A. & Jacob, T. [1990], Family factors and adjustment of children of alcoholics, in M. Windle & J. S. Searles (Eds.), *Children of alcoholics: Critical perspectives*, New York: Guilford Press, 168-188.

Seilhamer, R. A., Jacob, T. & Dunn, N. J. [1993], The impact of alcohol consumption on parent-child relationships in families of alcoholics, *Journal of Studies on Alcohol*, 54, 189-198.

Semple, S. J., P. atterson, T. L., Shaw, W. S., Grant, I., Moscona, S. & Jeste, D. V. [1999], Self-perceived interpersonal competence in older schizophrenia patients: The role of patient characteristics and psychosocial factors, *Acta Psychiatrica Scandinavica*, 100, 126-135.

Senchak, M., Greene, B. W., Carroll, A. & Leonard, K. E. [1996], Global, behavioral and self ratings of interpersonal skills among adult children of alcoholic, divorced and control parents, *Journal of Studies on Alcohol*, 57, 638-645.

Shachnow, J., Clarkin, J., DiPalma. C. S., Thurston, F., Hull, J. & Shearin, E. [1997], Biparental psychopathology and borderline personality disorder, *Psychiatry*, 60, 171-181.

Shapira, B., Zislin, J., Gelfin, Y., Osher, Y., Gorfine, M., Souery, D., Mendlewicz, J. & Lerner, B. [1999], Social adjustment and self-esteem in remitted patients with unipolar and bipolar affective disorder: A case-control study, *Comprehensive Psychiatry*, 40, 24-30.

Shean, G. [1978], *Schizophrenia: An introduction to research and theory*, Cambridge, MA: Winthrop.

Shean, G. D. & Heefner. A. S. [1995], Depression, interpersonal style, and communication skills, *Journal of Nervous and Mental Disease*, 183, 485-487.

Shedler, J. & Block, J. [1990], Adolescent drug use and psychological health, *American Psychologist*, 45, 612-630.

Sheffield, M., Carey, J., Patenaude, W. & Lambert, M. J. [1995], An exploration of the relationship between interpersonal problems and psychological health, *Psychological Reports*, 76, 947-956.

Shek, D. T. L. [1998], A longitudinal study of the relations of family factors to adolescent psychological symptoms, coping resources, school behavior, and substance abuse, *International Journal of Adolescent Medicine and Health*, 10, 155-184.

Sher, K. J. [1991], *Children of alcoholics: A critical appraisal of theory and research*, Chicago: University of Chicago Press.

Sher, K. J., Walitzer, K. S., Wood, P. K. & Brent, E. E. [1991], Characteristics of children of alcoholics: Putative risk factors, substance use and abuse, and psychopathology, *Journal of Abnormal Psychology*, 100, 427-448.

Sheridan, M. J. [1995], A proposed intergenerational model of substance abuse, family functioning, and abuse/neglect, *Child Abuse and Neglect*, 19, 519-530.

with chronic pain, *Journal of Consulting and Clinical Psychology*, 62, 861-864.
Schweitzer, R., Wilks, J. & Callan, V. J. [1992], Alcoholism and family interaction, *Drug and Alcohol Review*, 11, 31-34.
Schwenzer, M. [1996], Social fears in hypochondriasis, *Psychological Reports*, 78, 971-975.
Seagraves, K. B. & Seagraves, R. T. [1991], Hypoactive sexual desire disorder: Prevalence and comorbidity in 906 subjects, *Journal of Sex and Marital Therapy*, 17, 55-58.
Segal, B. M. [1990], Interpersonal disorder in borderline patients, in P. S. Links (Ed.), *Family environment and borderline personality disorder*, Washington, DC: American Psychiatric Press, 27-39.
Segrin, C. [1990], A meta-analytic review of social skill deficits in depression, *Communication Monographs*, 57, 292-308.
―― [1992], Specifying the nature of social skill deficits associated with depression, *Human Communication Research*, 19, 89-123.
―― [1993a], Interpersonal reactions to depression: The role of relationship with partner and perceptions of rejection, *Journal of Social and Personal Relationships*, 10, 83-97.
―― [1993b], Social skills deficits and psychosocial problems: Antecedent, concomitant, or consequent? *Journal of Social and Clinical Psychology*, 12, 336-353.
―― [1993c], Effects of dysphoria and loneliness on social perceptual skills, *Perceptual and Motor Skills*, 77, 1315-1329.
―― [1996], The relationship between social skills deficits and psychosocial problems: A test of a vulnerability model, *Communication Research*, 23, 425-450.
―― [1998], Interpersonal communication problems associated with depression and loneliness, in P. A. Anderson & L. A. Guerrero (Eds.), *The handbook of communication and emotion*, San Diego: Academic Press, 215-242.
―― [1999], Social skills, stressful life events, and the development of psychosocial problems, *Journal of Social and Clinical Psychology*, 18, 14-34.
―― [2000], Social skills deficits associated with depression, *Clinical Psychology Review*, 20, 379-403.
―― [2001], Social skills and negative life events: Testing the deficits stress generation hypothesis, *Current Psychology: Developmental, Learning, Personality, Social*, 20, 16-32.
Segrin, C. & Abramson, L. Y. [1994], Negative reactions to depressive behaviors: A communication theories analysis, *Journal of Abnormal Psychology*, 103, 655-668.
Segrin, C. & Allspach, L. [1999], Loneliness, in D. Levinson, J. J. Ponzetti & P. F. Jorgensen (Eds.), *Encyclopedia of human emotions*, New York: Macmillan,. 424-430.
Segrin, C. & Dillard, J. P. [1991], (Non) depressed persons' cognitive and affective reactions to (un)successful interpersonal influence, *Communication Monographs*, 58, 115-134.
―― [1992], The interactional theory of depression: A meta-analysis of the research literature, *Journal of Social and Clinical Psychology*, 11, 43-70.
―― [1993], The complex link between social skill and dysphoria: Conceptualization, perspective, and outcome, *Communication Research*, 20, 76-104.
Segrin, C. & Fitzpatrick, M. A. [1992], Depression and verbal aggressiveness in different marital couple types, *Communication Studies*, 43, 79-91.
Segrin, C. & Flora, J. [1998], Depression and verbal behavior in conversations with friends and strangers,

pendence, *Psychiatry Research*, 87, 159-167.

Salem, J. E., Kring, A. M. & Kerr, S. L. [1996], More evidence for generalized poor performance in facial emotion perception in schizophrenia, *Journal of Abnormal Psychology*, 105, 480-483.

Saunders, B. E., Villeponteaux, L. A., Lipovsky, J. A., Kilpatrick, D. G. & Veronen, L. J. [1992], Child sexual assault as a risk factor for mental disorders among women: A community survey, *Journal of Interpersonal Violence*, 7, 189-204.

Scazufca, M. & Kuipers, E. [1998], Stability of expressed emotion in relatives of those with schizophrenia and its relationship with burden of care and perception of patients' social functioning, *Psychological Medicine*, 28, 453-461.

Scherer, K. R. [1987], Vocal assessment of affective disorders, in J. D. Maser (Ed.), *Depression and expressive behavior*, Hillsdale, NJ: Erlbaum, 57-82.

Schlenker, B. R. & Leary, M. R. [1982], Social anxiety and self-presentation: A conceptualization and model, *Psychological Bulletin*, 92, 641-669.

―― [1985], Social anxiety and communication about the self, *Journal of Language and Social Psychology*, 4, 171-192.

Schmaling, K. B. & Jacobson, N. S. [1990], Marital interaction and depression, *Journal of Abnormal Psychology*, 99, 229-236.

Schmidt, N. B., Lerew, D. R. & Jackson, R. J. [1999], Prospective evaluation of anxiety sensitivity in the pathogenesis of panic: Replication and extension, *Journal of Abnormal Psychology*, 108, 532-537

Schmidt, N. B., Lerew, D. R. & Joiner, T. E. [1998], Anxiety sensitivity and pathogenesis of anxiety and depression: Evidence for symptom specificity, *Behaviour Research and Therapy*, 36, 165-177.

Schmidt, U., Humfress, H. & Treasure, J. [1997], The role of general family environment and sexual and physical abuse in the origins of eating disorders, *European Eating Disorders Review*, 5, 1 84-207.

Schmidt, U., Tillel, J. & Morgan, H. G. [1995], The social consequences of eating disorders, in G. Szmukler, C. Dare & J. Treasure (Eds.), *Handbook of eating disorders: Theory, treatment and research*, Chichester, UK: Wiley, 260-270.

Schneier, F. R., Heckelman, L. R., Garfinkel, R., Campeas, R. Fallon, B. A., Gitow, A., Street, L., Del Bene, D. & Liebowitz, M. R. [1994], Functional impairment in social phobia, *Journal of Clinical Psychiatry*, 55, 322-331.

Schroeder, J. E. [1995], Self-concept, social anxiety, and interpersonal perception skills, *Personality and Individual Differences*, 19, 955-958.

Schwartz, C. E., Dorer, D. J., Beardslee, W. R., Lavor, P. W. & Keller, M. B. [1990], Maternal expressed emotion and parental affective disorder: Risk for childhood depressive disorder, substance abuse, or conduct disorder, *Journal of Psychiatric Research*, 24, 231-250.

Schwartz, G. E., Fair, P. L., Mandel, M. R., Salt, P., Mieske, M. & Klerman, G. L. [1978], Facial electromyography in the assessment of improvement in depression, *Psychosomatic Medicine*, 40, 355-360.

Schwartz, G. E., Fair, P. L. Salt, P., Mandel, M. R. & Klerman, G. L. [1976a], Facial muscle patterning to affective imagery in depressed and nondepressed subjects, *Science*, 192, 489-491.

Schwartz, G. E., Fair, P. L., Salt, P., Mandel, M. R. & Klerman, G. L. [1976b], Facial expression and imagery in depression: An electromyographic study, *Psychosomatic Medicine*, 38, 337-347.

Schwartz, L., Slater, M. A. & Birchler, G. R. [1994], Interpersonal stress and pain behaviors in patients

disorders in somatization disorder, *General Hospital Psychiatry*, 14, 322-326.
Rotenberg, K. J. & Hamel, J. [1988], Social interaction and depression in elderly individuals, *International Journal of Aging and Human Development*, 27, 305-318.
Rothschild, B., Dimson, C., Storaasli, R. & Clapp, L. [1997], Personality profiles of veterans entering treatment for domestic violence, *Journal of Personality Disorders*, 12, 259-274.
Rounsaville, B. J., Klerman. G. L., Weissman, M. M. & Chevron, E. S. [1985], Short-term interpersonal psychotherapy (IPT) for depression, in E. E. Beckham & W. R. Leber (Eds.), *Handbook of depression*, Homewood, IL: Dorsey Press, 124-150.
Rounsaville, B. J., Weissman, M. M., Prusoff. B. A. & Herceg-Baron, R. L. [1979], Marital disputes and treatment outcome in depressed women, *Comprehensive Psychiatry*, 20, 483~90.
Rubinow, D. R. & Post, R. M. [1992], Impaired recognition of affect in facial expression in depressed patients, *Biological Psychiatry*, 31, 947-953.
Rudolph, K. D., Hammen, C. & Burge, D. [1994], Interpersonal functioning and depressive symptoms in childhood: Addressing the issues of specificity and comorbidity, *Journal of Abnormal Child Psychology*, 22, 355-371.
Rund, B. R., Oie, M., Borchgrevink, T. S. & Fjell, A. [1995], Expressed emotion, communication deviance and schizophrenia, *Psychopathology*, 28, 220-228.
Ruscher, S. M. & Gotlib, I. H. [1988], Marital interaction patterns of couples with and without a depressed partner. *Behavior Therapy*. 19. 455-470.
Russek, L. G., Schwartz, G. E., Bell, I. R. & Baldwin, C. M. [1998], Positive perceptions of parental caring are associated with reduced psychiatric and somatic symptoms, *Psychosomatic Medicine*, 60, 654-657.
Russell, G. F. M., Szmukler, G. I., Dare, C. & Eisler, I. [1987], An evaluation of family therapy in anorexia nervosa and bulimia nervosa, *Archives of General Psychiatry*, 44, 1047-1056.
Rust, J., Golombok, S. & Collier, J. [1988], Marital problems and sexual dysfunction: How are they related?, *British Journal of Psychiatry*, 152, 629-631.
Rutter, D. R. [1973], Visual interaction in psychiatric patients: A review, *British Journal of Psychiatry*, 123, 193-202.
——[1977a], Speech patterning in recently admitted and chronic long-stay schizophrenic patients, *British Journal of Social and Clinical Psychology*, 16, 47-55.
Rutter, D. R. [1977b], Visual interaction and speech patterning in remitted and acute schizophrenic patients, *British Journal of Social and Clinical Psychology*, 16, 357-361.
——[1978], Visual interaction in schizophrenic patients: The timing of looks, *British Journal of Social and Clinical Psychology*, 17, 281-282.
Rutter, D. R. & Stephenson, G. M. [1972], Visual interaction in a group of schizophrenic and depressive patients, *British Journal of Social and Clinical Psychology*, 11, 57-65.
Sacco, W. P. [1999], A social-cognitive model of interpersonal processes in depression, in T. E. Joiner & J. C. Coyne (Eds.), *The interactional nature of depression: Advances in interpersonal a roaches*, Washington, DC: American Psychological Association, 329-362.
Sacco, W. P., Milana, S. & Dunn, V. K. [1985], Effect of depression level and length of acquaintance on reactions of others to a request for help, *Journal of Personality and Social Psychology*, 49, 1728-1737.
Salem, J. E. & Kring, A. M. [1999], Flat affect and social skills in schizophrenia: Evidence for their inde-

of College Student Personnel, 28, 337-342.

Rich, A. R. & Scovel, M. [1987], Causes of depression in college students: A cross-lagged panel correlational analysis, Psychological Reports, 60, 27-30.

Richter, J., Richter, G. & Eismann, M. [1990], Parental rearing behaviour, family atmosphere and adult depression: A pilot study with psychiatric inpatients, Acta Psycitrica Scandinavica, 82, 219-222.

Riebel, L. K. [1989], Communication skills for eating-disordered clients, Psychotherapy, 26, 69-74.

Riege, W. H. [1971], Environmental influences on brain and behavior of year-old rats, Developmental Psychobiology, 4, 157-167.

Riggio, R. E. [1986], Assessment of basic social skills, Journal of Personality and Social Psychology, 51, 649-660.

Riggio, R. E., Throckmorton, B. & DePaola, S. [1990], Social skills and self-esteem, Personality and Individual Differences, 11, 799-804.

Riggio, R. E., Tucker, J. & Throckmorton, B. [1988], Social skills and deception ability, Personality and Social Psychology Bulletin, 13, 568-577.

Rodriguez, V. B., Cafias, F., Bayon, C., Franco, B., Salvador, M., Graell, M. & Santo-Domingo, J. [1996], Interpersonal factors in female depression, European Journal of Psychiatry, 10, 16-24.

Roffe, M. W. & Britt, B. C. [1981], A typology of marital interaction for sexually dysfunctional couples, Journal of Sex and Marital Therapy, 7, 207-222.

Rohde, P., Lewinsohn, P. M. & Seeley, J. R. [1990], Are people changed by the experience of having an episode of depression?: A further test of the scar hypothesis, Journal of Abnormal Psychology, 99, 264-271.

Rohrbaugh, M. & Shean, G. D. [1987], Anxiety disorders: An interactional view of agoraphobia, Journal of Psychotherapy and the Family, 3, 65-85.

Root, M. P. & Fallon, P. [1988], The incidence of victimization experiences in a bulimic sample, Journal of Interpersonal Violence, 3, 161-173.

Root, M. P., Fallon, P. & Friedrich, W. N. [1986], Bulimia: A systems approach to treatment, New York: Norton.

Rorty, M. & Yager, J. [1996], Speculations on the role of childhood abuse in the development of eating disorders among women, in M. F. Schwartz & L. Cohn (Eds.), Sexual abuse and eating disorders, New York: Brunner/Mazel, 23-35.

Rorty, M., Yager, J., Rossotto, E. & Buckwalter, G. [2000], Parental intrusiveness in adolescence recalled by women with a history of bulimia nervosa and comparison women, International Journal of Eating Disorders, 28, 202-208.

Rosenfarb, I. S., Goldstein, M. J., Mintz, J. & Nuechterlein, K. H. [1995], Expressed emotion and subclinical psychopathology observable with the transactions between schizophrenic patients and their family members, Journal of Abnormal Psychology, 104, 259-267.

Rosenthal, R., Hall, J. A., DiMatteo, M. R., Rogers, P. L. & Archer, D. [1979], Sensitivity to nonverbal communication: The PONS test, Baltimore: Johns Hopkins University Press.

Rosse, R. B., Kendrick, K., Wyatt, R. J., Isaac, A. & Deutsch, S. I. [1994], Gaze discrimination in patients with schizophrenia: Preliminary report, American Journal of Psychiatry, 151, 919-921.

Rost, K. M., Akins, R. N., Brown, F. W. & Smith, G. R. [1992], The comorbidity of DSM-III-R personality

Consulting and Clinical Psychology, 35, 128-133.

Pope, H. G. & Hudson, K. I. [1992], Is childhood sexual abuse a risk factor for bulimia nervosa?, American Journal of Psychiatry, 149, 455-63.

Potthoff, J. G., Holahan, C. J. & Joiner, T. E. [1995]. Reassurance seeking, stress generation, and depressive symptoms: An integrative model, Journal of Personality and Social Psychology, 68, 664-670.

Priebe, S., Wildgrube, C. & Muller-Oerlinghausen, B. [1989], Lithium prophylaxis and expressed emotion, British Journal of Psychiatry, 154, 396-399.

Prkachin, K. M., Craig, K. D., Papageorgis, D. & Reith, G. [1977], Nonverbal communication deficits and response to performance feedback in depression, Journal of Abnormal Psychology, 86, 224-234.

Purine, D. M. & Carey, M. P. [1997], Interpersonal communication and sexual adjustment: The roles of understanding and agreement, Journal of Consulting and Clinical Psychology, 65, 1017-1025.

Rabinor, J. R. [1994], Mothers, daughters, and eating disorders: Honoring the mother-daughter relationship, in P. Fallon, M. A. Katzman & S. Wooley (Eds.), *Feminist perspectives on eating disorders*, New York: Guilford Press, 272-286.

Raciti, M. & Hendrick, S. S. [1992], *Relationship between eating disorder characteristics and love and sex attitudes*, Sex Roles, 27, 553-564.

Ragin, A. B. & Oltmanns, T. F. [1983], Predictability as an index of impaired verbal communication in schizophrenic and affective disorders, British Journal of Psychiatry, 143, 578-583.

Ragin, A. B., Pogue-Geile, M. & Oltmanns, T. F. [1989], Poverty of speech in schizophrenia and depression during in-patient and post-hospital periods, British Journal of Psychiatry, 154, 52-57.

Ranelli, C. J. & Miller, R. E. [1981], Behavioral predictors of amitriptyline response in depression, American Journal of Psychiatry, 138, 30-34.

Rapee, R. M. & Lim, L. [1992], Discrepancy between self- and observer ratings of performance in social phobics, Journal of Abnormal Psychology, 101, 728-731.

Regier, D. A., Narrow, W. E., Rae, D. S., Manderscheid, R. W., Locke, B. Z. & Goodwin, F. K. [1993], The de facto US mental and addictive disorders service system: Epidemiologic Catchment Area prospective 1-year prevalence rates of disorders and services, Archives of General Psychiatry, 50, 85-94.

Reich, W., Earls, F., Frankel, O. & Shayka, J. J. [1993], Psychopathology in children of alcoholics, Journal of the American Academy of Child and Adolescent Psychiatry, 32, 995-1002.

Revenson, T. A. & Johnson, J. L. [1984], Social and demographic correlates of loneliness in late life, American Journal of Community Psychology, 12, 71-85.

Rey, J. M., Singh, M., Morris-Yates, A. & Andrews, G. [1997], Referred adolescents as young adults: The relationship between psychosocial functioning and personality disorder, Australian and New Zealand Journal of Psychiatry, 31, 219-226.

Rhodes, B. & Kroger, J. [1992], Parental bonding and separation-individuation difficulties among late-adolescent eating disordered women, Child Psychiatry and Human Development, 22, 249-263.

Rhodes, J. E. & Jason, L. A. [1990], A social stress model of substance abuse, Journal of Consulting and Clinical Psychology, 58, 395-401.

Rhodewalt, F. & Morf, C. C. [1995], Self and interpersonal correlates of the Narcissistic Personality Inventory: A review and new findings, Journal of Research in Personality, 29, 1-23.

Rich, A. R. & Bonner, R. L. [1987], Interpersonal moderators of depression among college students, Journal

Penn. D. L., Mueser, K. T., Doonan, R. & Nishith, P. [1995], Relations between social skills and ward behavior in chronic schizophrenia, *Schizophrenia Research*, 16, 225-232.

Penn. D. L.. Mueser, K. T., Spaulding, W., Hope, D. A. & Reed, D. [1995], information processing and social competence in chronic schizophrenia, *Schizophrenia Bulletin*, 21, 269-281.

Pentz, M. A. [1985], Social competence and self-efficacy as determinants of substance abuse in adolescence, in S. Shiffman & T. A. Wills (Eds.). *Coping and substance abuse*, New York: Academic Press, 117-232.

Peplau, L. A. & Caldwell, M. A. [1978], Loneliness: A cognitive analysis, *Essence*, 2, 207-220.

Peplau, L. A.. Russell. D. & Heim. M. [1979], The experience of loneliness, in I. H. Frieze, D. Bar-Tal & J. S. Caroll (Eds.), *New approaches to social problems*, San Francisco: Jossey-Bass, 53-78.

Perlick, D., Clarkin, J. F., Sirey, J., Raue, P., Greenfield, S., Struening, E. & Rosenheck, R. [1999], Burden experienced by care-givers of persons with bipolar affective disorder, *British Journal of Psychiatry*, 175, 56-62.

Perris, C., Maj, M., Perris, H. & Eisemann, M. [1985], Perceived parental rearing behaviour in unipolar and bipolar depressed patients: A verification study in an Italian sample, *Acta Psychiatrica Scandinavica*, 72, 172-175.

Persad, S. M. & Polivy, J. [1993], Differences between depressed and nondepressed individuals in the recognition of and response to facial emotional cues, *Journal of Abnormal Psychology*, 102, 358-368.

Perugi, G., Akiskal, H. S., Rossi, L., Paiano, A., Quilici, C., Madaro, D., Musetti, L. & Cassano, G. B. [1998], Chronic mania: Family history, prior course, clinical picture and social consequences, *British Journal of Psychiatry*, 173, 514-518.

Peterson, L., Mullins, L. L. & Ridley-Johnson, R. [1985], Childhood depression: Peer reactions to depression and life stress, *Journal of Abnormal Child Psychology*, 13, 597-609.

Peven, D. E. & Shulman, B. H. [1998], Bipolar disorder and the marriage relationship, in J. Carlson & L. Sperry (Eds.), *The disordered couple*, New York: Brunner/Mazel, 13-28.

Phili ot, P., Kornreich, C., Blairy, S., Baert, I., Dulk, A. D., Le Bon, O., Streel, E., Hess, U., Pelc, I. & Verbanck, P. [1999], Alcoholics' deficits in the decoding of emotional facial expression, *Alcoholism: Clinical and Experimental Research*, 23, 1031-1038.

Pierce, J. W. & Wardle, J. [1993], Self-esteem, parental appraisal and body size in children, *Journal of Child Psychology and Psychiatry*, 34, 1125-1136.

Pike, K. M. & Rodin, J. [1991], Mothers, daughters, and disordered eating, *Journal of Abnormal Psychology*, 100, 198-204.

Pini, S., Dell'osso. L., Mastroconque. A.. Vignoli, S.. Pallanti, S. & Cassano. G. B. [1999], Axis I comorbidity in bipolar disorder with psychotic features, *British Journal of Psychiatry*, 175. 467-471.

Pollack, L. E. [1993], Self-perceptions of interpersonal and sexual functioning in women with mood disorders: A preliminary report, *Issues in Mental Health Nursing*, 14, 201-218.

Pollock, V. E., Schneider, L. S., Garielli, W. F. & Goodwin, D. W. [1987], Sex of parent and offspring in the transmission of alcoholism: A meta-analysis, *Journal of Nervous and Mental Disease*, 173, 668-673.

Polusny, M. A. & Follette, V. M. [1995]. Long-term correlates of child sexual abuse: Theory and review of the empirical literature, *Applied and Preventive Psychology*, 4, 143-166.

Pope, B., Blass, T., Siegman, A. W. & Raher, J. [1970], Anxiety and depression in speech, *Journal of*

O'Mahony, J. F. & Hollwey, S. [1995], Eating problems and interpersonal functioning among several groups of women, *Journal of Clinical Psychology*, 51, 345-351.

O'Malley, P. M., Johnson, L. D. & Bachman, J. G. [1999], Epidemiology of substance abuse in adolescence, in P. J. Ott, R. E. Tarter & R. T. Ammerman (Eds.), *Sourcebook on substance abuse: Etiology, epidemiology, assessment, and treatment*, Boston: Allyn & Bacon, 14-31.

Oppenheimer, R., Howells, K., Palmer, R. L. & Chaloner, D. A. [1985], Adverse sexual experience in childhood and clinical eating disorders: A preliminary description, *Journal of Psychiatric Research*, 19, 357-361.

Overholser, J. C. [1996], The dependent personality and interpersonal problems, *Journal of Nervous and Mental Disease*, 184, 8-16.

Oxman, T. E., Rosenberg. S. D., Schnurr. P. P. & Tucker, G. J. [1985], Linguistic dimensions of affect and though in somatization disorder, *American Journal of Psychiatry*, 142, 1150-1155.

――[1988], Somatization, paranoia, and language, *Journal of Communication Disorders*, 21, 33-50.

Palmer, R. L., Oppenheimer, R. & Marshall, P. D. [1988], Eating-disordered patients remember their parents: A study using the Parental Bonding Instrument, *International Journal of Eating Disorders*, 7, 101-106.

Pantano, M., Grave, R. D., Oliosi, M., Bartocci, C., Todisco, P. & Marchi, S. [1997], Family backgrounds and eating disorders, *Psychopathology*, 30, 163-169.

Papsdorf, M. & Alden, L. [1998], Mediators of social rejection in social anxiety: Similarity, self-disclosure, and overt signs of anxiety, *Journal of Research in Personality*, 32, 351-369.

Paris, J. [1994], The etiology of borderline personality disorder: A biopsychosocial approach, *Psychiatry*, 57, 316-325.

Parker, G. [1977], Reported parental characteristics of agoraphobics and social phobics, *British Journal of Psychiatry*, 135, 555-560.

――[1983], Parental "affectionless control" as an antecedent to adult depression, *Archives of General Psychiatry*, 40, 856-860.

Patterson, B. R. & Bettini, L. A. [1993], Age, depression, and friendship: Development of a general friendship inventory, *Communication Research Reports*, 10, 161-170.

Patterson, B. W., Parsons, O. A., Schaeffer, K. W. & Errico, A. L. [1998], Interpersonal problem solving in alcoholics, *Journal of Nervous and Mental Disease*, 176, 707-713.

Patterson, M. L. [1977], Interpersonal distance, affect, and equilibrium theory, *Journal of Social Psychology*, 101, 205-214.

Patterson, M. L., Churchill, M. E. & Powell, J. L. [1991], Interpersonal expectations and social anxiety in anticipating interaction, *Journal of Social and Clinical Psychology*, 10, 414-423.

Patterson, M. L. & Ritts, V. [1997], Social and communicative anxiety: A review and meta-analysis, in B. R. Burleson (Ed.), *Communication yearbook* Vol. 20, Thousand Oaks, CA: Sage, 263-303.

Paxton, S. J., Wertheim, E. H., Gibbons, K., Szmukler, G. I., Hillier, L. & Petrovich, J. L. [1991], Body image satisfaction, dieting beliefs, and weight loss behaviors in adolescent girls and boys, *Journal of youth and Adolescence*, 20, 361-379.

Penn, D. L., Hope, D. A., Spaulding, W. & Kucera, J. [1994], Social anxiety and schizophrenia, *Schizophrenia Research*, 11, 277-284.

reactions to interpersonal rejection: Depression and trait self-esteem, *Personality and Social Psychology Bulletin*, 23, 1235-1244.

Nichols, W. C. [1996], Persons with antisocial and histrionic personality disorders in relationships, in F. W. Kaslow (Ed.), *Handbook of relational diagnosis and dysfunctional family patterns*, New York: Wiley, 287-299.

Nichter, M. [1998], The mission within the madness: Self-initiated medicalization as expression of agency, in M. Lak & P. Koujert (Eds.), *Pragmatic women and body politics*, Cambridge, UK: Cambridge University Press, 327-353.

Nielsen, S., Moller-Madsen, S., Isager, T., Jorgensen, J., Pagsberg, K. & Theander, S. [1998], Standardized mortality in eating disorders: A quantitative summary of previously published and new evidence, *Journal of Psychosomatic Research*, 44, 413-434.

Nilsonne, A. [1988], Speech characteristics as indicators of depressive illness, *Acta Psychiatrica Scandinavica*, 77, 253-263.

Nisenson, L. G. & Berenbaum, H. [1998], Interpersonal interactions in individuals with schizophrenia: Individual differences among patients and their partners, *Psychiatry*, 61, 2-11.

Noel, N. E., McCrady, B. S., Stout, R. L. & Fisher-Nelson, H. [1991], Gender differences in marital functioning of male and female alcoholics, *Family Dynamics of Addiction Quarterly*, 1, 31-38.

Nordahl, H. M. & Stiles, T. C. [1997], Perceptions of parental bonding in patients with various personality disorders, lifetime depressive disorders, and healthy controls, *Journal of Personality Disorders*, 11, 391-402.

Norden, K. A., Klein, D. N., Donaldson, S. K., Pepper, C. M. & Klein, L. M. [1995], Reports of the early home environment in DSM-III-R personality disorders, *Journal of Personality Disorders*, 9, 213-223.

Norman, R. M. G. & Malla, A. K. [1983], Adolescents' attitudes toward mental illness: Relationship between components and sex differences. *Social Psychiatry*, 18, 45-50.

Notarius, C. I. & Herrick, L. R. [1988], Listener response strategies to a distressed other, *Journal of Social and Personal Relationships*, 5, 97-108.

Ohannessian, C. M. & Hesselbrock, V. M. [1999], Predictors of substance abuse and affective diagnosis: Does having a family history of alcoholism make a difference?, *Applied Developmental Science*, 3, 239-247.

Oldham, J. M. [1994], Personality disorders: Current perspectives, *Journal of the American Medical Association*, 14, 1770-1776.

Oliveau, D. & Willmuth, R. [1979], Facial muscle electromyography in depressed and nondepressed hospitalized subjects: A partial replication, *American Journal of Psychiatry*, 136, 548-550.

Oliver, J. M., Handal, P. J., Finn, T. & Herdy, S. [1987], Depressed and nondepressed students and their siblings in frequent contact with thier families: Depression and perceptions of the family, *Cognitive Therapy and Research*, 11, 501-515.

Olson, D. H. [1993], Circumplex model of marital and family systems: Assessing family functioning, in F. Walsh (Ed.), *Normal family processes 2nd ed.*, New York: Guilford Press, 104-137.

Olson, D. H., Sprenkle, D. H. & Russell, C. S. [1979], Circumplex model of marital and family systems: I. Cohesion and adaptability dimensions, family types, and clinical applications, *Family Process*, 18, 3-28.

Mueser, K. T., Bellack, A. S., Morrison, R. L. & Wixted, J. T. [1990], Social competerice in schizophrenia: Premorbid adjustment, social skill, and domains of functioning, *Journal of Psychiatric Research*, 24, 51-63.

Mueser. K. T., Bellack, A. S., Wade. J. H., Sayers, S. L., Tierney, A. & Haas, G. [1993], Expressed emotion, social skill, and response to negative affect in schizophrenia, *Journal of Abnormal Psychology*, 102, 339-351.

Mueser, K. T., Doonan, R., Penn, D. L., Blanchard, J. J., Bellack, A. S., Nishith, P. & DeLeon, J. [1996], Emotion recognition and social competence in chronic schizophrenia, *Journal of Abnormal Psychology*, 105, 271-275.

Mulder, R. T., Joyce, P. R., Sullivan, P. F. & Oakley-Browne, M. A. [1996], Intimate bonds in depression, *Journal of Affective Disorders*, 40, 175-178.

Mullen, P. E., Martin, J. L., Anderson, J. C., Romans, S. E. & Herbison. G. P. [1994], The effect of child sexual abuse on social, interpersonal and sexual function in adult life, *British Journal of Psychiatry*, 165, 35-47.

Murphy, C. M. & O'Farrell, T. J. [1997], Couple communication patterns of maritally aggressive and non-aggressive male alcoholics, *Journal of Studies on Alcohol*, 58, 83-90.

Nash, M. R., Hulsey, T. L., Sexton, M. C., Harralson, T. L. & Lambert, W. [1993], Long-term sequelae of childhood sexual abuse: Perceived family environment, psychopathology, and dissociation, *Journal of Consulting and Clinical Psychology*, 61, 276-283.

Natale, M. [1977a], Effects of induced elation-depression on speech in the initial interview, *Journal of Consulting and Clinical Psychology*, 45, 45-52.

―― [1977b], Induction of mood states and their effect on gaze behaviors, *Journal of Consulting and Clinical Psychology*, 45, 960.

Natale, M., Entin, E. & Jaffe, J. [1979], Vocal interruption in dyadic communication as a function of speech and social anxiety, *Journal of Personality and Social Psychology*, 37, 865-878.

Neeliyara, T., Nagalakshmi, S. V. & Ray, R. [1989], Interpersonal relationships in alcohol dependent individuals, *Journal of Personality and Clinical Studies*, 5, 199-202.

Nelson, G. M. & Beach, S. R. H. [1990], Sequential interaction in depression: Effects of depressive behavior on spousal aggression, *Behavior Therapy*, 21, 167-182.

Nemiah, J. C. [1977], Alexithymia, *Psychotherapy and Psychosomatics*, 28, 199-206.

Nestadt, G., Romanoski, A. J., Chahal, R., Merchant, A., Folstein, M. F., Gruenberg, E. M. & McHugh, P. R. [1990], An epidemiological study of histrionic personality disorder, *Psychological Medicine*, 20, 413-422.

Neumann, D. A., Houskamp, B. M., Pollock. V. E. & Briere, J. [1996], The long-term sequelae of childhood sexual abuse in women: A meta-analytic review, *Child Maltreatment*, 1, 6-16.

Neumark-Sztainer, D., Story, M., Hannan, P. J., Beuhring, T. & Resnick, M. D. [2000], Disordered eating among adolescents: Associations with sexual/physical abuse and other familiaypsychosocial factors, *International Journal of Eating Disorders*, 28, 249-258.

Nezlek, J. B., Imbrie, M. & Shean, G. D. [1994], Depression and everyday social interaction, *Journal of Personality and Social Psychology*, 67, 1101-1111.

Nezlek, J. B., Kowlaski, R. M., Leary, M. R., Blevins, T. & Holgate, S. [1997], Personality moderators of

[1986], Expressed emotion and communication deviance in the families of schizophrenics, *Journal of Abnormal Psychology*, 95, 60-66.

Miklowitz, D. J., Velligan, D. I., Goldstein, M. J., Nuechterlein, K. H., Gitlin, M. J., Ranlett. G. & Doane. J. A. [1991], Communication deviance in families of schizophrenic and manic patients, *Journal of Abnormal Psychology*, 100, 163-173.

Miller, R. E., Ranelli, C. J. & Levine, J. M. [1977], Nonverbal communication as an index of depression, in I. Hanin & E. Usdin (Eds.), *Animal models in psychiatry and neurology*, New York: Pergamon Press, 171-180.

Millon, T. [1981], *Disorders of personality: DSM-III. Axis II*, New York: Wiley Interscience.

――[1990], The disorders of personality, in L. A. Pervin (Ed.), *Handbook of personality: Theory and research*, New York: Guilford Press,. 339-370.

Millon, T. & Davis, R. [2000], *Personality disorders in modern life*, New York: Wiley.

Minuchin, S, Rosman, B. L. & Baker, L. [1978], *Psychosomatic families: Anorexia nervosa in context*, Cambridge, MA: Harvard University Press (福田俊一監訳『思春期やせ症の家族――心身症の家族療法――』星和書店, 1987年).

Mishler, E. G. & Waxler, N. E. [1965], Family interaction processes and schizophrenia: A review of current theories, *Merrill-Palmer Quarterly*, 11, 269-316.

Modestin, J. [1987], Quality of interpersonal relationships: The most characteristic DSM-III BPD criterion, *Comprehensive Psychiatry*, 28, 397-402.

Moltz, D. A. [1993], Bipolar disorder and the family: An integrative model, *Family Process*, 32, 409-423.

Monti, P. M., Corriveau, D. P. & Zwick, W. [1981], Assessment of social skills in alcoholics and other psychiatric patients, *Journal of Studies on Alcohol*, 42, 526-529.

Monti, P. M. & Fingeret, A. L. [1987], Social perception and communication skills among schizophrenics and nonschizophrenics, *Journal of Clinical Psychology*, 43, 197-205.

Moore, D. & Schultz, N. R. [1983], Loneliness at adolescence: Correlates, attributions, and coping, *Journal of Youth and Adolescence*, 12, 95-100.

Moos, R. H. & Moos, B. S. [1984], The process of recovery from alcoholism: III, Comparing functioning in families of alcoholics and matched control families, *Journal of Studies on Alcohol*, 45, 111-118.

Morgan. C. D., Wiederman. M. W. & Pryor, T. L. [1995], Sexual functioning and attitudes of eating-disordered women: A follow-up study, *Journal of Sex and Marital Therapy*, 21, 67-77.

Morrison, H. L. (Ed.). [1983], *Children of depressed parents: Risk, identification, and intervention*, New York: Grune & Stratton.

Morrison, J. [1989], Childhood sexual histories of women with somatization disorder, *American Journal of Psychiatry*, 146, 239-241.

Morrison, R. L. & Bellack, A. S. [1987], Social functioning of schizophrenic patients: Clinical and research issues, *Schizophrenia Bulletin*, 13, 715-725.

Mothersead, P. K., Kivlighan, D. M. & Wynkoop, T. F. [1998], Attachment, family dysfunction, parental alcoholism, and interpersonal distress in late adolescence: A structural model, *Journal of Counseling Psychology*, 45, 196-203.

Mueser, K. T., Bellack, A. S., Douglas, M. S. & Morrison, R. L. [1991], Prevalence and stability of social skill deficits in schizophrenia, *Schizophrenia Research*, 5, 167-176.

*Psychologist*, 34, 17-34.
McNamara, K., Sc Hackett, G. [1986], Gender, sex-type and cognitive distortion: Self-perceptions of social competence among mild depressives, *Social Behavior and Personality*, 14, 113-121.
McNiel, D. E., Arkowitz, H. S. & Pritchard, B. E. [1987], The response of others to face-to-face interaction with depressed patients, *Journal of Abnormal Psychology*, 96, 341-344.
Medora, N. & Woodward, J. C. [1986], Loneliness among adolescent college students at a Midwestern university, *Adolescence*, 82, 391-402.
Melges, F. T. & Swartz, M. S. [1989], Oscillations of attachment in borderline personality disorder, *American Journal of Psychiatry*, 146, 1115-1120.
Mendlowicz, M. V. & Stein, M. B. [2000], Quality of life in individuals with anxiety disorders, *American Journal of Psychiatry*, 157, 669-682.
Menees, M. M. [1997], The role of coping, social support, and family communication in explaining the self-esteem of adult children of alcoholics, *Communication Reports*, 10, 9-19.
Menees, M. M. & Segrin, C. [2000], The specificity of disrupted processes in families of adult children of alcoholics, *Alcohol and Alcoholism*, 35, 361-367.
Merikangas, K. R. [1984], Divorce and assortative mating among depressed patients, *American Journal of Psychiatry*, 141, 74-76.
Merikangas, K. R. & Spiker, D. G. [1982], Assortative mating among in-patients with primary affective disorder, *Psychological Medicine*, 12, 753-764.
Metz, M. E. & Dwyer, M. [1993], Relationship conflict management patterns among sex dysfunction, sex offender, and satisfied couples, *Journal of Sex and Marital Therapy*, 19, 104-122.
Meyer, E. B. & Hokanson, J. E. [1985], Situational influences on social behaviors of depression-prone individuals, *Journal of Clinical Psychology*, 41, 29-35.
Miklowitz, D. J. [1994], Family risk indicators in schizophrenia, *Schizophrenia Bulletin*, 20, 137-149.
Miklowitz, D. J. & Alloy, L. B. [1999], Psychosocial factors in the course and treatment of bipolar disorder: Introduction to the special section, *Journal of Abnormal Psychology*, 108, 555-557.
Miklowitz, D. J., Goldstein, M. J., Doane, J. A., Nuechterlein, K. H., Strachan, A. M., Snyder, K. S. & Magana-Amato, A. [1989], Is expressed emotion an index of a transactional process? : I. Parents' affective style, *Family Process*, 28, 153-167.
Miklowitz, D. J., Goldstein, M. J. & Nuechterlein, K. H. [1995], Verbal interactions in the families of schizophrenic and bipolar affective patients, *Journal of Abnormal Psychology*, 104, 268-276.
Miklowitz, D. J., Goldstein, M. J., Nuechterlein, K. H., Snyder, K. S. & Doane, J. A. [1987], The family and the course of recent-onset mania, in K. Hahlweg & M. J. Goldstein (Eds.), *Understanding major mental disorder: The contribution of family interaction research*, New York: Family Process Press, 195-211.
Miklowitz, D. J., Goldstein, M. J., Nuechterlein, K. H., Snyder, K. S. & Mintz, J. [1988], Family factors and the course of bipolar affective disorder, *Archives of General Psychiatry*, 45, 225-231.
Miklowitz, D. J., Simoneau, T. L., Sachs-Ericsson, N., Warner, R. & Suddath, R. [1996], Family risk indicators in the course of bipolar affective disorder, in C. Mundt, M. J. Goldstein. K. Hahlweg & P. Fiedler (Eds.), *Interpersonal factors in the origin and course of affective disorders*, London: Gaskell, 204-217.
Miklowitz, D. J., Stracham, A. M., Goldstein, M. J., Doane, J. A., Snyder, K. S., Hogarty, G. E. & Falloon, I. R.

ics and depressives, *Journal of Psychiatric Research*, 24, 191-196.

Manley, A. [1992], Comorbidity of mental and addictive disorders, *Journal of Health Care for the Poor and Underserved*, 3, 60-72.

Mansell, W. & Clark, D. M. [1999], How do I a ear to others? Social anxiety and processing of the observable self, *Behaviour Research and Therapy*, 37, 419-434.

Marinangeli, M. G., Butti, G., Scinto, A., Di Cicco, L., Petruzzi, C., Daneluzzo, E. & Rossi, A. [2000], Patterns of comorbidity among DSM-III-R personality disorders, *Psychopathology*, 32, 69-74.

Marks, T. & Hammen, C. L. [1982], Interpersonal mood induction: Situational and individual determinants, *Motivation and Emotion*, 6, 387-399.

Marley, J. A. [1998], People matter: Client-reported interpersonal interaction and its impact on symptoms of schizophrenia, *Social Work*, 43, 437-444.

Martin, J. I. [1995], Intimacy, loneliness, and openness to feelings in adult children of alcoholics, *Health and Social Work*, 20, 52-59.

Masia, C. L. & Morris. T. L. [1998], Parental factors associated with social anxiety: Methodological limitations and suggestions for integrated behavioral research, *Clinical Psychology: Science and Practice*, 5, 211-228.

Matussek, P., Luks, O. & Seibt, G. [1986], Partner relationships of depressives. *Psychopathology*, 19, 143-156.

McCabe, M. P. [1994], The influence of quality of relationship on sexual dysfunction, *Australian Journal of Marriage and Family*, 15, 2-8.

McCabe, M. P. [1997], Intimacy and quality of life among sexually dysfunctional men and women, *Journal of Sex and Marital Therapy*, 23, 276-290.

McCabe, S. B. & Gotlib, I. H. [1993], Interactions of couples with and without a depressed spouse: Self-report and observations of problem-solving interactions, *Journal of Social and Personal Relationships*, 10, 589-599.

McCann, C. D. [1990], Social factors in depression: The role of interpersonal expectancies, in C. D. McCann & N. S. Endler (Eds.), *Depression: New directions in theory, research. and practice*, Toronto: Wall & Emerson, 27-47.

McCann, C. D. & LaLonde, R. N. [1993], Dysfunctional communication and depression, *American Behavioral Scientist*, 36, 271-287.

McCroskey, J. C. [1977], Oral communication apprehension: A summary of recent history and research, in M. Burgoon (Ed.), *Human Communication Research*, 4, 78-96.

McCroskey, J. C. [1982], Oral communication apprehension: A reconceptualization, *Communication yearbook Vol. 6*, Beverly Hills. CA: Sage, 136-170.

McFarlane, W. R. & Beels, C. C. [1988], The family and schizophrenia: Perspectives from contemporary research, in E. W. Nunnally, C. S. Chilman & F. M. Cox (Eds.), *Mental illness, delinquency, addictions, and neglect*, Newbury Park, CA: Sage,. 17-38.

McKay, J. R., Maisto, S. A., Beattie, M. C., Longabaugh, R. & Noel, N. E. [1993], Differences between alcoholics and spouses in their perceptions of family functioning, *Journal of Substance Abuse Treatment*, 10, 17-21.

McLemore, C. W. & Benjamin, L. S. [1979], Whatever happened to interpersonal diagnosis?, *American*

Links, P. S. & Munroe-Blum, H. [1990], Family environment and borderline personality disorder: Developments of etiological models, in P. S. Links (Ed.), *Family environment and borderline personality disorder*, Washington, DC: American Psychiatric Press, 27-39.

Lively, S., Friedrich, R. M. & Buckwalter, K. C. [1995], Sibling perception of schizophrenia: Impact on relationships, roles, and health, *Issues in Mental Health Nursirlg*, 16, 225-238.

Lizardi, H., Klein, D. N., Ouimette, P. C., Riso, L. P., Anderson, R. L. & Donaldson, S. K. [1995], Reports of the childhood home environment in early-onset dysthymia and episodic major depression, *Journal of Abnormal Psychology*, 104, 132-139.

Lobdell, J. & Perlman, D. [1986], The intergenerational transmission of loneliness: A study of college freshmen and their parents, *Journal of Marriage and the Family*, 48, 589-595.

Lowe, P. (2000, May 1 8), Video made before girl's death: "Rebirthing" therapy session was taped; child, 10, died next day and cops investigating, *Rocky Mountain News* [Denver, CO], 5A.

Lucas, A. R., Beard, C. M., O'Fallon, W. M. & Kurland, L. T. [1988], Anorexia nervosa in Rochester, Minnesota: A 45-year study, *Mayo Clinic Proceedings*, 63, 433-442.

Luntz, B. K. & Widom, C. S. [1994], Antisocial personality disorder in abuse and neglected children grown up, *American Journal of Psychiatry*, 151, 670-674.

Lyon. M. A. & Seefeldt, R. W. [1995], Failure to validate personality characteristics of adult children of alcoholics: A replication and extension, *Alcoholism Treatment Quarterly*, 12, 69-85.

Lysaker, P. H., Bell, M. D., Zito, W. S. & Bioty, S. M. [1995], Social skills at work: Deficits and predictors of improvements in schizophrenia, *Journal of Nervous and Mental Disease*, 183, 688-692.

Macdonald, E. M., Jackson, H. J., Hayes, R. L., Baglioni, A. J. & Madden, C. [1998], Social skill as a determinant of social networks and perceived social support in schizophrenia, *Schizophrenia Research*, 29, 275-286.

Maes, H. H. M., Neale. M. C., Kendler. K. S., Hewitt, J. K., Silberg, J. L., Foley, D. L., Meyer, J. M., Rutter, M., Simonoff, E., Pickles, A. & Eaves, L. J. [1998], Assortative mating for major psychiatric diagnoses in two population-based samples, *Psychological Medicine*, 28, 1389-1401.

Magee, W. J. [1999], Effects of negative life experiences on phobia onset, *Social Psychiatry and Psychiatric Epidemiology*, 34, 343-351.

Malkus, B. M. [1994], Family dynamic and structural correlates of adolescent substance abuse: A comparison of families of non-substance abusers and substance abusers, *Journal of Child and Adolescent Substance Abuse*, 3, 39-52.

Mallinckrodt, B., McCreary, B. A. & Robertson, A. K. [1995], Co-occurrence of eating disorders and incest: The role of attachment, family environment, and social competencies, *Journal of Counseling Psychology*, 42, 178-186.

Malow, R. M. & Olson, R. E. [1984], Family characteristics of myofascial pain dysfunction syndrome patients, *Family Systems Medicine*, 2, 428-431.

Mandal, M. K. & Palchoudhury, S. [1985], Decoding of facial affect in schizophrenia, *Psychological Reports*, 56, 651-652.

Mandal, M. K., Pandey, R. & Prasad, A. B. [1998], Facial expression of emotions and schizophrenia: A review, *Schizophrenia Bulletin*, 24, 399-412.

Mandal, M. K., Srivastava, P. & Singh, S. K. [1990], Paralinguistic characteristics of speech in schizophren-

Lesser, L. M., Ford, C. V. & Friedman, C. T. H. [1979], Alexithymia in somatization patients, *General Hospital Psychiatry*, 1, 256-261.

Levin, S., Hall, J. A., Knight, R. A. & Alpert, M. [1985], Verbal and nonverbal expression of affect in speech of schizophrenic and depressed patients, *Journal of Abnormal Psychology*, 94, 487-497.

Levine, P. [1996], Eating disorders and their impact on family systems, in F. W. Kaslow (Ed.), *Handbook of relational diagnosis and dysfunctional family patterns*, New York: Wiley, 463-476.

Lewinsohn, P. M. [1974], A behavioral approach to depression, in R. J. Friedman & M. M. Katz (Eds.), *The psychology of depression: Contemporary theory and research*, Washington, DC: Winston-Wiley, 157-185.

—— [1975], The behavioral study and treatment of depression, in M. Hersen, R. M. Eisler & P. M. Miller (Eds.), *Progress in behavior modification* Vol. 1, New York: Academic Press, 19-64.

Lewinsohn, P. M., Hoberman, H. M. & Rosenbaum, M. [1988], A prospective study of risk factors for unipolar depression, *Journal of Abnormal Psychology*, 97, 251-264.

Lewinsohn. P. M., Hoberman, H., Teri, L. & Hautzinger. M. [1985], An integrative theory of depression, in S. Reiss & R. R. Bootzin (Eds.), *Theoretical issues in behavior therapy*, New York: Academic Press, 331-359.

Lewinsohn, P. M., Mischel, W., Chaplin. W. & Barton, R. [1980]. Social competence and depression: The role of illusory self-perceptions, *Journal of Abnormal Psychology*, 89, 203-212.

Lewinsohn, P. M., Roberts, R. E., Seeley, J. R., Rohde, P., Gotlib, I. H. & Hops, H. [1994], Adolescent psychopathology: II. Psychosocial risk factors for depression, *Journal of Abnormal Psychology*, 103, 302-3 15.

Lewinsohn, P. M. & Rosenbaum. M. [1987], Recall of parental behavior by acute depressives, remitted depressives, and nondepressives, *Journal of Personality and Social Psychology*, 52, 611-619.

Lewinsohn, P. M., Solomon, A., Seeley, J. R. & Zeiss, A. [2000], Clinical implications of "subthreshold" depressive symptoms, *Journal of Abnormal Psychology*, 109, 345-351.

Lewis, J. M., Rodnick, E. H. & Goldstein, M. J. [1981], Intrafamilial interactive behavior, parental communication deviance, and risk for schizophrenia, *Journal of Abnormal Psychology*, 90, 448-457.

Lidz, T. [1958], Schizophrenia and the family, *Psychiatry*, 21, 21-27.

Lidz, T., Cornelison, A., Fleck, S. & Terry, D. [1957], The intrafamilial environment of schizophrenic patients: 2. Marital schism and marital skew, *American Journal of Psychiatry*, 114, 241-248.

Lieb, R., Pfister, H., Mastaler, M. & Wittchen, H. U. [2000], Somatoform syndromes and disorders in a representative population sample of adolescents and young adults: Prevalence, comorbidity and impairments, *Acta Psychiatrica Scandinavica*, 101, 194-208.

Liebowitz, M. R., Gorman, J. M., Fyer, A. J. & Klein, D. F. [1985], Social phobia: Review of a neglected anxiety disorder, *Archives of General Psychiatry*, 42, 729-736.

Liebowitz, M. R., Heimberg, R. G., Fresco, D. M., Travers, J. & Stein, M. B. [2000], Social phobia or social anxiety disorder: What's in a name?, *Archives of General Psychiatry*, 57, 191-192.

Linden, M., Hautzinger, M. & Hoffman, N. [1983], Discriminant analysis of depressive interactions, *Behavior Modification*, 7, 403-422.

Links, P. S. [1992], Family environment and family psychopathology in the etiology of borderline personality disorder, in J. F. Clarkin, E. Marziali & H. Munroe-Blum (Eds.), *Borderline personality disorder: Clinical and empirical perspectives*, New York: Guilford Press, 15-66.

*Journal of Research in Personality*, 33, 311-329.

Lasègue, E. C. [1873], On hysterical anorexia, *Medical Times and Gazette*, 2, 367-369.

Leary, M. R. [1983a], Social anxiousness: The construct and its measurement, *Journal of Personality Assessment*, 47, 66-75.

――[1983b], The conceptual distinctions are important: Another look at communication apprehension and related constructs, *Human Communication Research*, 10, 305-312.

Leary, M. R. & Atherton, S. C. [1986], Self-efficacy, social anxiety, and inhibition in interpersonal encounters, *Journal of Social and Clinical Psychology*, 4, 256-267.

Leary, M. R. & Dobbins, S. E. [1983], Social anxiety, sexual behavior, and contraceptive use, *Journal of Personality and Social Psychology*, 45, 1347-1354.

Leary, M. R., Knight, P. D. & Johnson, K. A. [1987], Social anxiety and dyadic conversation: A verbal response mode analysis, *Journal of Social and Clinical Psychology*, 5, 34-50.

Leary, M. R. & Kowalski, R. M. [1995a], *Social anxiety*. New York: Guilford Press.

――[1995b], The self-presentational model of social phobia, in R. G. Heimberg, M. R. Liebowitz, D. A. Hope & F. R. Schneier (Eds.), *Social phobia: Diagnosis, assessment, and treatment*, New York: Guilford Press,. 94-112.

Leary, M. R., Kowalski, R. M. & Campbell, C. D. [1988], Self-presentational concerns and social anxiety: The role of generalized impression expectations, *Journal of Research in Personality*, 22, 308-321.

Leary, T. [1955], The theory and measurement methodology of interpersonal communication, *Psychiatry*, 18, 147-161.

――[1957], *Interpersonal diagnosis of personality*, New York: Ronald Press.

――[1969], The effects of consciousness-expanding drugs on prisoner rehabilitation, *Psychedelic Review*, 10, 29-45.

――[1996], Commentary, *Journal of Personality Assessment*, 66, 301-307.

Lecrubier, Y., Wittchen, H. U., Faravelli, C., Bobes, J., Patel, A. & Kna, M. [2000], A European perspective on social anxiety disorder, *European Psychiatry*, 15, 5-16.

Lee, C. M. & Gotlib, I. H. [1991], Adjustment of children of depressed mothers: A 10-month follow-up, *Journal of Abnormal Psychology*, 100, 473-477.

Lee, S. [1997], A Chinese perspective of somatoform disorders, *Journal of Psychosomatic Research*, 43, 115-119.

Le Grange, D., Eisler, I., Dare, D. & Hodes, M. [1992], Family criticism and self-starvation: A study of expressed emotion, *Journal of Family Therapy*, 14, 177-192.

Le Poire, B. A. [1992], Does the codependent encourage substance-dependence behavior?: Paradoxical injunctions in the codependent relationship, *International Journal of the Addictions*, 27, 1465-1474.

――[1994], Inconsistent nurturing as control theory: Implications for communication-based research and treatment programs, *Journal of A lied Communication Research*, 22, 60-74.

Le Poire, B. A., Erlandson, K. T. & Hallett, J. S. [1998], Punishing versus reinforcing strategies of drug discontinuance: Effect of persuaders' drug use, *Health Communication*, 10, 293-316.

Le Poire, B. A., Hallett, J. S. & Erlandson, K. T. [2000], An initial test of inconsistent nurturing as control theory: How partners of drug abusers assist their partners' sobriety, *Human Communication Research*, 26, 432-457.

Kirmayer, L. J. & Young, A. [1998], Culture and somatization: Clinical, epidemiological, and ethnographic perspectives, *Psychosomatic Medicine*, 60, 420-430.

Kisely, S., Goldberg, D. & Simon, G. [1997], A comparison between somatic symptoms with and without clear organic cause: Results of an international study, *Psychological Medicine*, 27, 1011-1019.

Klerman, G. L. [1986], Historical perspectives on contemporary schools of psychopathology, In T. Millon & G. L. Klerman (Eds.), *Contemporary directions in psychopathology: Toward the DSM-IV*, New York: Guilford Press, 3-28.

Koenig, J. E., Sachs-Ericsson, N. & Miklowitz, D. J. [1997], How do psychiatric patients experience interactions with their relatives? *Journal of Family Psychology*, 11, 251-256.

Koenigsberg, H. W., Kaplan, R. D., Gilmore, M. M. & Cooper, A. M. [1985], The relation between syndrome and personality disorder in DSM III: Experience with 2,412 patients, *American Journal of Psychiatry*, 142, 207-212.

Kog, E. & Vandereycken, W. [1985], Family characteristics of anorexia nervosa and bulimia: A review of the research literature, *Clinical Psychology Review*, 5, 159-180.

Kohut, H. [1968], The psychoanalytic treatment of narcissistic personality disorders, *Psychoanalytic Study of the Child*, 23, 86-113.

Kuhn, T. S. [1970], *The structure of scientific revolutions 2nd ed.*, Chicago: University of Chicago Press (中山茂訳『科学革命の構造』みすず書房、1971年).

Kuiper, N. A. & MacDonald, M. R. [1983], Schematic processing in depression: The self-based consensus bias, *Cognitive Therapy and Research*, 7, 469-484.

Kuiper, N. A. & McCabe, S. B. [1985], The appropriateness of social topics: Effects of depression and cognitive vulnerability on self and other judgments, *Cognitive Therapy and Research*, 9, 371-379.

Kuny, S. & Stassen, H. H. [1993], Speaking behavior and voice sound characteristics in depressive patients during recovery, *Journal of Psychiatric Research*, 27, 289-307.

Lacey, J. H. [1990], Incest, incestuous fantasy and indecency: A clinical catchment area study of normal weight bulimic women, *British Journal of Psychiatry*, 157, 399-403.

La Greca, A. M. & Lopez, N. [1998], Social anxiety among adolescents: Linkages with peer relations and friendships, *Journal of Abnormal and Child Psychology*, 26, 83-94.

Laing, R. D. [1959], *The divided self: An existential study in sanity and madness*, London: Tavistock (阪本健二訳『ひき裂かれた自己――分裂病と分裂病質の実存的研究――』みすず書房、1971年).

――[1965], Mystification, confusion, and conflict, in I. Boszormenyi-Nagy & J. L. Framo (Eds.), *Intensive family therapy*, New York: Harper, 343-363.

――[1967], *The politics of experience*, Harmondsworth, UK: Penguin Press (笠原嘉訳『経験の政治学（新装版）』みすず書房、2003年).

――[1971], *The politics of the family*, New York: Vintage Press (阪本良雄・笠原嘉訳『家族の政治学（新装版）』みすず書房、1998年).

Laing, R. D. & Esterson, A. [1964], *Sanity madness and the family*, London: Tavistock (笠原嘉・辻和子訳『狂気と家族（新装版）』みすず書房、1998年).

Lake. E. A. & Arkin, R. M. [1985], Reactions to objective and subjective interpersonal evaluation: The influence of social anxiety, *Journal of Social and Clinical Psychology*, 3, 143-160.

Lane, J. D. & DePaulo, B. M. [1999], Completing Coyne's cycle: Dysphorics' ability to detect deception, hood depression, *Journal of the American Academy of Child Psychiatry*, 24, 303-309.

Kellam, S. G., Brown, C. H., Rubin, B. R. & Ensminger, M. E. [1983], Path leading to teenage psychiatric symptoms and substance use: Developmental epidemiological studies in Woodlawn, in S. B. Guze, F. J. Earls & J. E. Barrett (Eds.), *Childhood psychopathology and development*, New York: Raven Press,. 17-51.

Kendler, K. S., Gallagher, T. J., Abelson, J. M. & Kessler, R. C. [1996], Lifetime prevalence, demographic risk factors and diagnostic validity of nonaffective psychosis as assessed in a U. S. community sample: The National Comorbidity Survey, *Archives of General Psychiatry*, 53, 1022-1031.

Kendler, K.. MacLean, C., Neale, M., Kessler, R., Heath, A. & Eaves. L. [1991], The genetic epidemiology of bulimia nervosa, *American Journal of Psychiatry*, 148, 1627-1637.

Kendler, K. S., Karkowski, L. M., Neale, M. C. & Prescott, C. A. [2000], Illicit psychoactive substance use, heavy use, abuse, and dependence in a US population-based sample of male twins, *Archives of General Psychiatry*, 57, 261-269.

Kennedy, S., Kiecolt-Glaser & Glaser, R. [1988], Immunological consequences of acute and chronic stressors: Mediating role of interpersonal relationships, *British Journal of Medical Psychology*, 61, 77-85.

Kennedy, S., Thompson, R., Stancer, H. C., Roy, A. & Persad, E. [1983], Life events precipitating mania, *British Journal of Psychiatry*. 1 42, 398-403.

Kernberg, O. F. [1975], *Borderline conditions and pathological narcissism*, New York: Aronson.

Kessler, R. C., McGonagle. K. A., Shanyang, Z., Nelson, C., Hughes, M., Eshleman, S., Wittchen, H. U. & Kendler, K. S. [1994], Lifetime and 12month prevalence of DSM-III-R psychiatric disorders in the United States, *Archives of General Psychiatry*, 51, 8-19.

Kiecolt-Glaser, J. K., Newton, T., Cacioppo, J. T., MacCallum, R. C., Glaser, R. & Malarkey, W. B. [1996], Marital conflict and endocrine function: Are men really more physiologically affected than women?, *Journal of Consulting and Clinical Psychology*, 64, 324-332.

Kiesler, D. J. [1983], The 1982 interpersonal circle: A taxonomy for complementarity in human transactions, *Psychological Review*. 90, 185-214.

―― [1996], *Contemporary interpersonal theory and research: Personality, psychopathology, and psychotherapy*. New York: Wiley.

Kiesler, D. J., van Denburg, T. D., Sikes-Nova, V. E., Larus, J. P. & Goldston, C. S. [1990], Interpersonal behavior profiles of eight cases of DSM-III personality disorders, *Journal of Clinical Psychology*, 46, 440-453.

Kilpatrick, D. G., Acierno, R., Saunders, B., Resnick, H. S., Best, C. L. & Schnurr, P. P. [2000], Risk factors for adolescent substance abuse and dependence: Data from a national sample, *Journal of Consulting and Clinical Psychology*, 68, 19-30.

Kinzl, J. F., Traweger, C. & Biebl, W. [1995], Family background and sexual abuse associated with somatization, *Psychotherapy and Psychosomatics*, 64, 82-87.

Kinzl, J. F., Traweger, C., Guenther, V. & Biebl, W. [1994], Family background and sexual abuse associated with eating disorders, *American Journal of Psychiatry*, I51, 1127-1131.

Kirmayer, L. J., Dao, T. H. T. & Smith, A. [1998], Somatization and psychologization: Understanding cultural idioms of distress, in S. O. Okpaku (Ed.), *Clinical methods in transcultural psychiatry*, Washington, DC: American Psychiatric Press, 233-265.

Cheek & S. Briggs (Eds.), *Shyness: Perspectives on research and treatment*, New York: Plenum Press, 227-238.

Jones, W. H., Hobbs, S. A. & Hockenbury, D. [1982], Loneliness and social skill deficits, *Journal of Personality and Social Psychology*, 42, 682-689.

Jones, W. H. & Moore, T. L. [1990], Loneliness and social support, in M. Hojat & R. Crandall (Eds.), *Loneliness: Theory research, and applications*, Newbury Park, CA: Sage, 145-156.

Jones, W. H., Rose, J. & Russell, D. [1990], Loneliness and social anxiety, in H. Leitenberg (Ed.), *Handbook of social and evaluation anxiety*, New York: Plenum Press, 247-266.

Joyce, P. R. [1984], Parental bonding in bipolar affective disorder, *Journal of Affective Disorders*, 7, 319-324.

Judd, L. J., Akiskal, H. S., Zeller, P. J., Paulus, M., Leon, A. C., Maser, J. D., Endicott, J., Coryell, W., Kunovac, J. L., Mueller, T. I., Rice, J. P. & Keller, M. B. [2000], Psychosocial disability during the long-term course of unipolar major depressive disorder, *Archives of General Psychiatry*, 57, 375-380.

Kahn, J., Coyne, J. C. & Margolin, G. [1985], Depression and marital disagreement: The social construction of despair, *Journal of Social and Personal Relationships*, 2, 447-461.

Kandel, D. B. [1973], Adolescent marijuana use: Role of parents and peers, *Science*, 181, 1067-1070.

——[1978], Convergences in prospective longitudinal surveys of drug use in normal populations, in D. B. Kandel (Ed.), *Longitudinal research on drug use: Empirical findings and methodological issues*, Washington, DC: Hemisphere, 3-38.

Kandel, D. B. & Andrews, K. [1987], Process of adolescent socialization by parents and peers, *International Journal of the Addictions*, 22, 319-342.

Kandel, D. B., Johnson, J. G., Bird, H. R., Weissman, M. M., Goodman, S. H., Lahey, B. B., Regier, D. A. & Schwab-Stone, M. E. [1999], Psychiatric comorbidity among adolescents with substance use disorders: Findings from the MECA study, *Journal of the American Academy of Child and Adolescent Psychiatry*, 38, 693-699.

Kaplan, H. S. [1979], *Disorders of sexual desire*, New York: Brunner/Mazel.

Karney, B. R. [2001], Depressive symptoms and marital satisfaction in the early years of marriage: Narrowing the gap between theory and research, in S. R. H. Beach (Ed.), *Marital and family processes in depression: A scientific foundation for clinical practice*, Washington, DC: American Psychological Association, 45-68.

Katz, J. & Beach, S. R. H. [1997], Romance in the crossfire: When do women's depressive symptoms predict partner relationship dissatisfaction?, *Journal of Social and Clinical Psychology*, 16, 243-258.

Katz, J., Beach, S. R. H. & Joiner, T. E. [1998], When does partner devaluation predict emotional distress?, Prospective moderating effects of reassurance-seeking and self-esteem, *Personal Relationships*, 5, 409-421.

——[1999], Contagious depression in dating couples, *Journal of Social and Clinical Psychology*, 18, 1-13.

Kaufman, G. & Krupka, J. [1973], Integrating one's sexuality, *International Journal of Group Psychotherapy*, 23, 445-464.

Kay, J. H., Altshuler, L. L., Ventura, J. & Mintz, J. [1999], Prevalence of Axis II comorbidity in bipolar patients with and without alcohol use disorders, *Annals of Clinical Psychiatry*, 11, 187-195.

Kazdin, A. E., Sherick, R. B., Esveldt-Dawson, K. & Rancurello, M. D. [1985], Nonverbal behavior and child-

bility to depression theory, *Journal of Abnormal Psychology*, 104, 364-372.
―― [1996], Depression and rejection: On strangers and friends, symptom specificity, length of relationship, and gender, *Communication Research*, 23, 451-471.
―― [1997], Shyness and low social support as interactive diatheses, with loneliness as mediator: Testing an interpersonal-personality view of vulnerability to depressive symptoms, *Journal of Abnormal Psychology*, 106, 386-394.
―― [1999], Self-verification and bulimic symptoms: Do bulimic women play a role in perpetuating their own dissatisfaction and symptoms?, *International Journal of Eating Disorders*, 26, 145-151.
―― [2001], Nodes of consilience between interpersonal-psychological theories of depression, in S. R. H. Beach (Ed.), *Marital and family processes in depression: A scientific foundation for clinical practice*, Washington, DC: American Psychological Association, 129-138.
Joiner, T. E., Alfano, M. S. & Metalsky, G. I. [1992], When depression breeds contempt: Reassurance-seeking, self-esteem, and rejection of depressed college students by their roommates, *Journal of Abnormal Psychology*, 101, 165-173.
Joiner, T. E. & Coyne, J. C. (Eds.) [1999], *The interactional nature of depression: Advances in interpersonal a roaches*, Washington, DC: American Psychological Association.
Joiner, T. E., Coyne, J. C. & Blalock, J. [1999], On the interpersonal nature of depression: Overview and synthesis, in T. E. Joiner & J. C. Coyne (Eds.), *The interactional nature of depression: Advances in interpersonal approacbes*, Washington, DC: American Psychological Association, 3-19.
Joiner, T. E., Heatherton, T. F., Rudd, M. D. & Schmidt, N. B. [1997], Perfectionism, perceived weight status, and bulimic symptoms: Two studies testing a diathesis-stress model, *Journal of Abnormal Psychology*, 106, 145-153.
Joiner, T. E. & Katz, J. [1999], Contagion of depressive symptoms and mood: Meta-analytic review and explanations from cognitive, behavioral, and inter-personal viewpoints, *Clinical Psychology: Science and Practice*, 6, 149-164.
Joiner, T. E., Katz, J. & Lew, A. S. [1997], Self-verification and depression among youth psychiatric inpatients, *Journal of Abnormal Psychology*, 106, 608-618.
Joiner, T. E., Katz, J. & Lew, A. [1999], Harbingers of depressotypic reassurance seeking: Negative life events, increased anxiety, and decreased self-esteem, *Personality and Social Psychology Bulletin*, 25, 630-637.
Joiner, T. E., Metalsky, G. I., Katz, J. & Beach, S. R. H. [1999], Depression and excessive reassurance-seeking, *Psychological Inquiry*, 10, 269-278.
Jones, D. C. & Houts, R. [1992], Parental drinking, parent-child communication, and social skills in young adults, *Journal of Studies on Alcohol*, 53, 48-56.
Jones, I. H. & Pansa, M. [1979], Some nonverbal aspects of depression and schizophrenia occurring during the interview, *Journal of Nervous and Mental Disease*, 167, 402-409.
Jones, J. E. [1977], Patterns of transactional style deviance in the TAT's of parents of schizophrenics, *Family Process*, 16, 327-337.
Jones, W. H., Briggs, S. R. & Smith, T. G. [1986], Shyness: Conceptualization and measurement, *Journal of Personality and Social Psychology*, 51, 629-639.
Jones, W. H. & Carpenter, B. N. [1986], Shyness, social behavior, and relationships, in W. H. Jones, J. M.

Ammerman (Eds.), *Sourcebook on substance abuse: Etiology, epidemiology, assessment, and treatment*, Boston: Allyn & Bacon, 166-174.

Jacob, T., Krahn, G. L. & Leonard, K. [1991], Parent-child interactions in families with alcoholic fathers, *Journal of Consulting and Clinical Psychology*, 59, 176-181.

Jacob, T. & Leonard, K. [1986], Psychosocial functioning in children of alcoholic fathers, depressed fathers and control fathers, *Journal of Studies on Alcohol*, 47, 373-380.

―― [1988], Alcoholic-spouse interaction as a function of alcoholism subtype and alcohol consumption interaction, *Journal of Abnormal Psychology*, 97, 231-237.

Jacob, T. & Leonard, K. [1992], Sequential analysis of marital interactions involving alcoholic, depressed, and nondistressed men, *Journal of Abnormal Psychology*, 101, 647-656.

Jacob, T., Ritchey, D., Cvitkovic, J. & Blane, H. [1981], Communication styles of alcoholic and nonalcoholic families when drinking and not drinking, *Journal of Studies on Alcohol*, 42, 466-482.

Jacob, T. & Seilhamer, R. A. [1987], Alcoholism and family interaction, in T. Jacob (Ed.), *Family interaction and psychopathology: Theories, methods, and findings*, New York: Plenum Press, 535-580.

Jacob, T., Windle, M., Seilhamer, R. A. & Bost, J. [1999], Adult children of alcoholics: Drinking, psychiatric, and psychosocial status, *Psychology of Addictive Behaviors*, 13, 3-21.

Jacobs, J. & Wolin, S. J. [1989], Alcoholism and family factors: A critical review, in M. Galanter (Ed.), *Recent developments in alcoholism, Vol. 7*, New York: Plenum Press, 147-164.

Jacobson, N. S. & Anderson, E. A. [1982], Interpersonal skill and depression in college students: An analysis of the timing of self-disclosures, *Behavior Therapy*, 13, 271-282.

Janowsky, D. S., Leff, M. & Epstein, R. S. [1970], Playing the manic game, *Archives of General Psychiatry*, 22, 252-261.

Jarvis, T. J., Copeland, J. & Walton, L. [1998], Exploring the nature of the relationship between child sexual abuse and substance use among women, *Addiction*, 93, 865-875.

Jennison, K. M. & Johnson, K. A. [1997], Resilience to drinking vulnerability in women with alcoholic parents: The moderating effects of dyadic cohesion in marital communication, *Substance Use and Misuse*, 32, 1461-1489.

Johnson, J. G., Rabkin, J. G., Williams, J. B. W., Remien, R. H. & Gorman, J. M. [2000], Difficulties in interpersonal relationships associated with personality disorders and Axis I disorders: A community-based longitudinal investigation, *Journal of Personality Disorders*, 14, 42-56.

Johnson, R. L. & Glass, C. R. [1989], Heterosocial anxiety and direction of attention in high school boys, *Cognitive Therapy and Research*, 13, 509-526.

Johnson, S. L. & Jacob, T. [2000], Sequential interactions in the marital communication of depressed men and women, *Journal of Consulting and Clinical Psychology*, 68, 4-12.

Johnson, S. L., Winett, C. A., Meyer, B., Greenhouse, W. J. & Miller, I. [1999], Social support and the course of bipolar disorder, *Journal of Abnormal Psychology*, 108, 558-566.

Johnson, V. & Pandina, R. J. [1991], Effects of the family environment on adolescent substance use, delinquency, and coping styles, *American Journal of Drug and Alcohol Abuse*, 17, 71-88.

Joiner, T. E. [1994], Contagious depression: Existence, specificity to depressive symptoms, and the role of reassurance seeking, *Journal of Personality and Social Psychology*, 67, 287-296.

―― [1995], The price of soliciting and receiving negative feedback: Self-verification theory as a vulnera-

169, 624-628.

Hope, D. A., Sigler, K. D., Penn, D. L. & Meier, V. [1998], Social anxiety, recall of interpersonal information, and social impact on others, *Journal of Cognitive Psychotherapy: An International Quarterly*, 12, 303-322.

Hops, H., Biglan, A., Sherman, L., Arthur, J., Friedman, L. & Osteen, V. [1987], Home observations of family interactions of depressed women, *Journal of Consulting and Clinical Psychology*, 55, 341-346.

Horesh, N., Apter, A., Ishai, J., Danziger, Y., Miculincer, M., Stein, D., Lepkifker, E. & Minouni, M. [1996], Abnormal psychosocial situations and eating disorders in adolescence, *Journal of the American Academy of Child and Adolescent Psychiatry*, 35, 921-927.

Horowitz. J. A. [1978], Sexual difficulties as indicators of broader personal and interpersonal problems, *Perspectives in Psychiatric Care*, 16, 66-69.

Hover, S. & Gaffney, L. R. [1991], The relationship between social skills and adolescent drinking, *Alcohol and Alcoholism*, 26, 207-214.

Howard, M. C. [1992], Adolescent substance abuse: A social learning theory perspective, in G. W. Lawson & A. W. Lawson (Eds.), *Adolescent substance abuse: Etiology treatment, and prevention*, Gaithersburg, MD: Aspen, 29-40.

Hsu, L. K. G. [1989], The gender gap in eating disorders: Why are the eating disorders more common among women?, *Clinical Psychology Review*, 9, 393-407.

Hudson. J. L. & Rapee, R. M. [2000], The origins of social phobia, *Behavior Modification*, 24, 102-129.

Hughes, A. M., Medley, I., Turner, G. N. & Bond, M. R. [1987], Psychogenic pain: A study of marital adjustment, *Acta Psychiatrica Scand inavica*, 75, 166-170.

Humphrey, L. L. [1986], Family relations in bulimic-anorexic and nondistressed families, *International Journal of Eating Disorders*, 5, 223-232.

——[1989], Observed family interactions among subtypes of eating disorders using structural analysis of social behavior, *Journal of Consulting and Clinical Psychology*, 57, 206-214.

Hurrelmann, K., Engel, U., Holler, B. & Nordlohne, E. [1988], Failure in school, family conflicts, and psychosomatic disorders in adolescence, *Journal of Adolescence*, 11, 237-249.

Hyronemus, G., Penn, D. L., Corrigan, P. W. & Martin, J. [1998], Social perception and social skill in schizophrenia, *Psychiatry Research*, 80, 275-286.

Ikebuchi, E., Nakagome, K. & Takahashi, N. [1999], How do early stages of information processing influence social skills in patients with schizophrenia?, *Schizophrenia Research*, 35, 255-262.

Inskip, H. M., Harris, C. E. & Barraclough, B. [1998], Lifetime risk of suicide for affective disorder, alcoholism, and schizophrenia, *British Journal of Psychiatry*, 172, 35-37.

Jacob, T., Dunn, N. J., Leonard, K. & Davis, P. [1985], Alcohol-related impairments in male alcoholics and the psychiatric symptoms of their spouses: An attempt to replicate, *American Journal of Drug and Alcohol Abuse*, 11, 55-67.

Jacob, T., Haber, J. R., Leonard, K. E. & Rushe, R. [2000], Home interactions of high and low antisocial male alcoholics and their families, *Journal of Studies on Alcohol*, 61, 72-80.

Jacob, T. & Johnson, S. L. [1997], Parenting influences on the development of alcohol abuse and dependence, *Alcohol Health and Research World*, 21, 204-209.

——[1999], Family influences on alcohol and substance abuse, in P. J. Ott, R. E. Tarter & R. T.

Hinchliffe, M. K., Hooper, D., Roberts, F. J. & Vaughan, P. W. [1978], The melancholy marriage: An inquiry into the interaction of depression, IV, Disruptions, *British Journal of Medical Psychology*, 51, 15-24.

Hinchliffe, M. K., Lancashire, M. & Roberts, F. J. [1970], Eye-contact and depression: A preliminary report, *British Journal of Psychiatry* 117, 571-572.

Hinchliffe, M. K., Lancashire, M. & Roberts, F. J. [1971a], Depression: Defence mechanisms in speech, *British Journal of Psychiatry*, 118, 471-472.

──[1971b], A study of eye-contact changes in depressed and recovered psychiatric patients, *British Journal of Psychiatry*, 119, 213-215.

Hinchliffe, M. K., Vaughan, P. W., Hooper, D. & Roberts, F. J. [1978], The melancholy marriage: An inquiry into the interaction of depression 111, Responsiveness, *British Journal of Medical Psychology*, 51, 1-13.

Hinson, R. C., Becker, L. S., Handal, P. J. & Katz, B. M. [1993], The heterogeneity of children of alcoholics: Emotional needs and help-seeking propensity, *Journal of College Student Development*, 34, 47-52.

Hirschfeld, R. M. A., Klerman, G. L., Keller, M. B., Andreasen, N. C. & Clayton, P. J. [1986], Personality of recovered patients with bipolar affective disorder, *Journal of Affective Disorders*, 11, 81-89.

Hoffman, G. M. A., Gonze, J. C. & Mendlewicz, J. [1985], Speech pause time as a method for the evaluation of psychomotor retardation in depressive illness, *British Journal of Psychiatry*, 146, 535-538.

Hokanson, J. E. & Butler, A. C. [1992], Cluster analysis of depressed college students' social behaviors, *Journal of Personality and Social Psychology*, 62, 273-280.

Hokanson, J. E., Hummer, J. T. & Butler, A. C. [1991], Interpersonal perceptions by depressed college students, *Cognitive Therapy and Research*, 15, 443-457.

Hokanson, J. E., Rubert, M. P., Welker, R. A., Hollander, G. R. & Hedeen, C. [1989], Interpersonal concomitants and antecedents of depression among college students, *Journal of Abnormal Psychology*, 98, 209-217.

Hooley, J. M. [1985], Expressed emotion: A review of the critical literature, *Clinical Psychology Review*, 5, 119-139.

──[1998], Expressed emotion and psychiatric illness: From empirical data to clinical practice, *Behavior Therapy*, 29, 631-646.

Hooley, J. M. & Hiller, J. B. [1997], Family relationships and major mental disorder: Risk factors and preventive strategies, in S. Duck (Ed.), *Handbook of personal relationships 2nd ed.*, Chichester, UK: Wiley, 621-648.

──[1998], Expressed emotion and the pathogenesis of relapse in schizophrenia, in M. F. Lenzenweger & R. H. Dworkin (Eds.), *Origins and development of schizophrenia*, Washington, DC: American Psychological Association, 447-468.

Hooley, J. M., Richters, J. E., Weintraub, S. & Neale, J. M. [1987], Psychopathology and marital distress: The positive side of positive symptoms, *Journal of Abnormal Psychology*, 96, 27-33.

Hooper, D., Vaughan, P. W., Hinchliffe, M. K. & Roberts, J. [1978], The melancholy marriage: An inquiry into the interaction of depression. V. Power, *British Journal of Medical Psychology*, 51, 387-398.

Hoover, C. F. & Fitzgerald, R. G. [1981a], Marital conflict of manic-depressive patients, *Archives of General Psychiatry*, 38, 65-67.

──[1981b], Dominance in the marriages of affective patients, *Journal of Nervous and Mental Disease*, problems in adolescence and early adulthood: Implications for substance abuse prevention, *Psychological Bulletin*, 112, 64-105.

Hays, J. C., Landerman, L. R., George, L. K., Flint, E. P., Koenig, H. G., Land, K. C. & Blazer, D. G. [1998], Social correlates of the dimensions of depression in the elderly, *Journals of Gerontology*, 53B, 31-39.

Head, S. B. & Williamson, D. A. [1990], Association of family environment and personality disturbances in bulimia nervosa, *International Journal of Eating Disorders*, 9, 667-674.

Heatherton, T. F. & Baumeister, R. F. [1991], Binge eating as escape from self-awareness, *Psychological Bulletin*, 110, 86-108.

Heavey, A., Parker, Y., Bhat, A. V., Crisp, A. H. & Gowers, S. G. [1989], Anorexia nervosa and marriage, *International Journal of Eating Disorders*, 8, 275-284.

Heimberg, R. G., Acerra, M. C. & Holstein, A. [1985], Partner similarity mediates interpersonal anxiety, *Cognitive Therapy and Research*, 9, 443Jr53.

Heinssen, R. K. & Glass, C. R. [1990], Social skills, social anxiety, and cognitive factors in schizophrenia, in H. Leitenberg (Ed.), *Handbook of social and evaluation anxiety*, New York: Plenum Press, 325-355.

Heller, K., Sher, K. J. & Benson. C. S. [1982], Problems associated with risk overprediction in studies of offspring of alcoholics: Implications for prevention, *Clinical Psychology Review*, 2, 183-200.

Henderson, M. C., Albright, J. S., Kalichman, S. C. & Dugoni, B. [1994], Personality characteristics of young adult offspring of substance abusers: A study highlighting methodological issues, *Journal of Personality Assessment*, 63, 117-134.

Henwood, P. G. & Solano, C. H. [1994], Loneliness in young children and their parents, *Journal of Genetic Psychology*, 155, 35-45.

Herman, J. L., Perry, C. & van der Kolk, B. A. [1989], Childhood trauma in borderline personality disorder, *American Journal of Psychiatry*, 146, 490-495.

Hersen, M., Bellack, A. S. & Himmelhoch, J. M. [1980], Treatment of unipolar depression with social skills training, *Behavior Modification*, 4, 547-556.

Herzog, D. B., Pepose, M., Norman, D. K. & Rigotti, N. A. [1985], Eating disorders and social maladjustment in female medical students, *Journal of Nervous and Mental Disease*, 173, 734-737.

Hewitt, P. L. & Flett, G. L. [1991a], Dimensions of perfectionism in unipolar depression, *Journal of Abnormal Psychology*, 100, 98-101.

——[1991b], Perfectionism in the self and social contexts: Conceptualization, assessment, and association with psychopathology, *Journal of Personality and Social Psychology*, 60, 456-470.

——[1993], Dimensions of perfectionism, daily stress, and depression: A test of the specific vulnerability hypothesis, *Journal of Abnormal Psychology*, 102, 58-65.

Higley, J. D., King, S. T., Hasert, M. F., Champoux, M., Suomi, S. J. & Linnoila, M. [1996], Stability of interindividual differences in serotonin function and its relationship to severe aggression and competent social behavior in rhesus macaque females, *Neuropsychopharmacology*, 14, 67-76.

Hill, A., Weaver. C. & Blundell, J. E. [1990], Dieting concerns of 10-year-old girls and their mothers, *British Journal of Clinical Psychology*, 29, 346-348.

Hiller, W., Rief, W. & Fichter, M. M. [1997], How disabled are patients with somatoform disorders?, *General Hospital Psychiatry*, 19, 432-438.

Hinchliffe, M. K., Hooper, D. & Roberts, F. J. [1978], *The melancholy marriage*, New York: Wiley.

study of children at risk, *Journal of Consulting and Clinical Psychology*, 59, 341-345.

Hammen, C. L., Burge, D., Burney, E. & Adrian, C. [1990], Longitudinal study of diagnoses in children of women with unipolar and bipolar affective disorder, *Archives of General Psychiatry*, 47, 1112-1117.

Hammen, C. L., Ellicott, A. & Gitlin, M. [1992], Stressors and sociotropy/autonomy: A longitudinal study of their relationship to the course of bipolar disorder, *Cognitive Therapy and Research*, 16, 409-418.

Hammen, C. L., Ellicott, A., Gitlin, M. & Jamison, K. R. [1989], Sociotropy/autonomy and vulnerability to specific life events in patients with unipolar depression and bipolar disorders, *Journal of Abnormal Psychology*, 98, 154-160.

Hammen, C. L., Gordon, D., Burge, D., Adrian, C., Janicke, C. & Hiroto, D. [1987], Communication patterns of mothers with affective disorders and their relationship to children's status and social functioning, in K. Hahlweg & M. J. Goldstein (Eds.), *Understanding major mental disorder*, New York: Family Process Press, 103-119.

Hammen, C. L. & Peters, S. D. [1977], Differential responses to male and female depressive reactions, *Journal of Consulting and Clinical Psychology*, 45, 994-1001.

―― [1978], Interpersonal consequences of depression: Responses to men and women enacting a depressed role, *Journal of Abnormal Psychology*, 87, 322-332.

Harbach, R. L. & Jones, W. P. [1995], Family beliefs among adolescents at risk for substance abuse, *Journal of Drug Education*, 25, 1-9.

Hardy, P., Jouvent, R. & Widlocher, D. [1984], Speech pause time and the Retardation Rating Scale for Depression (ERD): Towards a reciprocal validation, *Journal of Affective Disorders*, 6, 123-127.

Harrington, C. M. & Metzler, A. E. [1997], Are adult children of dysfunctional families with alcoholism different from adult children of dysfunctional families without alcoholism?: A look at committed, intimate relationships, *Journal of Counseling Psychology*, 44, 102-107.

Harrison, K. [1997], Does interpersonal attraction to thin media personalities promote eating disorders?, *Journal of Broadcast and Electronic Media*, 41, 478-500.

Harrison, K. & Cantor, J. [1997], The relationship between media consumption and eating disorders, *Journal of Communication*, 47, 40-67.

Hart, T. A., Turk, C. L., Heimberg, R. G. & Liebowitz, M. R. [1999], Relation of marital status to social phobia severity, *Depression and Anxiety*, 10, 28-32.

Harter, S. L. [2000], Psychosocial adjustment of adult children of alcoholics: A review of the recent empirical literature, *Clinical Psychology Review*, 20, 311-337.

Harter, S. L. & Taylor, T. L. [2000], Parental alcoholism, child abuse, and adult adjustment, *Journal of Substance Abuse*, 11, 31-44.

Hartman. L. M. [1980], The interface between sexual dysfunction and marital conflict, *American Journal of Psychiatry*, 137, 576-579.

Hautzinger, M., Linden, M. & Hoffman, N. [1982], Distressed couples with and without a depressed partner: An analysis of their verbal interaction, *Journal of Behavior Therapy and Experimental Psychiatry*, 13, 307-314.

Havey, J. M. & Dodd, D. K. [1993], Variables associated with alcohol abuse among self-identified collegiate COAS and their peers, *Addictive Behaviors*, 18, 567-575.

Hawkins, J. D., Catalano, R. F. & Miller, J. Y. [1992], Risk and protective factors for alcohol and other drug

Greenberg, J. R. & Mitchell, S. A. [1983], *Object relations in psychoanalytic theory*, Cambridge, MA: Harvard University Press (横井公一監訳・大阪精神分析研究会訳『精神分析理論の展開――欲動から関係へ――』ミネルヴァ書房, 2001年).

Grissett, N. I. & Norvell, N. K. [1992], Perceived social support, social skills, and quality of relationships in bulimic women, *Journal of Consulting and Clinical Psychology*, 60, 293-299.

Grossman, L. S. & Harrow, M. [1996], Interactive behavior in bipolar manic and schizophrenic patients and its link to thought disorder, *Comprehensive Psychiatry*, 37, 245-252.

Gunderson, J. G., Kerr, J. & Englund, D. W. [1980], The families of borderlines, *Archives of General Psychiatry*, 37, 27-33.

Gunderson, J. G. & Zanarini, M. C. [1987], Current overview of the borderline diagnosis, *Journal of Clinical Psychiatry*, 48, 5-11.

Gurtman, M. B. [1987], Depressive affect and disclosures as factors in interpersonal rejection, *Cognitive Therapy and Research*, 11, 87-100.

Haber, J. R. & Jacob, T. [1997], Marital interactions of male versus female alcoholics, *Family Process*, 36, 385-402.

Hadley, J. A., Holloway, E. L. & Mallinckrodt, B. [1993], Common aspects of object relations and self-presentations in offspring from disparate dysfunctional families, *Journal of Counseling Psychology*, 40, 348-356.

Hafner, H., Loffler. W., Maurer. K., Hambrecht. M. & an der Heiden, W. [1999], Depression, negative symptoms, social stagnation and decline in the early course of schizophrenia, *Acta Psychiatrica Scandinavica*, 100, 105-118.

Hale, W. W., Jansen, J. H. C., Bouhuys, A. L., Jenner, J. A. & van der Hoofdakker, R. H. [1997], Non-verbal behavioral interactions of depressed patients with partners and strangers: The role of behavioral social support and involvement in depression persistence, *Journal of Affective Disorders*, 44, 111-122.

Haley, W. E. [1985], Social skills deficits and self-evaluation among depressed and nondepressed psychiatric inpatients, *Journal of Clinical Psychology*, 41, 162-168.

Halford, W. K. & Hayes, R. L. [1995], Social skills in schizophrenia: Assessing the relationship between social skills, psychopathology and community functioning, *Social Psychiatry and Psychiatric Epidemiology*, 30, 14-19.

Hall, R. C. W., Tice, L., Beresford, T. P., Wooley, B. & Hall, A. K. [1989], Sexual abuse in patients with anorexia nervosa and bulimia, *Psychosomatics*, 30, 73-79.

Haller, J., Fuchs, E., Halasz, J. & Makara, G. B. [1999], Defeat is a major stressor in males while social instability is stressful mainly for females: Towards the development of a social stress model in female rats, *Brain Research Bulletin*, 50, 33-39.

Hamid, P. N. [1989], Contact and intimacy patterns of lonely students, *New Zealand Journal of Psychology*, 18, 84-86.

Hamilton, E. B., Jones, M. & Hammen, C. [1993], Maternal interaction style in affective disordered, physically ill, and normal women, *Family Process*, 32, 329-340.

Hammen, C. L. (1991), Generation of stress in the course of unipolar depression, *Journal of Abnormal Psychology*, 100, 555-561.

Hammen, C. L., Burge, D. & Adrian, C. [1991], Timing of mother and child depression in a longitudinal

tion and psychopathology: Theories, methods, and findings, New York: Plenum Press, 481-508.
Goldstein, M. J., Talvoic, S. A., Nuechterlein, K. H., Fogelson. D. L., Subotnik, K. L. & Asarnow, R. F. [1992], Family interaction vs. individual psychopathology: Do they indicate the same processes in the families of schizophrenics?, *British Journal of Psychiatry*, 161, 97-102.
Goodwin, F. K. & Jamison, K. R. [1990], *Manic-depressive illness*, New York: Oxford University Press.
Gorad, S. [1971], Communicational styles and interaction of alcoholics and their wives, *Family Process*, 10, 475-489.
Gotlib, I. H. [1982], Self-reinforcement and depression in interpersonal interaction: The role of performance level, *Journal of Abnormal Psychology*, 91, 3-13.
—— [1983], Perception and recall of interpersonal feedback: Negative bias in depression, *Cognitive Therapy and Research*, 7, 399-412.
Gotlib, I. H. & Beatty, M. E. [1985], Negative responses to depression: The role of attributional style, *Cognitive Therapy and Research*, 9, 91-103.
Gotlib, I. H. & Lee, C. M. [1989], The social functioning of depressed patients: A longitudinal assessment, *Journal of Social and Clinical Psychology*, 8, 223-237.
Gotlib, I. H., Lewinsohn, P. M. & Seeley, J. R. [1995], Symptoms versus a diagnosis of depression: Differences in psychosocial functioning, *Journal of Consulting and Clinical Psychology*, 63, 90-100.
Gotlib, I. H., Lewinsohn, P. M. & Seeley, J. R. [1998], Consequences of depression during adolescence: Marital status and marital functioning in early adulthood, *Journal of Abnormal Psychology*, 107, 686-690.
Gotlib, I. H. & Meltzer, S. J. [1987], Depression and the perception of social skills in dyadic interaction, *Cognitive Therapy and Research*, 11, 41-54.
Gotlib, I. H., Mount, J. H., Cordy, N. I. & Whiffen, V. E. [1988], Depression and perceptions of early parenting: A longitudinal investigation, *British Journal of Psychiatry*, 152, 24-27.
Gotlib, I. H. & Robinson, L. A. [1982], Responses to depressed individuals: Discrepancies between self-report and observer-rated behavior, *Journal of Abnormal Psychology*, 91, 231-240.
Gotlib, I. H. & Whiffen, V. E. [1989], Depression and marital functioning: An examination of specificity and gender differences, *Journal of Abnormal Psychology*, 98, 23-30.
Grabow, R. W. & Burkhart, B. R. [1986], Social skill and depression: A test of cognitive and behavioral hypotheses, *Journal of Clinical Psychology*, 42, 21-27.
Graham, Y. P., Heim, C., Goodman, S. H., Miller, A. & Nemeroff, C. B. [1999], The effects of neonatal stress on brain development: Implications for psychopathology, *Development and Psychopathology*, 11, 545-565.
Greden, J. F., Albala, A. A., Smokler, I. A., Gardner, R. & Carroll, B. J. [1981], Speech pause time: A marker of psychomotor retardation among endogenous depressives, *Biological Psychiatry*, 16, 851-859.
Greden, J. F. & Carroll, B. J. [1980], Decrease in speech pause times with treatment of endogenous depression, *Biological Psychiatry*, 15, 575-587.
Greden, J. F., Genero, N., Price, L., Feinberg, M. & Levine, S. [1986], Facial electromyography in depression, *Archives of General Psychiatry*, 43, 269-274.
Greenberg, J., Pyszczynski, T. & Stine, P. [1985], Social anxiety and anticipation of future interaction as determinants of the favorability of self-presentation, *Journal of Research in Personality*, 19, 1-11.

in males, *Journal of Psychology*, 124, 557-562.

Gibbons, F. X. [1987], Mild depression and self-disclosure intimacy: Self and others' perceptions, *Cognitive Therapy and Research*, 11, 361-380.

Giesler, R. B. & Swann, W. B. [1999], Striving for confirmation: The role of self-verification in depression, in T. E. Joiner & J. C. Coyne (Eds.), *The interactional nature of depression*, Washington, DC: American Psychological Association, 189-217.

Gillberg, I. C., Rastam, M. & Gillberg, C. [1994], Anorexia nervosa outcome: Six-year controlled longitudinal study of 51 cases including a population cohort, *Journal of the American Academy of Child and Adolescent Psychiatry*, 33, 729-739.

Ginsburg, G. S., La Greca, A. M. & Silverman, W. K. [1998], Social anxiety in children with anxiety disorders: Relation with social and emotional functioning, *Journal of Abnormal Child Psychology*, 26, 175-185.

Giunta, C. T. & Compas, B. E. [1994], Adult daughters of alcoholics: Are they unique?, *Journal of Studies on Alcohol*, 55, 600-606.

Glaister, J., Feldstein. S. & Pollack, H. [1980], Chronographic speech patterns of acutely psychotic patients: A preliminary note, *Journal of Nervous and Mental Disease*, 168, 219-223.

Glassner, B. & Haldipur, C. V. [1985], A psychosocial study of early-onset bipolar disorder, *Journal of Nervous and Mental Disease*, 173, 387-394.

Glick. M. & Zigler, E. [1986], Premorbid social competence and psychiatric outcome in male and female nonschizophrenic patients, *Journal of Consulting and Clinical Psychology*, 54, 402-403.

Glick, M., Zigler, E. & Zigler, B. [1985], Developmental correlates of age at first hospitalization in non-schizophrenic psychiatric patients, *Journal of Nervous and Mental Disease*, 173, 677-684.

Goldman, L. & Haaga, D. A. F. [1995], Depression and the experience and expression of anger in marital and other relationships, *Journal of Nervous and Mental Disease*, 183, 505-509.

Goldstein, M. J. [1981], Family factors associated with schizophrenia and anorexia nervosa, *Journal of Youth and Adolescence*, 10, 385-405.

Goldstein, M. J. [1984], Family affect and communication related to schizophrenia, in A. B. Doyle & D. S. Moskowitz (Eds.), *Children and families under stress*, San Francisco: Jossey-Bass, 47-62.

——[1985], Family factors that antedate the onset of schizophrenia and related disorders: The results of a fifteen year prospective longitudinal study, *Acta Psychiatrica Scandinavica*, 71 (Suppl. 319), 7-18.

——[1987], Family interaction patterns that antedate the onset of schizophrenia and related disorders: A further analysis of data from a longitudinal, prospective study, in K. Hahlweg & M. J. Goldstein (Eds.), *Understanding major mental disorder: The contribution of family interaction research*, New York: Family Process Press, 11-32.

——[1999], New directions in family intervention programs for psychotic patients: Implications from expressed emotion research, in D. S. Janowsky (Ed.), *Psychotherapy indications and outcomes*, Washington, DC: American Psychiatric Press, 323-339.

Goldstein, M. J., Rea, M. & Miklowitz, D. J. [1996], Family factors related to the course and outcome of bipolar disorder, in C. Mundt, M. J. Goldstein, K. Hahlweg & P. Fiedler (Eds.), *Interpersonal factors in the origin and course of affective disorders*, London: Gaskell, 193-203.

Goldstein, M. J. &Strachan, A. M. [1987], The family and schizophrenia, in T. Jacob (Ed.), *Family interac-*

Frank, E., Targum, S. D., Gershon, E. S., Anderson, C., Stewart, B. D., Davenport, Y., Ketchum, K. L. & Kupfer, D. J. [1981], A comparison of nonpatient and bipolar patient-well spouse couples, *American Journal of Psychiatry*, 138, 764-768.

Freud, S. [1966], *Introductory lectures on psychoanalysis* (J. Strachey, Ed. and Trans), New York: Norton (Original work published 1917) (高橋義孝・下坂幸三訳『精神分析入門 上・下』新潮社、1977年).

Friedlander, M. L. & Siegel, S. M. [1990], Separation-individuation difficulties and cognitive-behavioral indicators of eating disorders among college women, *Journal of Counseling Psychology*, 37, 74-78.

Fromm-Reichmann, F. [1960], *Principles of intensive psychotherapy*, Chicago: Phoenix Books (阪本健二訳『積極的心理療法——その理論と技法——』誠信書房、1964年).

Fydrich, T., Chambless, D. L., Perry, K. J., Buergener, F. & Beazley, M. B. [1998], Behaviour assessment of social performance: A rating system for social phobia, *Behaviour Research and Therapy*, 36, 995-1010.

Gabbard, G. O. [1989], Two subtypes of narcissistic personality disorder, *Bulletin of the Menninger Clinic*, 53, 527-532.

Gaebel, W. & Wolwer, W. [1992], Facial expression and emotional face recognition in schizophrenia and depression, *European Archives of Psychiatry and Clinical Neuroscience*, 242, 46-52.

Gambrill, E. [1996], Loneliness, social isolation, and social anxiety, in M. A. Mattaini & B. A. Thyer (Eds.), *Finding solutions to social problems: Behaviour strategies for change*, Washington, DC: American Psychological Association, 345-371.

Ganchrow, J. R., Steiner, J. E., Kleiner, M. & Edelstein, E. L. [1978], A multidisciplinary approach to the expression of pain in psychotic depression, *Perceptual and Motor Skills*, 47, 379-390.

Garbarino, C. & Strange, C. [1993], College adjustment and family environments of students reporting parental alcohol problems, *Journal of College Student Development*, 34, 261-266.

Gard, K. A., Gard, G. C., Dossett, D. & Turone, R. [1982]. Accuracy in nonverbal communication as affected by trait and state anxiety, *Perceptual and Motor Skills*, 55, 747-753.

Garfinkel, P. E., Garner, D. M., Rose, J., Darby, P. L., Brandes, J. S., O'Hanlon, J. & Walsh, N. [1983], A comparison of characteristics in families of patients with anorexia nervosa and normal controls, *Psychological Medicine*, 13, 821-828.

Garland, M. & Fitzgerald, M. [1998], Social skills correlates of depressed mood in normal young adolescents, *Irish Journal of Psychological Medicine*, 15, 19-21.

Geerts, E., Bouhuys, N. & Van den Hoofdakker, R. H. [1996], Nonverbal attunement between depressed patients and an interviewer predicts subsequent improvement, *Journal of Affective Disorders*, 40, 15-21.

Gelfand, D. M. & Teti, D. M. [1990], The effects of maternal depression on children, *Clinical Psychology Review*, 10, 329-353.

Gellel, J., Cockell, S. J., Hewitt, P. L., Goldnel, E. M. & Flett, G. L. [2000], Inhibited expression of negative emotions and interpersonal orientation in anorexia nervosa, *International Journal of Eating Disorders*, 28, 8-19.

Gerlsma, C., Emmelkam. M. G. & Arrindell, W. A. [1990], Anxiety, depression, and perception of early parenting: A meta-analysis, *Clinical Psychology Review*, 10, 251-277.

Giannini, A. J., Folts, D. J. & Fiedler, R. C. [1990], Enhanced encoding of nonverbal cues in bipolar illness

Faucett, J. A. & Levine, J. D. [1991], The contributions of interpersonal conflict to chronic pain in the presence or absence of organic pathology, *Path*, 44, 35-43.

Ferroni, P. & Taffe, J. [1997], Women's emotional well-being: The importance of communicating sexual needs, *Sexual and Marital Thernpy*, 12, 127-138.

Field, T. [1984], Early interactions between infants and their post-partum depressed mothers, *Infant Behavior and Development*, 7, 517-522.

Fincham, F. D., Beach, S. R. H., Harold, G. T. & Osborne, L. N. [1997], Marital satisfaction and depression: Different causal relationships for men and women?, *Psychological Science*, 8, 351-357.

Fingeret, A. L., Monti, P. M. & Paxson, M. A. [1985], Social perception, social performance, and self-perception: A study with psychiatric and nonpsychiatric groups, *Behavior Modification*, 9, 345-356.

Finkelhor, D., Hotaling, G., Lewis, I. A. & Smith, C. [1990], Sexual abuse in a national survey of adult men and women: Prevalence, characteristics, and risk factors, *Child Abuse and Neglect*, 14, 19-28.

Finn, P. R., Sharkansky, E. J., Brandt, K. M. & Turcotte, N. [2000], The effects of familial risk, personality, and expectancies on alcohol use and abuse, *Journal of Abnormal Psychology*, 109, 122-133.

Fiscalini, J. [1993], The psychoanalysis of narcissism: An interpersonal view, in J. Fiscalini & A. L. Grey (Eds.), *Narcissism and the interpersonal self*, New York: Columbia University Press, 318-348.

Fiscella, K., Franks, P. & Shields, C. G. [1997], Received family criticism and primary care utilization: Psychosocial and biomedical pathways, *Family Process*, 36, 25-41.

Fischetti, M., Curran, J. P. & Wessberg, H. W. [1977], A sense of timing, *Behavior Modification*, 1, 179-194.

Fiske, V. & Peterson, C. [1991], Love and depression: The nature of depressive romantic relationships, *Journal of Social and Clinical Psychology*, 10, 75-90.

Fitzpatrick, M. A. [1988], *Between husbands and wives: Communication in marriage*, Newbury Park, CA: Sage.

Fleck, S., Lidz, T. & Cornelison, A. R. [1963], Comparison of parent-child relations of male and female schizophrenic patients, *Archives of General Psychiatry*, 8, 1-7.

Flint, A. J., Black, S. E., Campbell-Taylor, I., Gailey, G. F. & Levinton, C. [1993], Abnormal speech articulation, psychomotor retardation, and subcortical dysfunction in major depression, *Journal of Psychiatric Research*, 27, 309-319.

Ford, C. V. [1986], The somatizing disorders, *Psychosomatics*, 27, 327-337.

—— [1995], Dimensions of somatization and hypochondriasis, *Neurologic Clinics*, 13, 241-253.

Forehand, R. & Smith, K. A. [1986], Who depressed whom?: A look at the relationship of adolescent mood to maternal and paternal depression, *Child Study Journal*, 16, 19-23.

Fossati, A., Madeddu, F. & Maffei, C. [1999], Borderline personality disorder and childhood sexual abuse: A meta-analytic study, *Journal of Personality Disorders*, 13, 268-280.

Fossi, L., Faravelli, C. & Paoli, M. [1984], The ethological approach to the assessment of depressive disorders, *Journal of Nervous and Mental Disease*, 172, 332-341.

Foy, D. W., Massey, F. H., Duer, J. D., Ross, J. M. & Wooten, L. S. [1979], Social skills training to improve alcoholics' vocational interpersonal competency, *Journal of Counseling Psychology*, 26, 128-132.

Franck, N., Daprati, E., Michel, F., Saoud, M., Dalery, J., Marie-Cardine, M. & Georgieff, N. [1998], Gaze discrimination is unimpaired in schizophrenia, *Psychiatry Research*, 81, 67-75.

Ellgring, H. [1986], Nonverbal expression of psychological states in psychiatric patients, *European Archives of Psychiatry and Neurological Sciences*, 236, 31-34.

Ellgring, H. & Scherer, K. R. [1996], Vocal indicators of mood change in depression, *Journal of Nonverbal Behavior*, 20, 83-110.

Ellgring, H., Wagner, H. & Clarke, A. H. [1980], Psychopathological states and their effects on speech and gaze behavior, In H. Giles, W. P. Robinson & P. M. Smith (Eds.), *Language: Social psychological perspectives*, Oxford: Pergamon Press, 267-273.

Elliott, T. R., MacNair, R. R., Herrick, S. M., Yoder, B. & Byrne, C. A. [1991], Interpersonal reactions to depression and physical disability in dyadic interactions, *Journal of A lied Social Psychology*, 21, 1293-1302.

Engel, G. L. [1977], The need for a new medical model: A challenge for biomedicine, *Science*, 196, 129-136.

Erickson, D. H., Beiser, M. & Iaacono, W. G. [1998], Social support predicts 5year outcome in first episode schizophrenia, *Journal of Abnormal Psychology*, 107, 681-685.

Erickson, D. H., Beiser, M., Iaacono, W. G., Fleming, J. A. E. & Lin. T. [1989], The role of social relationships in the course of first-episode schizophrenia and affective psychosis, *American Journal of Psychiatry*, 146, 1456-1461.

Ernst, J. M. & Cacioppo, J. T. [1999], Lonely hearts: Psychological perspectives on loneliness, *Applied and Preventive Psychology*, 8, 1-22.

Espelage, D. L. [1998], Comparing social competence in women with and without eating disorders using a behavior-analytic a roach, *Dissertation Abstracts International*, 58, 5113B.

Essau, C. A., Conradt, J. & Petermann. F. [1999], Prevalence, comorbidity and psychosocial impairment of somatoform disorders in adolescents, *Psychology, Health and Medicine*, 4, 169-180.

Evans, J. & Le Grange, D. [1995], Body size and parenting in eating disorders: A comparative study of the attitudes of mothers towards their children, *International Journal of Eating Disorders*, 18, 39-48.

Evans, L. & Wertheim, E. H. [1998], Intimacy patterns and relationship satisfaction of women with eating problems and the mediating effects of depression, trait anxiety and social anxiety, *Journal of Psychodynamic Research*, 44, 355-365.

Exline, R. V., Ellyson, S. L. & Long, B. [1975], Visual behavior as an aspect of power role relationships, in liner, L. Krames & T. Alloway (Eds.), *Nonverbal communication of aggression Vol. 2*, New York: Plenum Press, 21-52.

Fagan, P. J., Schmidt, C. W., Wise, T, N. & Derogatis, L. R. [1988], Sexual dysfunction and dual psychiatric diagnoses, *Comprehensive Psychiatry*, 29, 278-284.

Fairburn, C. G., Norman, P. A., Welch, S. L., O'Connor, M. E., Doll, H. A. & Peveler, R. C. [1995], A prospective study of outcome in bulimia nervosa and the long-term effects of three psychological treatments, *Archives of General Psychiatry*, 52, 304-312.

Farabee, D. J., Holcom, M. L., Ramsey, S. L. & Cole, S. G. [1993], Social anxiety and speaker gaze in a persuasive atmosphere, *Journal of Research in Personality*, 27, 365-376.

Faravelli, C., Zucchi, T., Viviani, B., Salmoria, R., Perone, A., Paionni, A., Scarpato, A., Vigliaturo, D., Rosi, S., D'adamo, D. Bartolozzi, C., Cecchi, C. & Abrardi, L. [2000], Epidemiology of social phobia: A clinical a roach, *European Psychiatry*, 15, 17-24.

Docherty, N. M., Hall, M. J. & Gordinier, S. W. [1998], Affective reactivity of speech in schizophrenia patients and their nonschizophrenic relatives, *Journal of Abnormal Psychology*, 107, 461-467.

Dodge, C. S., Heimberg, R. G., Nyman, D. & O'Brian, G. T. [1987], Daily interactions of high and low socially anxious college students: A diary study, *Behavior Therapy*, 18, 90-96.

Dolan, B. M., Lieberman, S., Evans, C. & Lacey, J. H. [1990], Family features associated with normal body weight bulimia, *International Journal of Eating Disorders*, 9, 639-647.

Domenico, D. & Windle, M. [1993], Intrapersonal and interpersonal functioning among middle-aged female adult children of alcoholics, *Journal of Consulting and Clinical Psychology*, 61, 659-666.

Dougherty, F. E., Bartlett, E. S. & Izard, C. E. [1974], Responses of schizophrenics to expressions of the fundamental emotions, *Journal of Clinical Psychology*, 30, 243-246.

Dow, M. G. & Craighead, W. E. [1987], Social inadequacy and depression: Overt behavior and self-evaluation processes, *Journal of Social and Clinical Psychology*, 5, 99-113.

Downey, G. & Coyne, J. C. [1990], Children of depressed parents: An integrative review, *Psychological Bulletin*, 108, 50-76.

Downey, G., Feldman, S., Khuri, J. & Friedman, S. [1994], Maltreatment and childhood depression, in W. M. Reynolds & H. F. Johnson (Eds.), *Handbook of depression in children and adolescents*, New York: Plenum Press, 481-508.

Downs, W. R. & Miller, B. A. [1998], Relationships between experiences of parental violence during childhood and women's psychiatric symptomatology, *Journal of Interpersonal Violence*, 13, 438-455.

Ducharme, J. & Bachelor, A. [1993], Perception of social functioning in dysphoria, *Cognitive Therapy and Research*, 17, 53-70.

du Fort, G. G., Kovess, V. & Boivin, J. F. [1994], Spouse similarity for psychological distress and well-being: A population study, *Psychological Medicine*, 24, 431-447.

Dunn, N. J., Jacob, T., Hummon, N. & Seilhamer, R. A. [1987], Marital stability in alcoholic-spouse relationships as a function of drinking pattern and location, *Journal of Abnormal Psychology*, 96, 99-107.

Dworkin, R. H., Lewis, J. A., Cornblatt, B. A. & Erlenmeyer-Kimling, L. [1994], Social competence deficits in adolescents at risk for schizophrenia, *Journal of Nervous and Mental Disease*, 182, 103-108.

Dykman, B. M., Horowitz, L. M., Abramson, L. Y. & Usher, M. [1991], Schematic and situational determinants of depressed and nondepressed students' interpretation of feedback, *Journal of Abnormal Psychology*, 100, 45-55.

Edison, J. D. & Adams, H. E. [1992], Depression, self-focus, and social interaction, *Journal of Psychopathology and Behavioral Assessment*, 14, 1-19.

Edwards, D. H. & Kravitz, E. A. [1997], Serotonin, social status and aggression, *Current Opinion in Neurobiology*, 7, 812-8 19.

Egeland, J. A. & Hostetter. A. M. [1983], Amish study: I. Affective disorders among the Amish, 1976-1980, *American Journal of Psychiatry*, 140, 56-61.

Eiden, R. D., Chavez, F. & Leonard, K. E. [1999], Parent-infant interactions among families with alcoholic fathers, *Development and Psychopathology*, 11, 745-762.

Ekman, P. & Friesen, W. V. [1972], Hand movements, *Journal of Communication*, 22, 353-374.

――[1974], Nonverbal behavior and psychopathology, in R. J. Friedman & M. M. Mintz (Eds.), *The psychology of depression*, Washington, DC: Winston, 203-224.

Davidson, K. P. & Pennebaker, J. W. [1996], Social psychosomatics, in E. T. Higgins & A. W. Kruglanski (Eds.), *Social psychology: Handbook of basic principles*, New York: Guilford Press, 102-130.

Davidson, P. S., Frith, C. D., Harrison-Read, P. E. & Johnstone, E. C. [1996], Facial and other nonverbal communicative behaviour in chronic schizophrenia, *Psychological Medicine*, 26, 707-713.

Davila, J. [2001], Paths to unha iness: The overla ing courses of depression and romantic dysfunction, in S. R. H. Beach (Ed.), *Marital and family processes in depression: A scientific foundation for clinical practice*, Washington, DC: American Psychological Association, 71-87.

Davila, J., Cobb, R. & Lindberg, N. [2001], Depressive symptoms, personality pathology, and early romantic dysfunction among young individuals: A test of a romantic stress generation model, *Unpublished manuscript*, State University of New York at Buffalo.

de Gruy, F. V., Dickinson, P., Dickinson. L., Mullins, H. C., Baker, W. & Blackmon, D. [1989], The families of patients with somatization disorder, *Family Medicine*, 21, 438-442.

DePaulo, B. M., Epstein, J. A. & LeMay, C. S. [1990], Responses of the socially anxious to the prospect of interpersonal evaluation, *Journal of Personality*, 58, 623-640.

DePaulo, B. M. & Friedman, H. S. [1998], Nonverbal communication, in D. T. Gilbert, S. T. Fiske & G. Lindzey (Eds.), *The handbook of social psychology*, 4th ed., Vol. 2, Boston: McGraw-Hill, 3-40.

DePaulo, B. M. & Tang, J. [1994], Social anxiety and social judgment: The example of detecting deception, *Journal of Research in Personality*, 28, 142-153.

Dill, J. C. & Anderson, C. A. [1999], Loneliness, shyness, and depression: The etiology and interrelationships of everyday problems in living, in T. Joiner & J. C. Coyne (Eds.), *The interactional nature of depression*, Washington, DC: American Psychological Association, 93-125.

Dinning, W. D. & Berk, L. A. [1989], The Children of Alcoholics Screening Test: Relationship to sex, family environment, and social adjustment in adolescents, *Journal of Clinical Psychology*, 45, 335-339.

Dinwiddie, S., Heath, A. C., Dunne, M. P., Bucholz, K. K., Madden, P. A. F., Slutske, W. S., Bierut, L. J., Statham, D. B. & Martin, N. G. [2000], Early sexual abuse and lifetime psychopathology: A co-twin-control study, *Psychological Medicine*, 30, 41-52.

Dittmann, A. T. [1987], Body movements as diagnostic cues in affective disorders, in J. D. Maser (Ed.), *Depression and expressive behavior*, Hillsdale, NJ: Erlbaum, 17-36.

Doane, J. A. & Becker, D. F. [1993], Changes in family expressed emotion climate and course of psychiatric illness in hospitalized young adults and adolescents, *New Trends in Experimental and Clinical Psychiatry*, 9, 63-77.

Doane, J. A., Goldstein, M. J., Miklowitz, D. M. & Falloon, I. R. H. [1986], The impact of individual and family treatment on the affective climate of families of schizophrenics, *British Journal of Psychiatry*, 148, 279-287.

Doane, J. A., West, K. L., Goldstein, M. J., Rodnick, E. H. & Jones, J. E. [1981], Parental communication deviance and affective style: Predictors of subsequent schizophrenia spectrum disorders, *Archives of General Psychiatry*, 38, 679-685.

Docherty, N. M. [1995], Expressed emotion and language disturbances in parents of stable schizophrenia patients, *Schizophrenia Bulletin*, 21, 411-418.

Docherty, N. M., DeRosa, M. & Andreasen, N. C. [1996], Communication disturbances in schizophrenia and mania, *Archives of General Psychiatry*, 53, 358-364.

Coyne, J. C. & DeLongis, A. [1986], Going beyond social support: The role of social relationships in adaptation, *Journal of Consulting and Clinical Psychology*, 54, 454-460.

Coyne, J. C., Downey, G. & Boergers, J. [1992], Depression in families: A systems perspective, in D. Cicchetti & S. L. Toth (Eds.), *Developmental perspectives on depression*, Rochester, NY: University of Rochester Press, 211-249.

Coyne, J. C., Kahn, J. & Gotlib, I. H. [1987], Depression, in T. Jacob (Ed.), *Family interaction and psychopathology*, New York: Plenum Press, 509-533.

Coyne, J. C., Kessler, R. C., Tal, M., Turnbull, J., Wortman, C. B. & Greden, J. F. [1987], Living with a depressed person, *Journal of Consulting and Clinical Psychology*, 55, 347-352.

Craddock, A. E. [1983], Family cohesion and adaptability as factors in the aetiology of social anxiety, *Australian Journal of Sex, Marriage and Family*, 4, 181-190.

Craig, T. K. J., Boardman, A. P., Mills, K., Daly-Jones, O. & Drake, H. [1993], The south London somatization study: I. Longitudinal course and the influence of early life experiences, *British Journal of Psychiatry*, 163, 579-588.

Crisp, A. H. [1988], Some possible a roaches to prevention of eating and body weight/shape disorders, with particular reference to anorexia nervosa, *International Journal of Eating Disorders*, 7, 1-17.

Cummins, R. [1990], Social insecurity, anxiety, and stressful events as antecedents of depressive symptoms, *Behavioral Medicine*, 13, 161-164.

Cupach, W. R. & Comstock, J. [1990], Satisfaction with sexual communication in marriage: Links to sexual satisfaction and dyadic adjustment, *Journal of Social and Personal Relationships*, 7, 179-186.

Curran, J. P., Wallander, J. L. & Fischetti, M. [1980], The importance of behavioral and cognitive factors in heterosexual-social anxiety, *Journal of Personality*, 48, 285-292.

Curran, P. J. & Chassin, L. [1996], A longitudinal study of parenting as a protective factor for children of alcoholics, *Journal of Studies on Alcohol*, 57, 305-313.

Cutting, L. P. & Docherty, N. M. [2000], Schizophrenia outpatients' perceptions of their parents: Is expressed emotion a factor?, *Journal of Abnormal Psychology*, 109, 266-272.

Dalley, M. B., Bolocofsky, D. N. & Karlin, N. J. [1994], Teacher-ratings and self-ratings of social competency in adolescents with low- and high-depressive symptoms, *Journal of Abnormal Child Psychology*, 22, 477-485.

Daly, J. A., Vangelisti, A. L. & Lawrence, S. G. [1989], Self-focused attention and public speaking anxiety, *Personality and Individual Differences*, 10, 903-913.

Daly, S. [1978], Behavioral correlates of social anxiety, *British Journal of Social and Clinical Psychology*, 17, 117-120.

Darby, J. K., Simmons, N. & Berger, P. A. [1984], Speech and voice parameters of depression: A pilot study, *Journal of Communication Disorders*, 17, 75-85.

Dare, C., Le Grange, D., Eisler, I. & Rutherford, J. [1994], Redefining the psychosomatic family: Family process of 26 eating disorder families, *International Journal of Eating Disorders*, 16, 211-226.

Das, M., Das, M. & Banamali, M. [1987], Enriched rearing and repeated electroconvulsive shocks: Effects on brain weight and behavior in rats, *Journal of Psychological Research*, 31, 93-99.

David, D., Giron, A. & Mellman, T. A. [1995], Panic-phobic patients and developmental trauma, *Journal of Clinical Psychiatry*, 56, 1 13-117.

Cole, D. A. & Milstead, M. [1989], Behavioral correlates of depression: Antecedents or consequences?, *Journal of Counseling Psychology*, 36, 408-416.

Cole, R. E., Grolnick, W., Kane, C. F., Zastowny, T. & Lehman, A. [1993], Expressed emotion, communication, and problem solving in the families of chronic schizophrenic young adults, in R. E. Cole & D. Reiss (Eds.), *How do families cope with chronic illness?*, Hillsdale, NJ: Erlbaum, 141-172.

Conger, A. J. & Farrell, A. D. [1981], Behavioral components of heterosocial skills, *Behavior Therapy*, 12, 41-55.

Connolly, J., Geller, S., Marton, P. & Kutcher, S. [1992], Peer responses to social interaction with depressed adolescents, *Journal of Clinical Child Psychiatry*, 21, 365-370.

Connors, M. E. & Morse, W. [1993], Sexual abuse and eating disorders: A review, *International Journal of Eating Disorders*, 13, 1-11.

Cooke, R. G., Young, L. T., Mohri, L., Blake, P. & Joffe, R. T. [1999], Family-of-origin characteristics in bipolar disorder: A confrolled study, *Canadian Journal of Psychiatry*, 44, 379-381.

Coovert, D. L., Kinder, B. N. & Thompson, J. K. [1989], The psychosexual aspects of anorexia nervosa and bulimia nervosa: A review of the literature, *Clinical Psychology Review*, 9, 169-180.

Corrigan, E. [1980], *Alcoholic women in treatment*, New York: Oxford University Press.

Corrigan, P. W. [1997], The social perceptual deficits of schizophrenia, *Psychiatry*, 60, 309-326.

Corrigan, P. W. & Nelson, D. R. [1998], Factors that affect social cue recognition in schizophrenia, *Psychiatry Research*, 78, 189-196.

Corrigan, P. W. & Toomey, R. [1995], Interpersonal problem solving and information processing in schizophrenia, *Schizophrenia Bulletin*, 21, 395-403.

Corrigan, P. W., Wallace, C. J. & Green, M. F. [1992], Deficits in social schemata in schizophrenia, *Schizophrenia Research*, 8, 129-135.

Corruble, E., Ginestet, D. & Guelfi, J. D. [1996], Comorbidity of personality disorders and unipolar major depression: A review, *Journal of Affective Disorders*, 37, 157-170.

Coryell, W., Scheftner, W., Keller, M., Endicott, J., Maser, J. & Klerman, G. L. [1993], The enduring psychosocial consequences of mania and depression, *American Journal of Psychiatry*, 150, 720-727.

Cosoff, S. J. & Hafner, R. J. [1998], The prevalence of comorbid anxiety in schizophrenia, schizoaffective disorder and bipolar disorder, *Australian and New Zealand Journal of Psychiatry*, 32, 67-72.

Costello, C. G. [1982], Social factors associated with depression: A retrospective community study, *Psychological Medicine*, 12, 329-339.

Coyne, J. C. [1976a], Toward an interactional description of depression, *Psychiatry*, 39, 28-40.

―― [1976b], Depression and the response of others, *Journal of Abnormal Psychology*, 85, 186-193.

―― [1990], Interpersonal processes in depression, in G. I. Keitner (Ed.), *Depression and families*, Washington, DC: American Psychiatric Press, 31-54.

―― [1999], Thinking interactionally about depression: A radical restatement, in T. Joiner & J. C. Coyne (Eds.), *The interactional nature of depression*, Washington, DC: American Psychological Association, 365-392.

Coyne, J. C., Burchill, S. A. L. & Stiles, W. B. [1990], An interactional perspective on depression, in C. R. Snyder & D. R. Forsyth (Eds.), *Handbook of social and clinical psychology*, New York: Pergamon Press, 327-349.

quences of narcissistic and borderline personality disorders, *Journal of Social and Clinical Psychology*, 17, 38-39.
Carroll, L., Hoenigmann-Stovall, N. & Whitehead, G. [1997], Self-narcissism and interpersonal attraction to narcissistic others, *Psychological Reports*, 81, 547-550.
Carson, R. C. [1969], *Interaction concepts of personality*, Chicago: Aldine.
―― [1983], The social-interactional viewpoint, in M. Hersen, A. E. Kazdin & A. S. Bellack (Eds.), *The clinical psychology handbook*, New York: Pergamon Press, 143-153.
―― [1996], Seamlessness in personality and its derangements, *Journal of Personality Assessment*, 66, 240-247.
Caster, J. B., Inderbitzen, H. M. & Hope, D. [1999], Relationship between youth and parent perceptions of family environment and social anxiety, *Journal of Anxiety Disorders*, 13, 237-251.
Catalan, J., Hawton, K. & Day, A. [1990], Couples referred to a sexual dysfunction clinic: Psychological and physical morbidity, *British Journal of Psychology*, 156, 61-67.
Chadda, R. K., Bhatia, M. S., Shome, S. & Thakur, K. N. [1993]. Psychosocial dysfunction in somatizing patients, *British Journal of Psychiatry*, 163, 510-513.
Chafetz, M. E., Blane, H. T. & Hill, M. J. [1971], Children of alcoholics: Observations in a child guidance clinic, *Quarterly Journal of Studies on Alcohol*, 32, 687-698.
Chansky, T. E. & Kendall, P. C. [1997], Social expectancies and self-perceptions in anxiety-disordered children, *Journal of Anxiety Disorders*, 11, 347-363.
Chassin, L., Pitts, S. C., DeLucia, C. & Todd, M. [1999], A longitudinal study of children of alcoholics: Predicting young adult substance use disorders, anxiety, and depression, *Journal of Abnormal Psychology*, 108, 106-119.
Cheek, J. M. & Buss, A. H. [1981], Shyness and sociability, *Journal of Personality and Social psychology*, 41, 330-339.
Cherulnik, P. D., Neely, W. T., Flanagan, M. & Zachau, M. [1978], Social skill and visual interaction, *Journal of Social Psychology*, 104, 263-270.
Chiariello, M. A. & Orvaschel, H. [1995], Patterns of parent-child communication: Relationship to depression, *Clinical Psychology Review*, 15, 395-407.
Christensen, A. J., Dornink, R., Ehlers, S. L. & Schultz, S. K. [1999], Social environment and longevity in schizophrenia, *Psychosomatic Medicine*, 61, 141-145.
Clair, D. J. & Genest, M. [1992], The Children of Alcoholics Screening Test: Reliability and relationships to family environment, adjustment, and alcohol-related stressors of adolescent offspring of alcoholics, *Journal of Clinical Psychology*, 48, 414-420.
Claridge, G., Davis, C., Bellhouse, M. & Kaptein, S. [1998], Borderline personality, nightmares, and adverse life events in the risk for eating disorders, *Personality and Individual Differences*, 25, 339-351.
Clulow, C. [1984], Sexual dysfunction and interpersonal stress: The significance of the presenting complaint in seeking and engaging help, *British Journal of Medical Psychology*, 57, 371-380.
Cohn, J. F., Campbell, S. B., Matias, R. & Hopkins, J. [1990], Face-to-face interactions of postpartum depressed and nondepressed mother-infant pairs at 2 months, *Developmental Psychology*, 26, 15-23.
Cole, D. A., Lazarick, D. L. & Howard, G. S. [1987], Construct validity and the relation between depression and social skill, *Journal of Counseling Psychology*, 34, 315-321.

Brooner, R. K., King, V. L., Kidorf, M., Schmidt, C. W. & Bigelow, G. E. [1997], Psychiatric and substance use comorbidity among treatment-seeking opiod abusers, *Archives of General Psychiatry*, 54, 71-79.

Brown, G. W. & Harris, T. [1978], *Social origins of depression*, New York: Free Press.

Brown, G. W., Monck, E. M., Carstairs, G. M. &: Wing, J. K. [1962], Influence of family life on the course of schizophrenic illness, *British Journal of Preventative and Social Medicine*, 16, 55-68.

Brown, J., Cohen, P., Johnson, J. G. & Smailes, E. M. [1999], Childhood abuse and neglect: Specificity of effects on adolescent and young adult depression and suicidality, *Journal of the American Academy of Child and Adolescent Psychiatry*, 38, 1490-1496.

Bruch, M. A. & Heimberg, R. G. [1994], Differences in perceptions of parental characteristics between generalized and nongeneralized social phobics, *Journal of Anxiety Disorders*, 8, 155-168.

Buhr, T. A. & Pryor, B. [1988], Communication a rehension and alcohol abuse, *Journal of Social Behavior and Personality*, 3, 237-243.

Bulik, C. M. [1995], Anxiety disorders and eating disorders: A review of their relationship, *New Zealand Journal of Psychology*, 24, 51-62.

Bull, P. E. [1987], *Posture and gesture*, Oxford: Pergamon Press（市河淳章・高橋超編訳『姿勢としぐさの心理学』北大路書房，2001年）．

Bullock, R. C., Siegel, R., Weissman, M. & Paykel, E. S. [1972], The weeping wife: Marital relations of depressed women, *Journal of Marriage and the Family*, 34, 488-495.

Burns, D. D., Sayers, S. L. & Moras, K. [1994], Intimate relationships and depression: Is there a causal connection?, *Journal of Consulting and Clinical Psychology*, 62, 1033-1043.

Burston, D. [1996], *The wing of madness: The life and work of R. D. Laing*, Cambridge, MA: Harvard University Press.

Buss, D. M. & Shackelford, T. K. [1997], Susceptibility to infidelity in the first year of marriage, *Journal of Research in Personality*, 31, 193-221.

Butzlaff, R. L. & Hooley, J. M. [1998], Expressed emotion and psychiatric relapse, *Archives of General Psychiatry*, 55, 547-552.

Calam, R., Waller, G., Slade, P. & Newton, T. [1990], Eating disorders and perceived relationships with parents, *International Journal of Eating Disorders*, 9, 479-485.

Calev, A., Nigal, D. & Chazan, S. [1989], Retrieval from semantic memory using meaningful and meaningless constructs by depressed, stable bipolar and manic patients, *British Journal of Clinical Psychology*, 28, 67-73.

Ca ella, J. N. [1985a], Production principles for turn-taking rules in social interaction: Socially anxious vs. socially secure persons, *Journal of Language and Social Psychology*, 4, 193-212.

——[1985b], Controlling the floor in conversation, in A. W. Siegman & S. Feldstein (Eds.), *Multichannel integrations of nonverbal behavior*, Hillsdale, NJ: Erlbaum, 69-103.

Carini, M. A. & Nevid, J. S. [1992], Social appropriateness and impaired perspective in schizophrenia, *Journal of Clinical Psychology*, 48, 170-177.

Carroll, L., Corning, F., Morgan, R. & Stevens, D. [1991], Perceived acceptance, psychological functioning, and sex role orientation of narcissistic persons, *Journal of Social Behavior and Personality*, 6, 943-954.

Carroll, L., Hoenigmann-Stovall, N., King, A., Wienhold, J. & Whitehead, G. I. [1998], Interpersonal conse-

Blumberg, S. R. & Hokanson, J. E. [1983], The effects of another person's response style on interpersonal behavior in depression, *Journal of Abnormal Psychology*, 92, 196-209.

Boney-McCoy, S. & Finkelhor, D. [1996], Is youth victimization related to trauma symptoms and depression after controlling for prior symptoms and family relationships? A longitudinal, prospective study, *Journal of Consulting and Clinical Psychology*, 64, 1406-1416.

Bornstein, R. F. [1992], The dependent personality: Developmental, social, and clinical perspectives, *Psychological Bulletin*, 112, 3-23.

――[1999], Histrionic personality disorder, physical attractiveness, and social adjustment, *Journal of Psychopathology and Behavioral Assessment*, 21, 79-94.

Bouhuys, A. L., Geerts, E., Mersch, P. P. A. & Jenner, J. A. [1996], Nonverbal interpersonal sensitivity and persistence of depression: Perceptions of emotions in schematic faces, *Psychiatry Research*, 64, 193-203.

Boyce, P., Harris, M., Silove, D., Morgan, A., Wilhelm, K. & Hadzi-Pavlovic, D. [1998], Psychosocial factors associated with depression: A study of socially disadvantaged women with young children, *Journal of Nervous and Mental Disease*, 186, 3-11.

Brage, D. & Meredith, W. [1994], A causal model of adolescent depression, *Journal of Psychology*, 128, 455-468.

Brage, D., Meredith, W. & Woodward, J. [1993], Correlates of loneliness among Midwestern adolescents, *Adolescence*, 28, 685-693.

Braginsky B. M., Holzberg, J. D., Finison, L. & Ring, K. [1967], Correlates of the mental patient's acquisition of hospital information, *Journal of Personality*, 35, 323-342.

Braginsky, B. M., Holzberg, J. D., Ridley, D. & Braginsky, D. D. [1968], Patient styles of adaptation to a mental hospital, *Journal of Personality*, 36, 282-298.

Braucht, G. N., Brakarsh, D., Follingstad, D. & Berry, K. L. [1973], Deviant drug use in adolescence: A review of psychological correlates, *Psychological Bulletin*, 79, 92-106.

Breuer, J. & Freud, S. [1960], *Studies in hysteria*, Boston, MA: Beacon (Original work published 1895) (懸田克躬・小此木啓吾訳『フロイト著作集7　ヒステリー研究他』人文書院, 1974年).

Breznitz, Z. [1992], Verbal indicators of depression, *Journal of General Psychology*, 199, 351-363.

Breznitz, Z. & Sherman, T. [1987], Speech patterning of natural discourse of well and depressed mothers and their young children, *Child Development*, 58, 395-400.

Brink, T. L. & Niemeyer, L. [1993], Hypochondriasis, loneliness, and social functioning, *Psychological Reports*, 72, 1241-1242.

Briscoe, C. W., Smith, J. B., Robins, E., Marten, S. & Gaskin, F. [1973], Divorce and psychiatric disease, *Archives of General Psychiatry*, 29, 119-125.

Brodsky C. M. [1984], Sociocultural and interactional influences on somatization, *Psychosomatics*, 25, 673-680.

Brokaw, D. W. & McLemore, C. W. [1991], Interpersonal models of personality and psychopathology, in D. G. Gilbert & J. J. Connolly (Eds.), *Personality, social skills, and psychopathology: An individual differences a roach*, New York: Plenum Press, 49-83.

Brookings, J. B. & Wilson, J. F. [1994], Personality and family-environment predictors of self-reported eating attitudes and behaviors, *Journal of Personality Assessment*, 63, 313-326.

der, bipolar disorder, and negative and non-negative schizophrenia, *Schizophrenia Research*, 2, 391-401.

Bellack, A. S., Morrison, R. L., Wixted, J. T. & Mueser, K. T. [1990], An analysis of social competence in schizophrenia, *British Journal of Psychiatry*, 156, 809-818.

Belsher, G. & Costello, C. G. [1991], Do confidants of depressed women provide less social support than confidants of nondepressed women?, *Journal of Abnormal Psychology*, 100, 516-525.

Benazon, N. R. [2000], Predicting negative spousal attitudes toward depressed persons: A test of Coyne's interpersonal model, *Journal of Abnormal Psychology*, 109, 550-554.

Benazon, N. R. & Coyne, J. C. [2000], Living with a depressed spouse, *Journal of Family Psychology*, 14, 71-79.

Benjamin, L. S. [1974], Structural Analysis of Social Behavior, *Psychological Review*, 81, 392-425.

―― [1992], An interpersonal a roach to the diagnosis of borderline personality disorder, in J. F. Clarkin, E. Marziali &, H. Munroe-Blum (Eds.), *Borderline personality disorder: Clinical and empirical perspectives*, New York: Guilford Press, 161-196.

Benjamin, L. S. [1996], *Interpersonal diagnosis and treatment of personality disorders* (2nd ed.), New York: Guilford Press.

Benjamin, L. S. & Wonderlich, S. A. [1994], Social perceptions and borderline personality disorder: The relation to mood disorders, *Journal of Abnormal Psychology*, 103, 610-624.

Bensley, L. S., Spieker, S. J. & McMahon, R. J. [1994], Parenting behavior of adolescent children of alcoholics, *Addiction*, 89, 1265-1276.

Berenbaum, H. [1992], Posed facial expressions of emotion in schizophrenia and depression, *Psychological Medicine*, 22, 927-937.

Berger, A. [1965], A test of the double bind hypothesis of schizophrenia, *Family Process*, 4, 198-205.

Berkowitz, A. & Perkins, W. H. [1988], Personality characteristics of children of alcoholics, *Journal of Consulting and Clinical Psychology*, 56, 206-209.

Biglan, A., Hops, H., Sherman, L., Friedman, L. S., Arthur, J. & Osteen, V. [1985], Problem-solving interactions of depressed women and their husbands, *Behavior Therapy*, 16, 431-451.

Billings, A., Kessler, M., Gomberg, C. & Weiner, S. [1979], Marital conflict-resolution of alcoholic and nonalcoholic couples during sobriety and experimental drinking, *Journal of Studies on Alcohol*, 3, 183-195.

Blackburn, R. [1998], Relationship of personality disorders to observer ratings of interpersonal style in forensic psychiatric patients, *Journal of Personality Disorders*, 12, 77-85.

Blackson. T. C., Tarter, R. E., Loeber, R., Ammerman, R. T. & Windle, M. [1996], The influence of paternal substance abuse and difficult temperament in fathers and sons on sons' disengagement from family to deviant peers, *Journal of youth and Adolescence*, 25, 389-409.

Blakar, R. M. [1982], Schizophrenia and communication: A paradox of theory and research, *International Journal of Family Psychiatry*, 3, 209-214.

Blaustein, J. P. & Tuber, S. B. [1998], Knowing the unspeakable: Somatization as an expression of disruptions in affective-relational functioning, *Bulletin of the Menninger Clinic*, 62, 351-365.

Blouin. A. G., Zuro, C. & Blouin, J. H. [1990], Family environment in bulimia nervosa: The role of depression, *International Journal of Eating Disorders*, 9, 649-658.

Barsky, A. J., Wool, C., Barnett, M. C. & Cleary, P. D. [1994], Histories of childhood trauma in adult hypochondriacal patients, *American Journal of Psychiatry*, 151, 397-401.

Bartels, S. J., Mueser, K. T. & Miles, K. M. [1997], Functional impairments in elderly patients with schizophrenia and major affective illness in the community: Social skills, living skills, and behavior problems, *Behavior Therapy*, 28, 43-63.

Basco, M. R., Prager, K. J., Pite, J. M., Tamir, L. M. & Stephens, J. J. [1992], Communication and intimacy in the marriages of depressed patients, *Journal of Family Psychology*, 6, 184-194.

Bass, C. & Murphy, M. [1995], Somatoform and personality disorders: Syndromal comorbidity and overlaing developmental pathways, *Journal of Psychosomatic Research*, 39, 403-427.

Bateson, G., Jackson, D., Haley, J. &: Weakland, J. [1956], Toward a theory of schizophrenia, *Behavioral Science*, 1, 252-264.

Bauman, K. E. & Ennett, S. T. [1994], Peer influence on adolescent drug use, *American Psychologist*, 49, 820-822.

Baumeister, R. F. [1992], Neglected aspects of self theory: Motivation, interpersonal aspects, culture, escape, and existential value, *Psychological Inquiry*, 3, 21-25.

Baumrind, D. [1991], The influence of parenting style on adolescent competence and substance use, *Journal of Early Adolescence*, 11, 56-95.

Beach, S. R. H., Jouriles, E. N. & O'Leary, K. D. [1985], Extramarital sex: Impact on depression and commitment in couples seeking marital therapy, *Journal of Sex and Marital Therapy*, 11, 99-108.

Beach, S. R. H. & O'Leary, K. D. [1993], Marital discord and dysphoria: For whom does the marital relationshi redict depressive symptomatology?, *Journal of Social and Personal Relationships*, 10, 405-420.

Beach, S. R. H., Sandeen, E. E. & O'Leary, K. D. [1990], *Depression and marriage*, New York: Guilford Press.

Beattie, H. J. [1988], Eating disorders and the mother-daughter relationship, International, *Journal of Eating Disorders*, 7, 453-460.

Bebbington, P. & Kuipers, L. [1994], The predictive utility of expressed emotion in schizophrenia: An aggregate analysis, *Psychological Medicine*, 24, 707-718.

Beck, A. T., Rush, A. J., Shaw, B. F. &c Emery, G. [1979], *Cognitive therapy of depression*, New York: Guilford Press（坂野雄二監訳『うつ病の認知療法』岩崎学術出版社, 1992年).

Beck, M. [1983], Double bind is not a theory of schizophrenia, *Australian Journal of Family Therapy*, 4, 251-254.

Beckfield, D. F. [1985], Interpersonal competence among college men hypothesized to be at risk for schizophrenia, *Journal of Abnormal Psychology*, 94, 397-404.

Bedell, J., Lennox, S. S., Smith, A. D. & Rabinowicz, E. F. [1998], Evaluation of problem solving and communication skills of persons with schizophrenia, *Psychiatry Research*, 78, 197-206.

Beidel, D. C., Turner, S. M. & Dancu, C. V. [1985], Physiological, cognitive and behavioral aspects of social anxiety, *Bebaviour Research and Thernpy*, 23, 109-117.

Beisecker, A. E. [1991], Interpersonal a roaches to drug abuse prevention, in L. Donohew, H. E. Sypher & W. J. Bukoski (Eds.), *Persuasive communication and drug abuse prevention*, Hillsdale, NJ: Erlbaum, 229-238.

Bellack, A. S., Morrison, R. L., Mueser, K. T. & Wade, J. [1989], Social competence in schizoaffective disor-

Andrews, B. [1995], Bodily shame as a mediator between abusive experiences and depression, *Journal of Abnormal Psychology*, 104, 277-285.

Apt, C. & Hurlbert, D. F. [1994], The sexual attitudes, behavior, and relationships of women with histrionic personality disorder, *Journal of Sex and Marital Therapy*, 20, 125-133.

Araujo, A. B., Durante, R., Feldman, H. A., Goldstein, I. & McKinlay, J. B. [1988], The relationship between depressive symptoms and male erectile dysfunction: Cross-sectional results from the Massachusetts Male Aging Study, *Psychosomatic Medicine*, 60, 458-465.

Arkowitz, H., Hinton, R., Perl, J. & Himadi, W. [1978], Treatment strategies for dating anxiety in college men based on real-life practice, *Counseling Psychologist*, 7, 41-46.

Arnold, M. E. & Thompson, B. [1996], Love style perceptions in relation to personality function, *Journal of Social Behavior and Personality*, 11, 425-438.

Attie, I. & Brooks-Gunn, J. [1989], Development of eating problems in adolescent girls: A longitudinal study, *Developmental Psychology*, 25, 70-79.

Badger, T. A. [1996a], Family members' experiences living with members with depression, *Western Journal of Nursing Research*, 18, 149-171.

――[1996b], Living with depression: Family members' experiences and treatment needs, *Journal of Psychosocial Nursing*, 34, 21-29.

Bahr, S. J., Hawks, R. D. & Wang, G. [1993], Family and religious influences on adolescent substance abuse, *Youth and Society*, 24, 443-465.

Baker, D. E. & Stephenson, L. A. [1995], Personality characteristics of adult children of alcoholics, *Journal of Clinical Psychology*, 51, 695-702.

Baker, J. D., Capron, E. W. & Azorlosa, J. [1996], Family environment characteristics of persons with histrionic and dependent personality disorders, *Journal of Personality Disorders*, 10, 82-87.

Ballenger, J. C., Davidson, J. R. T., Lecrubier, Y., Nutt, D. J., Bobes, J., Beidel, D. C., Ono. Y. & Westenberg, H. G. M. [1998], Consensus statement on social anxiety disorder from the International Consensus Group on Depression and Anxiety, *Journal of Clinical Psychiatry*, 59(Suppl. 17), 54-60.

Bandura, A. [1977], *Social learning theory*, Englewood Cliffs, NJ: Prentice-Hall（原野広太郎監訳『社会的学習理論――人間理解と教育の基礎――』金子書房, 1979年).

――[1986], *Social foundations of thought and action*, Englewood Cliffs, NJ: Prentice-Hall.

――[1999], Social cognitive theory of personality, in L. A. Pervin & O. P. John (Eds.), *Handbook of personality* (2nd ed.), New York: Guilford Press., 154-196.

Banmen, J. & Vogel, N. A. [1985], The relationship between marital quality and interpersonal sexual communication, *Family Therapy*, 12, 45-58.

Barbato, N. & Hafner, R. J. [1998], Comorbidity of bipolar and personality disorder, *Australian and New Zealand Journal of Psychiatry*, 32, 276-280.

Barnes, G., Farrell, M. & Cairns, A. [1986], Parental socialization factors and adolescent drinking behaviors, *Journal of Marriage and the Family*, 48, 27-36.

Barrera, M. & Stice, E. [1998], Parent-adolescent conflict in the context of parental support: Families with alcoholic and nonalcoholic fathers, *Journal of Family Psychology*, 12, 195-208.

Barsky, A. J. & Klerman, G. L. [1983], Overview: Hypochondriasis, bodily complaints, and somatic styles, *American Journal of Psychiatry*, 140, 273-283.

## 引 用 文 献

Adler, R. H., Zamboni, P., Hofer, T., Hemmeler, W., Hurny, C., Minder, C., Radvila, A. & Zlot, S. I. [1997], How not to miss a somatic needle in the haystack of chronic pain, *Journal of Psychosomatic Research*, 42, 499-506.

Adler, R. H., Zlot, S., Hurny C. & Mmder C. [1989], Engel's "Psychogemc pain and the pain-prone patient": A retrospective, controlled clinical study, *Psychosomatic Medicine*, 51, 87-101.

Adrian, C. & Hammen, C. [1993], Stress exposure and stress generation in children of depressed mothers, *Journal of Consulting and Clinical Psychology*, 61, 354-359.

Ahmad, S., Waller, G. & Verduyn, C. [1994], Eating attitudes among Asian schoolgirls: The role of perceived parental control, *International Journal of Eating Disorders*, 15, 91-97.

Akhtar, S. & Thomson, J. A. [1982], Overview: Narcissistic personality disorder, *American Journal of Psychiatry*, 139, 12-20.

Akiskal, H. S., Khani, M. K. & Scott-Strauss, A. [1979], Cyclothymic temperament disorders, *Psychiatric Clinics of North America*, 2, 527-554.

Alden, L. E. & Phillips, N. [1990], An interpersonal analysis of social anxiety and depression, *Cognitive Therapy and Research*, 14, 499-513.

Alden, L. E. & Wallace, S. T. [1995], Social phobia and social appraisal in successful and unsuccessful social interactions, *Behaviour Research and Therapy*, 33, 497-505.

Alloy, L. B. & Abramson. L. Y. [1979], Judgment of contingency in depressed and nondepressed students: Sadder but wiser?, *Journal of Experimental Psychology: General*, 108, 441-485.

―― [1988], Depressive realism: Four theoretical perspectives, in L. B. Alloy (Ed.), *Cognitive processes in depression*, New York: Guilford Press, 223-265.

Altorfer, A., Goldstein, M. J., Miklowitz, D. J. & Nuechterlein, K. H. [1992], Stress-indicative patterns of nonverbal behaviour: Their role in family interactions, *British Journal of Psychiatry*, 161 (Su l. 18), 103-113.

American Psychiatric Association [2000], *Diagnostic and statistical manual of mental disorders* (4th ed., Text rev.), Washington, DC: Author (高橋三郎・染矢俊幸・大野裕訳『DSM-IV-TR 精神疾患の診断・統計マニュアル』医学書院, 2003年).

Amin, N., Foa, E. B. & Coles, M. E. [1998], Negative interpretation bias in social phobia, *Behaviour Research and Therapy*, 36, 945-957.

Amstutz. D. K. & Kaplan, M. F. [1987], Depression, physical attractiveness, and interpersonal acceptance, *Journal of Social and Clinical Psychology*, 5, 365-377.

Anderson, C. M., Reiss, D. J. & Hogarty, G. E. [1986], *Schizophrenia and the family*, New York: Guilford Press (鈴木浩二・鈴木和子監訳『分裂病と家族――心理教育とその実践の手引き（上）――』金剛出版, 1988年).

Andersson, L., Mullins, L. C. & Johnson, D. P. [1990], Parental intrusion versus social isolation: A dichotomous view of the sources of loneliness, in M. Hojat & R. Crandall (Eds.), *Loneliness: Theory, research, and applications*, Newbury Park, CA: Sage, 125-134.

| | |
|---|---|
| リスクファクター　167 | 恋愛関係　86 |
| 離脱　127 | ロールシャッハ・テスト　59 |
| リバーシング療法　56 | ロールプレイ　71, 75 |

〈ナ 行〉

内分泌機能　180
二次的利益　151
認知学派　181
認知行動療法　3
認知行動理論　3
認知障害　76
認知—対人統合　3
認知的
　——表象　3
認知パターン　3
　不適応的な——　3
認知論者　181
ネグレクト　9, 144, 153, 155, 162, 167, 174, 175, 179

〈ハ 行〉

パーソナリティ障害　91, 94-97, 101, 103, 105, 106, 109, 110, 157, 163, 167, 168, 170, 172, 175, 176
　依存性——　96, 107-109
　演技性——　95, 104-106, 109
　境界性——　97-101, 109
　自己愛性——　101-103, 109
　反社会性——　94, 100, 106, 107, 109, 110
　B 群——　91, 104
媒介効果　138
媒介変数　176
罰　146, 179
パラダイム　4
　行動的——　2
　生物学的——　3
　対人的——　4, 9
　認知的——　2
非言語行動スキル　72
非言語的感受性プロフィール（PONS）　73
非言語的コミュニケーションスキル　39
ヒステリー　150, 155
ヒステリー性格　105
批判　62, 63, 65, 67
批判されることへの病的な非寛容さ　101
評価　179
不安　129, 147, 148, 178
不安過敏症　44
不安障害　76
夫婦関係　134, 149
夫婦間の苦痛　2
服従　96, 107
二親性欠損　100
物質依存　127-129, 148, 149, 176, 177

物質誤使用と家族の虐待／ネグレクトの世代間モデル　144
物質使用／誤使用　129, 140, 142, 144-146, 149, 148
物質使用障害　76, 95, 100, 110, 127-129, 148, 168-170, 173
物質濫用　127-129, 148, 149, 176
分離　57, 58
米国疫学的通院範囲圏調査　150
併存疾患　147, 148
変容　101
防衛機制　104
報酬　140, 179
勃起障害　158

〈マ 行〉

巻き込まれすぎ　57, 62, 63, 65, 168, 175
　感情的——　62, 67
摩擦音　15
ミスティフィケーション　52, 56
免疫機能　180
メンタルヘルス　1, 165, 167-171, 174, 175, 177, 179, 181
メンタルヘルス問題　140, 165, 167, 170-172, 175, 176, 181
妄想症状　175
モチベーション　174, 180
モデリング　3, 86, 129, 140-142, 144, 149, 152, 153, 162, 169
モデル　169, 174
モニタリング　142

〈ヤ 行〉

薬物（の）使用／誤使用　140, 143, 144, 146
歪み　57, 58
養育　96, 107
養子研究　61
陽性症状　52, 88
抑うつ　50, 128, 129, 132, 135, 147, 148, 167, 168, 170, 171, 173, 175, 176, 178, 179
　——気分　79
　——症状　163
　——の行動理論　12, 13
　——の相互作用理論　12
　——の認知理論　14
　——リアリズム　14

〈ラ 行〉

ライフイベント　22, 23, 25, 156
離婚　86

精神力動　105
　　――アプローチ　151
　　――学派　2
　　――理論　5
精神力動学的アプローチ　181
精神力動学的パラダイム　180
精神力動学派　181
性的機能障害　168
性的虐待　138, 142, 149, 153, 162, 167
性的障害　87
性的倒錯症状　175
性に対する否定的態度　162
生物・心理・社会的モデル　180
生物学的アプローチ　181
生物学的作用因　180
生物学的パラダイム　179
生物学派　181
性欲減衰障害　158
摂食障害　95, 110, 167-169, 170, 172-179
摂食障害者の家族　178
セルフ・ハンディキャッピング　153
セルフエフィカシー　145
セルフエスティーム　169, 170
セルフメディエーション仮説　143
選択的な対人的反発　101
全般的対人関係　13, 95, 140, 167, 181
素因ストレスモデル　175
躁うつ（病）　79, 80
双極Ⅰ型障害　79
双極性障害　79, 95, 109, 110, 129, 148, 169, 170, 171, 175
双極Ⅱ型障害　79
相互依存性　177
相互関係　128, 130
相互交流　131-133, 148
相互作用　70
相互作用課題　59
相互性　58
　偽――　58, 59
　非――　58
躁病エピソード　79
ソーシャルサポート　26, 32-34, 69, 78, 90, 151, 172, 173
　――ネットワーク　78
ソーシャルスキル　10, 13-15, 19-23, 29, 32-34, 39, 41, 80, 82, 153, 163
　――欠損　10, 70, 71, 75, 78, 80, 129, 130, 145, 173
　――・トレーニング　7
ソーシャルスタイル　80, 82
ソーシャルネットワーク　69, 173

〈タ　行〉

対象関係　2, 180
対人
　――円環　5
　――関係療法　7
　――学派　4, 177
　――行動　5
　――コミュニケーション　1, 10, 11, 13, 20, 34, 37, 80, 82, 92, 95, 140, 159
　――ストレスイベント　90
　――ストレッサー　80, 90
　――的手腕　11
　――的文脈　11, 163
　――伝達　3
　――交流　149, 173, 174
　――相互作用　52, 69
　――的アプローチ　1, 151
　――的依存欲求　98
　――的喪失　98
　――不適応　145
　――魅力　141
耐性　127
ダブルバインド・コミュニケーション　52, 55, 58
ダブルバインド仮説　55
ダブルバインド理論　7
断続的飲酒　132, 134, 148
長期生存率　70
超自我　2
TAT（主題統覚検査）　59
DSM-IV-TR　127
定位家族　9, 13, 38, 80, 95, 149, 151, 155, 159, 167, 170, 172, 181
　――アプローチ　54
　――体験　53, 128, 140
敵意　62, 65
敵対　96
動因　180
統合失調症　52, 95, 109, 110, 169, 170, 172, 173, 176, 177
統合失調症スペクトラム
　――疾患　69
　――診断　66
疼痛性障害　150
同類交配　25
同類交配効果　135
トラウマ
　子宮内――　56
　出生前の――　56
トラウマティックな遺棄　100

事項索引　5

軽躁病エピソード　79
結合思考　81
結婚　86
結婚生活　170
原因帰属　179
言語的コミュニケーションスキル　40
口唇期憤怒　103
行動
　　──理論　2
　　異常──　2, 6
　　言語──　8
　　コミュニケーション──　8, 82
　　非言語──　8
行動学派　181
行動主義　179
行動論者　181
コーピング　136-138, 144, 145, 171
子育て　171
誇大化した自己　103
孤独感　13, 32-35, 49, 167, 168, 173, 174
コミュニケーション　170, 173, 174
　　──スキル　71, 156, 173
　　──理論　53, 54
コンプライアンス　67
コンプレックス　2

〈サ　行〉

サイバネティクス　171
再保証希求　13, 19, 23, 25, 26, 35
ジェスチャー　20
自我　2
シグナル理論　147
自己愛のジレンマ　102
思考障害調査票　81
自己開示　17
自己確証　24
自己対象　103
自殺　79, 88
　　──年慮　79
持続的な飲酒 (stable-wet) 期　133, 148
持続的な断酒 (stable-dry) 期　133, 148
自尊心　172
自尊心仮説　143
失感情症　156
支配　96
シャイネス　34
社会学習理論　140
社会恐怖　36, 155, 168
社会志向性─自律性　90
　　──ストレス脆弱性効果　90
社会システム　178

社会的逸脱　138
社会的学習　102, 103, 105
社会的機能　71, 72
社会的孤立　180
社会的コンピテンス　75, 145, 156
社会的ストレッサー　142, 144
社会的手がかり　73, 74
社会的認知　73
　　──障害　73
社会的能力障害　75
社会的文脈　6
社会病質　106
社会不適応　145
社交不安　36, 41, 44, 46, 77, 168, 169, 173, 176
　　──障害　37, 76, 170
出生家族　9, 13, 30, 32, 38, 47, 80, 82, 86, 95, 110, 144, 149, 151, 159, 167-169, 170, 172, 181
　　──アプローチ　52, 54, 59, 77
　　──体験　52, 130, 140
準言語　15, 16
生涯罹患率　128
消去行動　179
常習的飲酒　132, 134, 148
情動伝染　23-25
自律性回避　100
心因仮説　105
心因性性機能不全　158, 169, 170, 172, 176
心因性の性的機能障害　167
人格障害　129, 148
心気症　150, 155
神経学的な作用　180
身体化　153-155
　　──障害　150, 155
身体の虐待　138, 142, 167
身体的暴力　134, 136
身体表現性障害　95, 110, 150, 167-169, 172, 174, 176, 177
診断基準　127, 139
新フロイト派　5
シンボリック・プロセス　57
シンボリック相互作用　54
心理社会的問題　136, 137, 147, 148, 167, 168, 175
ストレス生成　109
ストレッサー　139, 170, 176, 177, 179
スピーチ産出スキル　72
性格　105
性交疼痛障害　158
脆弱性要因　175, 176, 181
精神疾患の分類と診断の手引き　80
精神病質　106
精神分析学派　2

# 事項索引

## 〈ア 行〉

アイコンタクト　19, 20, 21, 34
愛他性　168
愛着　31, 32, 153, 180
　——理論　153, 180
　——行動　138
アイデンティティ　57, 58
　——の拡散　58
曖昧な境界　57
アサーション　148
遊びの愛　98, 106
アマン派　128, 148
アメリカ精神医学会（APA）　79, 111, 150, 158
アルコール依存（症）　127-139, 148, 149, 155, 167, 169, 170-173
　——の家族システムモデル　7
　——者の家族　178
　——者の子ども（COAs）　136
　——の家族　128
アルコールシステム　131
アルコール濫用　127-129, 139
安寧（ウェルビーイング）　1, 16, 28, 29, 165, 169, 170
移行期　133, 148
依存性促進　100
逸脱したコミュニケーション（CD）　52, 59, 68, 85, 86, 92, 169, 177
　家族の相互作用における——　91
　高——（CD）　61, 62
逸脱した相互作用コミュニケーション　59
イド　2
イラストレーター　20
陰性症状　52, 71, 88
うつ病　44
　——エピソード　79, 89
　——の行動理論　7
　——の相互作用理論　7
　大——　12, 31, 34, 170
　単極性——　81
うつ病性障害　31, 32, 109
思い出しバイアス　48
親子間相互作用　56
親子の同調性　89
親の世話不足　167, 168

## 〈カ 行〉

解読　53
　——スキル　73, 74, 130
解離状態　168
過食症　168
家族アルコールフェーズモデル　133
家族システム　171, 177
家族システム理論　131
家族成員　131
家族プロセス変数　77
家族分離　52
葛藤　171-173, 176, 177
家庭の混沌　100
過保護　168
観察学習　140, 141
緩衝効果　138
感情スタイル　84, 86
　否定的——　84, 91, 92, 169, 171, 177
感情表出（EE）　52, 59, 62, 65, 68, 83, 86, 92, 169, 171, 177
　高——（EE）　63, 64
　低——（EE）　63
　配偶者の——　88
緩衝変数　176
感情様式（AS）　59, 65, 66, 68
　否定的——　53
完全主義　27
　社会規定的——　27
　自己志向的——　27
カンバウェル家族面接　62
顔面表情　17-19
記号化　53, 72, 152
　——スキル　71
気質　105
機能的柔軟性欠如　94
機能不全　136, 137
気分障害　76, 128, 148
虐待　142, 144, 167, 168, 176, 179
共依存関係　149
強化　2, 146
境界規制　152, 162
狂気的な愛　98
強迫的行動　127
拒絶　23-26, 30, 31, 70
苦難に即応した養育　100
グループ内変動　138

人名索引

レフ, J. P.　（Leff, J. P.）　63
レボワール, B. A.　（Le Poire, B. A.）　146
ローゼンファーブ, I. S.　（Rosenfarb, I. S.）　63
ロールバーグ, M.　（Rohrbaugh, M.）　171

ロス, J. M.　（Ross, J. M.）　130
ロッフェ, M. W.　（Roffe, M. W.）　160
ワトソン, J.　（Watson, J.）　2

ネルソン, D. R.　（Nelson, D. R.）　74
ノイエス, R.　（Noyes, R.）　151, 153, 154
ノーマン, R. M. G.　（Norman, R. M. G）　70

〈ハ 行〉

ハーバック, R. L.　（Harbach, R. L.）　142
バール, S. J.　（Bahr, S. J.）　141
ハインセン, R. K.　（Heinssen, R. K.）　76
バウマイスター, R. F.　（Baumeister, R. F.）　168
バス, C.　（Bass, C.）　157
ハメン, C. L.　（Hammen, C. L.）　89, 90
バンデューラ, A.　（Bandura, A.）　48, 122, 140
ハンフリー, L. L.　（Humphrey, L. L.）　113, 114
ヒーザートン, T. F.　（Heatherton, T. F.）　168
ビールズ, C. C.　（Beels, C. C.）　58
ビュアー, T. A.　（Buhr, T. A.）　130
ヒュース, A. M.　（Hughes, A. M.）　155
ヒラー, J. B.　（Hiller, J. B.）　68
ファン・ファース, E. F.　（van Furth, E. F.）　113
フィッツパトリック, M. A.　（Fitzpatrick, M. A.）　160
フォイ, D. W.　（Foy, D. W.）　130
フォーセット, J. A.　（Faucett, J. A.）　155
フォード, C. V.　（Ford, C. V.）　150, 151
フォレ, V. M.　（Follette, V. M.）　168
プライヤー, B.　（Pryor, B.）　130
ブラウスタイン, J. P.　（Blaustein, J. P.）　154
ブラジンスキー, B. M.　（Braginsky, B. M.）　67
ブラックバーン, R.　（Blackburn, R.）　96
フランク, E.　（Frank, E.）　87
ブリット, B. C.　（Britt, B. C.）　160
プリン, D. M.　（Purine, D. M.）　159, 160
プリンツ, R. J.　（Prinz, R. J.）　139
ブレイカー, R. M.　（Blakar, R. M.）　53, 54
ブレーン, H.　（Blane, H.）　131
フロイト, S.　（Freud, S.）　2
ブロック, J.　（Block, J.）　142
ブロドスキー, C. M.　（Brodsky, C. M.）　152
フロム - ライヒマン, F.　（Fromm-Reichmann, F.）　5
ベイトソン, G.　（Bateson, G.）　7, 55
ペヴェン, D. E.　（Peven, D. E.）　87
ベーレンバウム, H.　（Berenbaum, H.）　70
ベッカー, D. F.　（Becker, D. F.）　67
ベック, M.　（Beck, M.）　55
ペネベーカー, J. W.　（Pennebaker, J. W.）　151
ヘプナー, P. P.　（Heppner, P. P.）　138
ペプロー, L. A.　（Peplau, L. A.）　3
ベラック, A. S.　（Bellack, A. S.）　71
ベンジャミン, L. S.　（Benjamin, L. S.）　7, 97, 100, 102, 104, 105, 107
ホーネイ, K.　（Horney, K.）　5
ホーリィ, J. M.　（Hooley, J. M.）　68, 88
ホールウェイ, S.　（Hollwey, S.）　120
ホヴァ, S.　（Hover, S.）　130
ホステッター, A. M.　（Hostetter, A. M.）　147
ポラスニー, M. A.　（Polusny, M. A.）　168
ポラック, L. E.　（Pollack, L. E.）　83

〈マ 行〉

マーフィー, M.　（Murphy, M.）　157
マイヤー, A.　（Meyer, A.）　5
マクファーレン, W. R.　（McFarlane, W. R.）　58
マッシー, F. H.　（Massey, F. H.）　130
マラ, A. K.　（Malla, A. K.）　70
マリンクロット, B.　（Mallinckrodt, B.）　117, 118
マンデル, M. K.　（Mandal, M. K.）　74
ミクロヴィッツ, D. J.　（Miklowitz, D. J.）　64, 83-85, 92
ミニューチン, S.　（Minuchin, S.）　112
ミロン, T.　（Millon, T.）　97, 104-106, 108
メッツ, M. E.　（Metz, M. E.）　161
メニーズ, M. M.　（Menees, M. M.）　139
モリソン, J.　（Morrison, J.）　153

〈ヤ・ラ・ワ行〉

ヤコブ, T.　（Jacob, T.）　131, 132, 135
ヤノウスキー, D. S.　（Janowsky, D. S.）　80, 81
ライト, D. M.　（Wright, D. M.）　138
ラセーグ, E. C.　（Lasègue, E. C.）　111
ランド, B. R.　（Rund, B. R.）　65
リアリィ, M. R.　（Leary, M. R.）　36, 38, 50
リアリィ, T.　（Leary, T.）　5-7
リーブ, R.　（Lieb, R.）　150
リズ, T.　（Lidz, T.）　56, 57
リッチー, D.　（Ritchey, D.）　131
リブリィ, S.　（Lively, S.）　70
リボウィッツ, M. R.　（Liebowitz, M. R.）　37
レイン, R. D.　（Laing, R. D.）　56
レヴィン, J. D.　（Levine, J. D.）　155
レヴィン, P.　（Levine, P.）　114
レヴィンソン, P. M.　（Lewinsohn, P. M.）　2, 12-14, 21, 31
レオナルド, K.　（Leonard, K.）　132, 135

# 人名索引

## 〈ア行〉

アキスカル, H. S. (Akiskal, H. S.) 92
イーゲランド, J. A. (Egeland, J. A.) 147
ウェイン, L. (Wynne, L.) 57-59
ウエスト, M. O. (West, M. O.) 139
ヴェリガン, D. I. (Velligan, D. I.) 59, 61
ウォーカー, L. S. (Walker, L. S.) 156
ウォーテン, L. S. (Wooten, L. S.) 130
ウォーラー, G. (Waller, G.) 114, 125
ヴォーン, C. E. (Vaughn, C. E.) 63
エイデン, R. D. (Eiden, R. D.) 132
エリクソン, D. H. (Erickson, D. H.) 69
オクスマン, T. E. (Oxman, T. E.) 156
オマホニー, J. F. (O'Mahony, J. F.) 120
オルソン, D. H. (Olson, D. H.) 160

## 〈カ行〉

カーソン, R. C. (Carson, R. C.) 7
カーンバーグ, O. F. (Kernberg, O. F.) 103
カウフマン, G. (Kaufman, G.) 159
カッティング, L. P. (Cutting, L. P.) 64
ガッフィ, L. R. (Gaffney, L. R.) 130
カリニ, M. A. (Carini, M. A.) 74
カンデル, D. B. (Kandel, D. B.) 141
キズリー, S. (Kisely, S.) 157
クーン, T. S. (Kuhn, T. S.) 4
グッドウィン, F. K. (Goodwin, F. K.) 79-81
クラーン, G. L. (Krahn, G. L.) 132
グラス, C. R. (Glass, C. R.) 76
グラスナー, B. (Glassner, B.) 82
クリステンセン, A. J. (Christensen, A. J.) 70
クルーロウ, C. (Clulow, C.) 159
ケアリー, M. P. (Carey, M. P.) 159, 160
コイン, J. C. (Coyne, J. C.) 7, 12, 23-26, 30, 167, 172
コーエル, W. (Coryell, W.) 86, 87
ゴールドスタイン, M. J. (Goldstein, M. J.) 60, 63, 64, 67
コフート, H. (Kohut, H.) 103
ゴラッド, S. (Gorad, S.) 133
コリガン, P. W. (Corrigan, P. W.) 74

## 〈サ行〉

サリバン, H. S. (Sullivan, H. S.) 5-7, 172
シェイン, G. D. (Shean, G. D.) 171
シェドラー, J. (Shedler, J.) 142
ジェニソン, K. M. (Jennison, K. M.) 139
シェリダン, M. J. (Sheridan, M. J.) 143, 144
ジャービス, T. J. (Jarvis, T. J.) 143
ジャミソン, K. R. (Jamison, K. R.) 79-81
ジョイナー, T. E. (Joiner, T. E.) 12, 25, 34, 121, 179
ジョンソン, K. A. (Johnson, K. A.) 139
ジョンソン, S. L. (Johnson, S. L.) 91
ジョーンズ, J. E. (Jones, J. E.) 59
ジョーンズ, W. H. (Jones, W. H.) 49
ジョーンズ, W. P. (Jones, W. P.) 142
シンガー, M. (Singer, M.) 59
ジンマー, D. (Zimmer, D.) 159, 160
スヴラキッチ, D. M. (Svrakic, D. M.) 101
スタイン, D. (Stein, D.) 115
スタイングラス, P. (Steinglass, P.) 7, 131, 133, 135
ズッカーマン, M. (Zuckerman, M.) 52, 91
ステュアート, S. (Stuart, S.) 151, 153, 154
ストローン, A. M. (Strachan, A. M.) 63
スペンス, S. H. (Spence, S. H.) 46
スロトキン, J. S. (Slotkin, J. S.) 54
セグリン, C. (Segrin, C.) 7, 17, 22, 25, 42, 139
ソロヴェイ, M. R. (Solovay, M. R.) 81, 85

## 〈タ行〉

ターガム, S. D. (Targum, S. D.) 87, 90
ダヴィラ, J. (Davila, J.) 109
ダン, N. J. (Dunn, N. J.) 134, 135
ツァイ, S. Y. (Tsai, S. Y.) 88
ツビトコビッチ, J. (Cvitkovic, J.) 131
デイヴィッドソン, K. P. (Davidson, K. P.) 151
デイビス, P. (Davis, P.) 135
トゥエンティマン, C. T. (Twentyman, C. T.) 130
ドウォーキン, R. H. (Dworkin, R. H.) 75
ドーン, J. A. (Doane, J. A.) 66
ドチャーティ, N. M. (Docherty, N. M.) 64
デュエル, J. D. (Duer, J. D.) 130
ドワイヤー, M. (Dwyer, M.) 161

## 〈ナ行〉

ニーセンソン, L. G. (Nisenson, L. G.) 70
ネヴィド, J. S. (Nevid, J. S.) 74

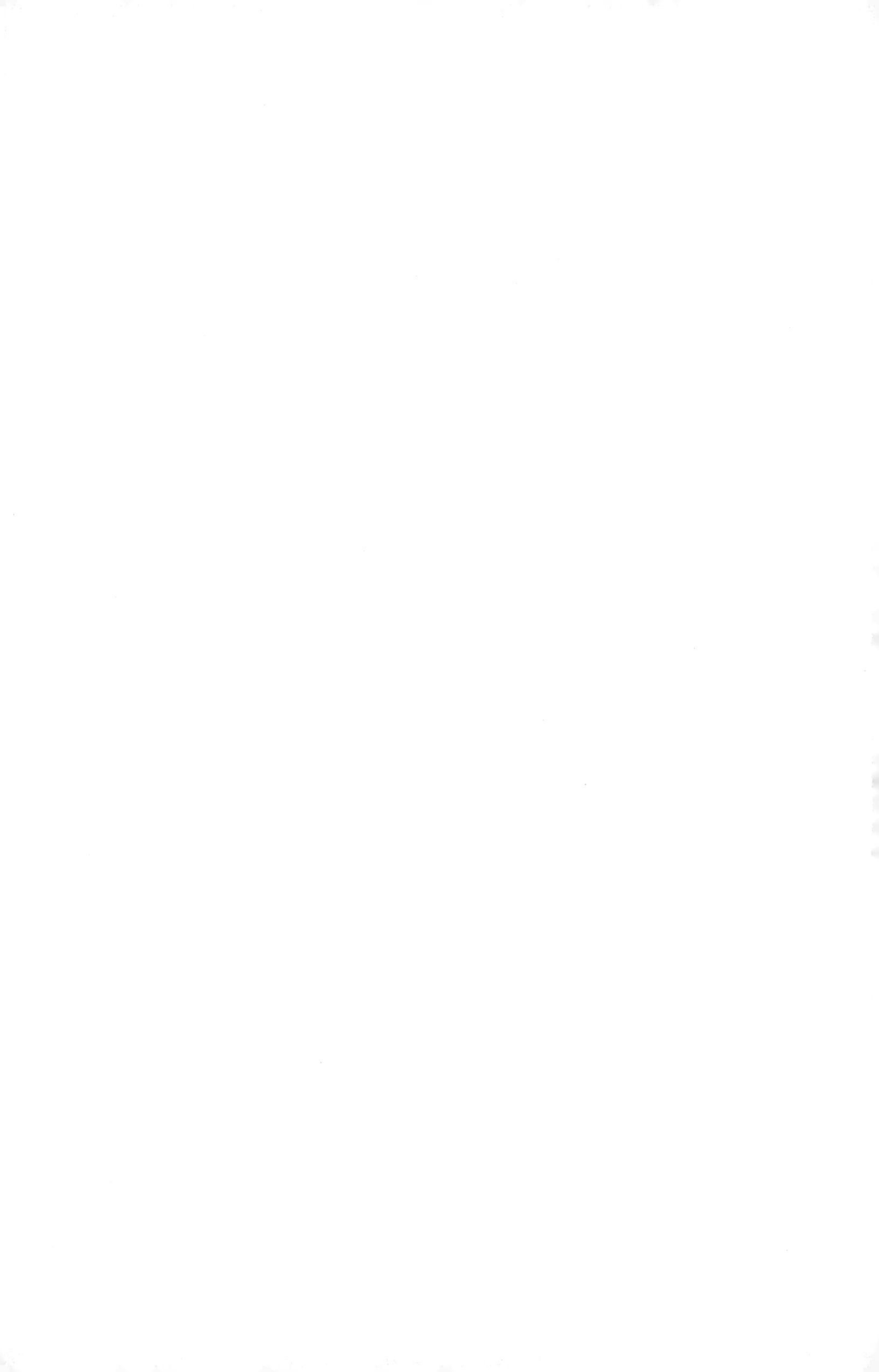

《訳者紹介》（訳出順，＊は監訳者）

＊田中健吾（たなか　けんご）［はしがき・第1章・第5章・第9章・監訳者あとがき］
　　奥付参照

丹波秀夫（たんば　ひでお）［第2章・第6章］
　1980年　東京都生まれ．
　2008年　早稲田大学大学院文学研究科博士後期課程単位取得退学．
　　　　社団法人国際経済労働研究所　研究員，天理大学など　非常勤講師を経て，
　現　在　復旦大学外国語言文学学院博士研究生．
　　　　修士（文学）〔早稲田大学〕，専門社会調査士，精神保健福祉士．
　主要業績　シェルドン・コーエン他編著『ソーシャルサポートの測定と介入』（共訳，川島書店，2005年）
　　　　Biomedical Engineering and Cognitive Neuroscience for Healthcare: Interdisciplinary Applications（共著，Pennsylvania: IGI Global，2012年）

藤枝静暁（ふじえだ　しずあき）［第3章］
　1972年　埼玉県生まれ．
　1999年　東京学芸大学大学院教育学研究科修士課程修了．
　2007年　筑波大学大学院博士後期課程研究生修了．
　　　　川口短期大学　講師，埼玉学園大学　准教授を経て，
　現　在　埼玉学園大学大学院心理学研究科　教授．
　　　　博士（心理学）〔筑波大学〕，公認心理師，臨床心理士，学校心理士．
　主要業績　『小学生のためのソーシャルスキル・トレーニング——スマホ時代に必要な人間関係の技術——』（編著，明治図書，2019年）
　　　　『イラスト版　子どものモラルスキル——言葉と表情と行動で身につく道徳——』（共著，合同出版，2019年）

田中さやか（たなか　さやか）［第4章］
　1975年　山口県生まれ．
　2000年　早稲田大学大学院人間科学研究科修士課程修了．
　　　　東京大学医学部附属病院精神科デイ・ホスピタル臨床心理士，国立精神・神経医療研究センター病院臨床心理士を経て，
　現　在　大阪精神医療センター　公認心理師．
　　　　修士（人間科学）〔早稲田大学〕，臨床心理士，精神保健福祉士，公認心理師．
　主要業績　『60のケースから学ぶ認知行動療法』（共著，北大路書房，2012年）
　　　　サラ・バーン他著『命令幻聴の認知行動療法』（共訳，星和書店，2010年）

武部正明（たけべ　まさあき）［第7章］
　1976年　東京都生まれ．
　2001年　早稲田大学大学院文学研究科修士課程修了．
　　　　横浜市総合リハビリテーションセンターを経て，
　現　在　相模原市発達障害支援センター　心理士，東京学芸大学大学院連合学校教育学研究科博士課程．
　　　　修士（文学）〔早稲田大学〕，公認心理師，臨床心理士，臨床発達心理士．
　主要業績　『［中学校］通級指導教室を担当する先生のための指導・支援レシピ』（共著，明治図書，2016年）
　　　　「自閉症スペクトラム障害児者の日常生活スキルに関する研究動向と課題」（共著，『東京学芸大学紀要』，69（2），2018年）

鈴木綾子（すずき　あやこ）［第8章・第10章］
　1977年　新潟県生まれ．
　2006年　早稲田大学大学院文学研究科博士後期課程単位取得退学．
　現　在　財団法人鉄道総合技術研究所人間科学研究部人間工学研究室　副主任研究員，聖徳大学　非常勤講師．
　　　　博士（文学）〔早稲田大学〕，臨床心理士，精神保健福祉士．
　主要業績　『項目反応理論［事例編］——新しい心理テストの構成法——』（共著，朝倉書店，2002年）
　　　　シェルドン・コーエン他編著『ソーシャルサポートの測定と介入』（監訳，川島書店，2005年）

《監訳者紹介》

田中健吾（たなか　けんご）
　1974年　和歌山県生まれ
　1998年　早稲田大学人間科学部 卒業
　2000年　東京学芸大学大学院教育学研究科修士課程修了
　2005年　早稲田大学大学院文学研究科博士後期課程単位取得退学
　　　　　早稲田大学第一文学部 助手，早稲田大学第二文学部 非常勤講師，
　　　　　大阪経済大学経営学部 専任講師・准教授を経て，
　現　在　大阪経済大学経営学部・大学院経営学研究科教授.
　　　　　博士（文学）〔早稲田大学〕，公認心理師，臨床心理士.

**主要業績**

『男と女の対人心理学』（共著，北大路書房，2005年）
『ストレスと健康の心理学』（共著，朝倉書店，2006年）
『社会的スキルを測る：KiSS-18 ハンドブック』（共著，川島書店，2007年）
『ソーシャルスキルと職業性ストレス：企業従業員の臨床社会心理学的研究』
（単著，晃洋書房，2009年）
『産業・組織心理学への招待』（共著，有斐閣，2009年）
『上司と部下のためのソーシャルスキル』（共著，サイエンス社，2015年）

E-mail: kengot@osaka-ue.ac.jp

---

対人プロセスと心理的諸問題
――臨床社会心理学の視座――

| 2011年4月20日　初版第1刷発行 | ＊定価はカバーに |
| 2019年4月25日　初版第2刷発行 | 表示してあります |

　　　著　者　　クリス・セグリン
　　　監訳者　　田　中　健　吾
　　　発行者　　植　田　　実
　　　印刷者　　田　中　雅　博

　　発行所　株式会社　晃　洋　書　房
　　〒615-0026　京都市右京区西院北矢掛町7番地
　　　　　　　電　話　075(312)0788番(代)
　　　　　　　振替口座　01040-6-32280

印刷・製本　創栄図書印刷(株)

ISBN978-4-7710-2223-2

JCOPY 〈(社)出版者著作権管理機構委託出版物〉
本書の無断複写は著作権法上での例外を除き禁じられています．
複写される場合は，そのつど事前に，(社)出版者著作権管理機構
（電話 03-5244-5088, FAX 03-5244-5089, e-mail:info@jcopy.or.jp）
の許諾を得てください．